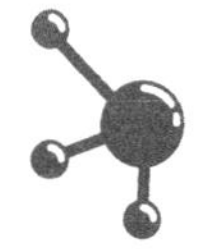

纳他霉素
生物合成的代谢调控

王大红 著

化学工业出版社
·北京·

内容简介

纳他霉素主要应用于食品、医疗、农业等领域，是国际公认的高效、安全的抗真菌生物防腐剂。纳他霉素的主要生产方式为微生物合成，本书的主要内容即围绕提高纳他霉素的发酵产量展开，包括纳他霉素生物合成过程中的真菌诱导子调控、支链氨基酸调控、大孔树脂吸附耦合调控和优良菌株的选育与发酵条件优化等。

本书可为纳他霉素或其他微生物次级代谢产物相关的研究和生产人员提供研究思路和技术指导。

图书在版编目（CIP）数据

纳他霉素生物合成的代谢调控/王大红著.—北京：化学工业出版社，2020.11（2022.1重印）

ISBN 978-7-122-37900-9

Ⅰ.①纳…　Ⅱ.①王…　Ⅲ.①抗真菌抗菌素-生物合成-代谢调节-研究　Ⅳ.①R978.5

中国版本图书馆CIP数据核字（2020）第196042号

责任编辑：张　赛　　　　装帧设计：李子姮
责任校对：赵懿桐

出版发行：化学工业出版社（北京市东城区青年湖南街13号　邮政编码100011）
印　　装：天津盛通数码科技有限公司
710mm×1000mm　1/16　印张 $10\frac{1}{2}$　彩插8　字数200千字
2022年1月北京第1版第2次印刷

购书咨询：010-64518888　　　　售后服务：010-64518899
网　　址：http://www.cip.com.cn
凡购买本书，如有缺损质量问题，本社销售中心负责调换。

定　　价：88.00元

前言

纳他霉素（也称匹马菌素）是由放线菌产生的一种多烯类大环内酯抗生素，具有低剂量、高效率、无臭无味、适用 pH 范围广、专一性好和安全性高等特点，不仅能够与膜上麦角固醇发生特异性作用来抑制真菌的生长，还能够有效地抑制真菌毒素的形成。因此，纳他霉素已被世界上大多数国家批准作为食品防腐剂应用于食品防腐领域，且不影响食品的自然成熟过程，如用于红酒、酸奶、生火腿、香肠和奶酪等；纳他霉素也被用于医疗领域和农业领域，用于治疗真菌感染和真菌污染等。纳他霉素的生物合成由 PKS Ⅰ类聚酮合酶催化完成，合成过程受到多种因素的影响，如菌体密度、外界环境和信号分子等。近年来国内外市场对于纳他霉素的需求量一直在持续增长，目前的产能逐渐不能满足市场的需求。因此，国内外很多研究者采用菌株选育、发酵培养基和发酵工艺的优化等方法提高纳他霉素的产量，虽然收到一定的效果，但由于常规发酵的纳他霉素的产量较低，工业化生产进展缓慢，导致其价格相对较高，目前其主要集中应用于高附加值的食品中。

作者在国家自然科学基金的支持下，多年来一直从事纳他霉素的菌株选育和代谢调控方面的科学研究，并积累了一定的科研成果。本书正是围绕提高纳他霉素的发酵产量展开，主要内容包括纳他霉素生物合成过程的真菌诱导子调控、支链氨基酸调控、大孔树脂吸附耦合调控和优良菌株的选育与发酵条件优化等。可为纳他霉素或其他微生物次级代谢产物相关的研究和生产人员提供研究思路和技术指导。

本书是在国家自然科学基金和河南科技大学青年学术带头人基金资助下完成的。编写过程中得到化学工业出版社的大力支持和热情帮助，谨在此表示衷心的感谢。同时，我要深深地感谢江南大学硕士研究生史强，以及我的研究生韦兰兰、张颖、郑迎莹、沈文浩和王梦洋，他们为本书成稿付出了艰辛的劳动，正是他们的倾力协助和一贯支持，本书才得以完成。

由于时间仓促、资料有限，以及在研究过程中可能出现误差，书中难免存在错误与不妥之处，敬请读者谅解，并提出宝贵意见。

王大红

于河南科技大学

2020 年 7 月

目 录

第一章　概述

第一节　纳他霉素的概述

一、纳他霉素的发现

1955 年，Struyk 等在南非的纳塔尔省研究时发现，此处的土壤中存在一种链霉菌，他们分离并把此菌株称为 *Streptomyces natalensis*。培养此菌株后发现其代谢产物有抗真菌的作用。把这些代谢产物通过分离纯化后，获得的纯品被称为 Pimaricin，即匹马菌素。4 年后，Burns 等在美国发现一株放线菌，名为 *Streptomyces chattanoogensis*。*Streptomyces chattanoogensis* 经培养后得到的代谢产物，结合当地地名田纳西州，将其命名为 Termecetin。此后经过研究证明这两种物质是同一种物质。而在我国早期文献中也有关于此种抗生素的记载，这种抗生素被称为游霉素。所以，纳他霉素又称为匹马霉素、游霉素或田纳西霉素，后由世界卫生组织将其统一命名为纳他霉素（Natamycin）。

二、纳他霉素的化学结构与理化性质

纳他霉素是一种抗真菌剂，分子式为 $C_{33}H_{47}NO_{13}$，相对分子质量为 665.725，结构式如图 1-1 所示。其结构中含有二十六碳多烯烃大环，此环是个内酯环。和大多数糖基多烯化合物一样，纳他霉素结构中含有的海藻糖胺，通过 β-糖苷键将内酯环连接到 C15 上，在配基部分，C4-C5 上包含环氧基团，它由双键衍变而来；C12 位的功能性环外羧基衍生于甲基，C9 的酮基和 C13 的羟基自发环化产生一个内部半缩酮环。由于生色团结构的存在，纳他霉素表现出其典型的理化特性，包括强的紫外可见光吸收和感光性，它的紫外可见光吸收光谱显示有

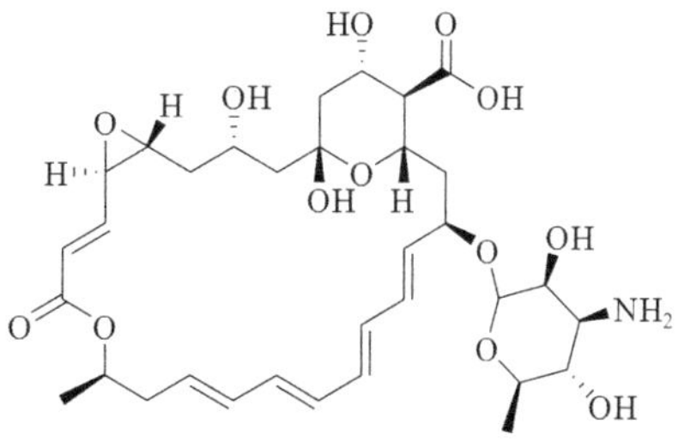

图 1-1　纳他霉素的分子结构式

多个吸收峰。

纳他霉素通常以烯醇式结构存在，如同所有的共轭多烯，其发色团与许多羟基功能相反，这也使纳他霉素成为强的两性分子，发色团所在的区域含一个平面和刚性的亲脂结构，而羟基化的部分则是典型的柔性和亲水性。由于纳他霉素的结构特点，它难溶于水而且几乎不溶于非极性溶剂，在避光条件下以粉末状存在时，处于稳定状态且无活性损失，但其水悬浮液对光敏感。

自然界中，纳他霉素是一种近白色或者奶油黄色的结晶粉末。由于纳他霉素分子结构中有一个酸性基团和一个碱性基团，所以纳他霉素属于两性化合物，它的电离常数分别为 4.6 和 8.35，等电点为 6.5。纳他霉素难溶于水和大部分的有机溶剂，在甲醇中微溶，在稀酸、冰醋酸中溶解度比较大。当 pH 值为中性时，溶解度低；当 pH 大于 3 时，溶解度会有提高；当 pH 值高于 9 时，溶解度也会有提高，但处于酸性或者碱性条件下会使纳他霉素的稳定性下降。

纳他霉素通常在干燥避光的环境中是稳定的化合物，室温下保存很长时间其活性只有小部分丧失。纳他霉素的稳定性通常受 pH、光照强度、温度、重金属和氧化剂的影响。pH 在 3～9 时纳他霉素有生物活性，在极端 pH 值，如强酸强碱下会失去活性；由于纳他霉素的结构中含有环状结构，在紫外线照射下会分解，300～350nm 的紫外线照射会使纳他霉素快速失去活性，紫外线主要破坏的是纳他霉素的四烯结构，因而使纳他霉素失去活性。但是纳他霉素在最大吸收波长 279nm、290nm、303nm、318nm 处，不会因为光而发生降解；纳他霉素具有一定的抗高温能力，一般在室温条件下活性稳定，120℃加热不超过 1h 纳他霉素仍能保持一部分活性；部分金属离子如铁、汞等可以使纳他霉素氧化失活，所以纳他霉素保存时应与这些金属物质分开存放；氧化剂虽然可以使纳他霉素抑菌活性降低，但可以通过添加抗氧化剂来防止其被氧化。

三、纳他霉素的抑菌机理

纳他霉素是一种天然的生物抗真菌抗生素，属于多烯烃大环内酯类，由链霉菌通过液体发酵产生。纳他霉素能够有效地抑制真菌和酵母菌的生长，对细菌、病毒和其他的一些微生物没有抑菌活性，同时能够抑制真菌毒素的产生，所以在食品防腐和由真菌引起的疾病的治疗方面被广泛应用。纳他霉素应用到食品防腐中不影响其自然成熟过程，如常用于红酒、酸奶、生火腿、香肠和奶酪中。

纳他霉素作为抗生素的抑菌作用机理：纳他霉素依靠其分子疏水部分以范德华力和真菌细胞膜上的整个甾醇分子相互结合，形成抗生素-甾醇复合物，从而破坏真菌细胞膜的结构，影响膜的通透性，但此过程并不涉及形成跨膜通道。纳他霉素分子的亲水部分则在细胞膜上形成很多水孔，造成细胞膜的通透性损伤，从而引起菌体细胞内氨基酸和电解质的渗出，导致细胞死亡。如果微生物的细胞壁和细胞膜上没有这种甾醇化合物时，纳他霉素就不会对其产生抑制性。

四、纳他霉素的抑菌特点

纳他霉素抑菌特点是低剂量高效率、无臭无味、适用 pH 范围广、专一性好和安全性高等。纳他霉素无毒性、不致突变、不致癌、不致畸。Sampayo 等研究结果显示，纳他霉素具有专一性，原因是它只与细胞膜中的麦角固醇结合，而不与其他不含甾醇的物质发生作用。所以当微生物的细胞壁和细胞中不含甾醇，纳他霉素对它们就没有抑制作用，因此纳他霉素被称为抗真菌类抑制剂。研究发现，纳他霉素被动物吸收后，90%以上的纳他霉素会被排出体外。卫生学研究以及对动物做皮肤斑点试验，结果发现纳他霉素对动物没有毒害作用。20 世纪 70 年代，De Boer 等经过多年研究，并没有发现真菌对纳他霉素形成耐受性。

纳他霉素使用的 pH 范围比较大，在 pH 为 3～9 时都具有生物活性，相对于其他的生物防腐剂的可应用 pH 范围更广；它具有微量、高效性，真菌对纳他霉素十分敏感，一般很低的浓度就能够起到很强的抑制作用；它能抑制有害的真菌，而对细菌不起作用，由于细菌细胞膜表面没有甾醇化合物，纳他霉素对其不能产生作用，只作用于真菌和霉菌，故能够应用于发酵类产品中抑制真菌和酵母菌，除此之外它还可以抑制真菌毒素的产生，如黄曲霉素等；纳他霉素没有特殊的感官形态，无色无味的物理性质，决定了其可作为食品添加剂而对口感没有任何影响。

五、纳他霉素的应用

1. 在食品中的应用

食品在储存过程中极易受微生物侵害，引起的发霉、腐败对人类健康和生活带来很大影响。使用落后的防腐方法处理后的食品，其风味等会发生很大变化。现代防腐技术不仅耗能大、成本高，而且有很多食品还不适用。因此，添加食品防腐剂仍是食品保鲜的一种有效途径。在人工合成食品防腐剂的使用过程中，人们逐渐发现其对人身健康造成很大影响。近年来，人们逐渐发现天然防腐剂的优点，而且现在天然防腐剂已经是大家研究的热点。

当今纳他霉素作为防腐剂应用于果酒、奶类、肉制品、饮料、奶酪及糕点等中。1982 年，美国食品与药品管理局（FDA）批准纳他霉素能够用作食品防腐剂，我国卫生部在 1990 年批准了乳酸链球菌素作为天然防腐剂在食品中使用之后，在

1996年纳他霉素被允许作食品防腐剂。目前，乳酸链球菌素和纳他霉素是国际上批准使用的两种生物食品防腐剂。食品添加委员会专家规定了人体每天可以摄入的纳他霉素含量，为每公斤体重不超过0.3mg。正常情况下人们的摄入量往往远低于这个量，即使是摄食很多酸奶和香肠。除此之外，纳他霉素还可以延长水果、蔬菜、沙拉、烘烤产品、酱汁、鱼、家禽等的保质期。

2. 在医疗卫生上的应用

纳他霉素被应用于医治真菌引起的疾病，比如曲霉菌、镰刀霉菌和假丝酵母等。如果采用注射的方式，纳他霉素对机体显示出较强的毒性，而采用口服方式时，基本不被机体所吸收，也没有发现对纳他霉素产生过敏性及抗药性。纳他霉素对眼科真菌病的治疗是最有效的，含5%纳他霉素的眼药水就能够用于治疗由微生物引起的结膜炎、真菌性角膜炎。纳他霉素也可以用于口腔真菌、肺部真菌和阴道真菌感染引起的疾病的治疗，能起到明显的疗效。

3. 在农业与畜牧上的应用

纳他霉素也被作为生物农药和青贮饲料添加剂应用于农业和畜牧业中，用来控制各种真菌疾病，特别是鳞茎植物根茎的腐烂，在荷兰和日本，都有与纳他霉素相关的农药的生产；2004年美国FDA批准在动物青贮饲料中可以添加纳他霉素，用于防治家畜家禽由真菌微生物引起的疾病，此后，纳他霉素在农业和畜牧业中的应用愈加广泛。

第二节 纳他霉素的生物合成和代谢调控

一、纳他霉素的产生菌株

纳他霉素产生菌属于链霉菌属，目前，文献中报道的纳他霉素产生菌有三种。

(1) 纳塔尔链霉菌（*Streptomyces natalensis*，ISP 5357） 孢子丝呈2～5圈的松散螺旋形；孢子呈卵圆形或球形。在琼脂培养基上生长时，气生菌丝呈白色，其基内菌丝反面无鉴别色素。

(2) 恰塔努加链霉菌（*Streptomyces chattanoogensis*，ATCC 13358） 孢子丝呈圆形或螺旋形；孢子为球形或椭圆形。恰塔努加链霉菌在大部分培养基内生长时，其基内菌丝为橙黄色至深黄橙色。

(3) 褐黄孢链霉菌(*Streptomyces gilvosporeus*, ATCC 13326) 孢子丝呈螺旋形；孢子为球形或卵圆形。褐黄孢链霉菌在琼脂培养基上生长时，气生菌丝丰满茂密，颜色呈微褐色，反面呈浅黄色。

二、纳他霉素的生物合成途径

纳他霉素是大环内酯类抗生素，在大环内酯类抗生素的生物合成中，产量的限制性因素往往是内酯环的形成。内酯环的结构是通过聚酮体途径缩合而成的，过程中需要大量的前体物质，这些前体物质的供应与氨基酸代谢、脂肪酸循环和三羧酸(TCA)循环息息相关，在物质的合成和代谢调控中，这些途径是联系初级代谢与次级代谢的枢纽。

纳他霉素是多种链霉菌产生的一种抗真菌药物。Aparicio 等首先发表了关于纳塔尔链霉菌的生物合成基因的报道，之后，他的团队又深入研究了纳他霉素生物合成的基因簇 *pim*(图 1-2)，且已基本完成基因测序。2011 年，研究发现另外一株纳他霉素产生菌恰塔努加链霉菌的纳他霉素合成基因簇，被命名为 *scn*。

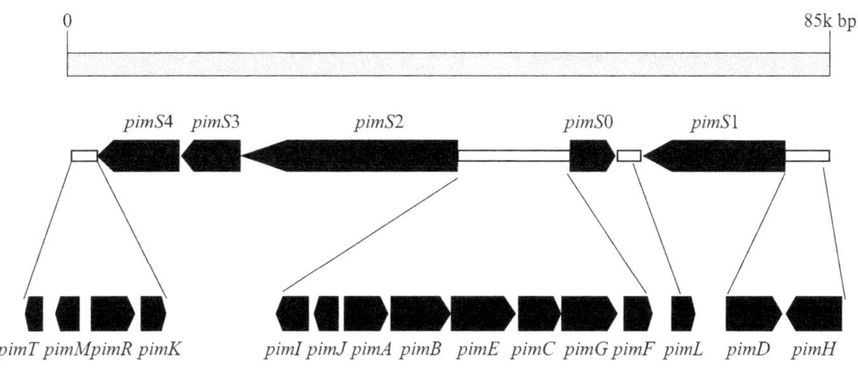

图 1-2 *S. natalensis* 中纳他霉素合成基因簇

纳塔尔链霉菌的骨架结构主要由 PKSⅠ类聚酮合酶(polyketide synthase)催化完成，PKS 包含 13 个同源性模块和 60 个催化结构域，这些模块分布在由 *pimS*0～*pimS*4 编码的五个多功能酶。骨架环再由 *pimC*、*pimD*、*pimF*、*pim G*、*pimJ* 和 *pimK* 编码的蛋白进行后修饰，*pimA*、*pimB* 和 *pimH* 编码的蛋白负责纳他霉素的转运，*pimT*、*pimE*、*pimM* 和 *pimR* 编码的蛋白负责调控纳他霉素合成基因的表达。在纳他霉素的生物合成的过程中，PKS 和后修饰酶具有较高一致性。与 *scn* 基因簇相比，*pim* 基因簇仅包含两个主要差异，分别是编码外排泵的基因 *pimH* 和编码氨基酸转运子的基因 *pimT*。*pimH* 通过编码一种外排泵参与纳他霉素的转运，*pimT* 通过分泌纳他霉素合成的诱导剂 2,3-二氨基-2，3-双（羟甲基）-1,4-丁二醇（PI 因子）参与调节纳他霉素的产生，两个基因都位于 PKS 基因簇的两端；与 *pim* 基因簇相比，*scn* 基因簇包含一个假定转座酶基因 *scnL*（编码酪氨酸磷酸酯酶），位于 *scnS*1 的下游。尽管两个基因簇的编码区域都是高度保守的，但不同菌种基因间的结构域的差别，也造成了它们不同的转录机制。*S. natalensis* 与 *S. chattanoogensis* 合成基因簇中各个基因和其相应的蛋白见表 1-1。

表 1-1　纳他霉素合成基因簇

基因名称		编码的蛋白
S. natalensis	*S. chattanoogensis*	
*pimS*0	*scnS*0	PKS 启始模块 0
*pimS*1	*scnS*1	PKS 延伸模块 1～4
*pimS*2	*scnS*2	PKS 延伸模块 5～10
*pimS*3	*scnS*3	PKS 延伸模块 11
*pimS*4	*scnS*4	PKS 延伸模块 12,环化和碳链释放
pimA	*scnA*	ABC 转运子
pimB	*scnB*	ABC 转运子
pimC	*scnC*	GDP-酮糖氨基转移酶
pimD	*scnD*	细胞色素 P450 单加氧酶
pimE	*scnE*	胆固醇氧化酶
pimF	*scnF*	铁氧还蛋白
pimG	*scnG*	细胞色素 P450 单加氧酶
pimH	未发现	外排泵
pimI	*scnI*	Ⅱ型硫酯酶
pimJ	*scnJ*	GDP 甘露糖脱水酶
pimK	*scnK*	糖基转移酶
pimL	*scnL*	酪氨酸磷酸酯酶
pimM	*scnR* Ⅱ	PAS-LuxR 调节因子
pimR	*scnR* Ⅰ	SARP-LAL 调节因子
pimT	未发现	氨基酸转运子

纳他霉素骨架的合成从 PimS0 开始，由 CoA 连接酶-ACP-KS-AT-ACP 催化乙

酸形成酰基腺苷酸，为 PimS1 模块 1 的 KS 结构域提供乙酰单元，但是模块 0 中的 KS 结构域是失活的；PimS1 的 4 个模块分别完成骨架链延长的前 4 个循环，并构成大部分的多烯发色团；然后，PimS2、PimS3、PimS4 上的 8 个模块催化 8 个羧酸模块单元的缩合，并进行适当的结构修饰从而形成纳他霉素的骨架。在 PimS2 中，模块 5 负责形成发色团的最后一个双键，模块 6～10 中缺失 DH 结构域，模块 7 中的 AT 结构域选择的延伸单元为丙酸；PimS2 的模块 9 中的 KR 是非活性的，*β*-酮基不能被还原，因此，在模块 7 中 KR 结构域的作用下 C9 羰基和 C13 羟基形成了纳他霉素结构中的半缩酮环；PimS3 负责合成 C3 和 C4，并引入一个双键，之后会形成一个环氧结构；在 PimS4 的 C 末端硫酯酶结构域（TE）催化下释放碳链，并形成二十六元内酯环。骨架形成的准确性依赖于基因 *pim* Ⅰ编码的硫酯酶，该酶能有效筛选酰基起始单元以及去除错误的延伸单位，它可以被其他的硫酯酶补充，而且与 PimS4 末端的 TE 具有互补作用。酰基载体蛋白（ACP）是 PKS 中关键功能域，磷酸泛酰巯基乙胺基转移酶（PPTase）催化磷酸泛酰巯基乙胺基从 CoA 转移到 ACP 的活性丝氨酸的残基上，将 ACP 从无活性的脱辅基形态转化为有活性的全辅基形态，PPTase 作为 PKS 的活性开关，对 PKS 产物的生物合成起着不可或缺的作用。研究证实在 *S. chattanoogensis* 中含有 1 个 Ⅰ 型 PPTase 基因（*schACPS*）和 Ⅱ 型 PPTase 基因（*schPPT*），SchPPT 倾向于催化次级代谢中 ACP 的辅基化，而 SchACPS 倾向于催化独立 ACP 的辅基化。

合成糖苷配基后，细胞色素 P450 酶和 PimG 催化环外甲基在 C12 氧化形成环外羧基，产生 12-羧基嘧啶酮。Liu 等通过使恰塔努加链霉菌 L10 中 *pimG* 的同源基因 *scnG* 失活证明了这一假说。随后，而 GDP-甘露糖被 PimJ、PimC 催化构成 GDP-3-酮-6-脱氧甘露糖（GDP 放线菌糖胺）。

在纳塔尔链霉菌中，PimJ 催化 GDP-甘露糖合成海藻糖胺，GDP-甘露糖衍生于果糖-6-磷酸。在两性霉素产生菌节状链霉菌（*S. nodosus*）中，*pimJ* 的同源基因的 *amphD* Ⅲ失活导致两性霉素内酯的积累，表明海藻糖胺的合成来源于 GDP-甘露糖。同时，来自制霉菌素的合成基因 *nysD* Ⅲ的异源表达证明了海藻糖胺特异性途径的首先由 GDP-甘露糖 4,6-脱水酶催化。因此，推测 *pimJ* 催化 GDP-甘露糖转化为 GDP-4-酮-6-脱氧甘露糖，并通过自发的异构反应生成 GDP-3-酮-6-脱氧甘露糖。随后，*pimC* 编码的转氨酶经转氨作用生成 GDP-海藻糖胺，通过 *pimK* 编码糖基转移酶催化海藻糖胺与大环内酯的连接。最后，*pimD* 编码的 P450 单加氧酶催化最后一个氧化反应，将 C4 和 C5 双键形成环氧基团，转化为纳他霉素（图 1-3）。

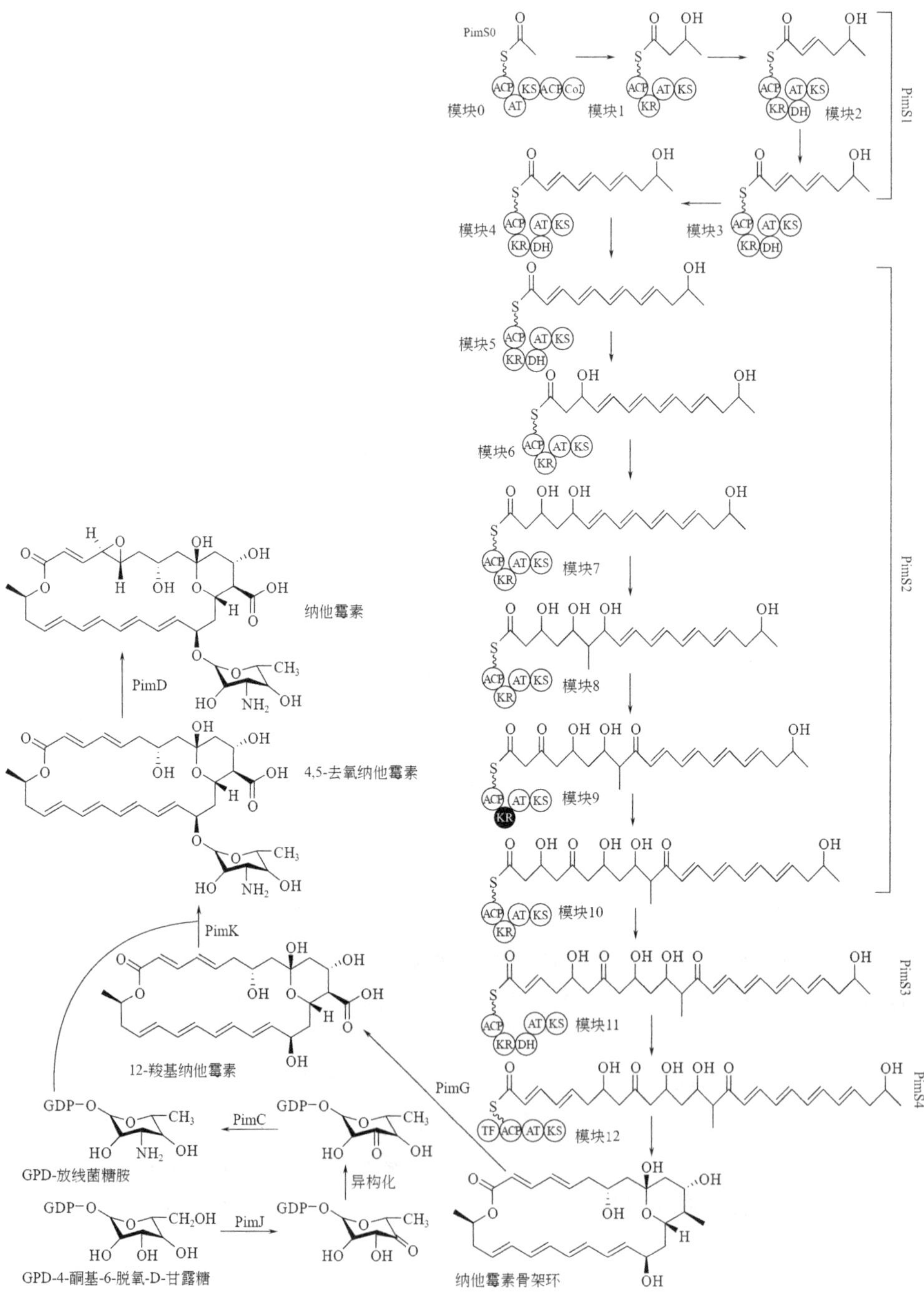

图 1-3 纳他霉素的 PKS 合成途径

纳他霉素是通过醋酸-丙二酸途径（AA-MA 途径）生物合成的，其合成途径可以分解为活化前体（乙酰辅酶 A 和丙二酰辅酶 A）的生成、大环内酯的生物合成和氨基糖的形成。纳他霉素的生物合成涉及很多途径，主要有糖酵解、三羧酸循环、二氧化碳固定和脂肪酸降解途径（见图 1-4）。其中，草酰乙酸是纳他霉素生物合成的限制性中间产物，菌株高产的前提是菌株中草酰乙酸含量和磷酸烯醇式丙酮酸羧化酶活性都很高，因此，三羧酸循环改变碳的流通量调节着纳他霉素的生物合成。Borodina 等研究发现，磷酸果糖激酶基因在调控天蓝色链霉菌的次级代谢中发挥重要作用，而这个酶也是糖酵解途径的关键酶。

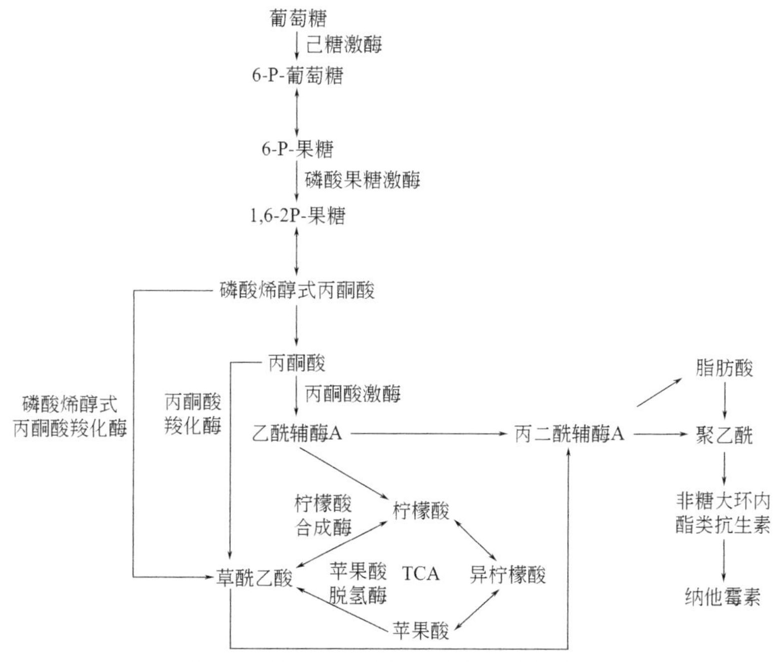

图 1-4　纳他霉素生物合成中的关键途径

虽然纳他霉素对产生菌没有抗性，但在细胞内大量积累对产生菌是有害的，因此，产生菌体内存在转运系统将纳他霉素排出胞外。在 *S. natalensis* 中，*pimA*、*pimB* 和 *pimH* 三个基因参与了纳他霉素的转运，*pimA* 和 *pimB* 编码Ⅲ型 ABC 转运蛋白，它能结合 ATP 酶和跨膜结构域内相同的多肽从而发挥转运作用，它们可能会结合形成一个异二聚体。研究发现基因 *nysH*、*nysG*（*pimA*、*pimB* 的同源基因）失活的 *Streptomyces noursei* 突变株也可将制霉菌素运出胞外，说明链霉菌中存在除 ABC 转运子外的还会有其他转运系统。因此，推测 *pimH* 编码的外排泵也会参与纳他霉素的转运。在 *S. chattanoogensis* 基因簇中的编码 ABC 转运蛋白的基

因 *scnA* 和 *scnB*，与 *pimA* 和 *pimB* 的相似度在 95%以上，虽然没有发现 *pimH* 的相似基因，但发现了可起补充作用的转运蛋白 NepⅠ/NepⅡ和 Mfs1，以上四个转运蛋白构成了一个新的纳他霉素转运系统。

三、纳他霉素的代谢工程和半合成衍生物

纳他霉素等多烯类抗生素具有良好的抗真菌活性，但其在临床应用中，相伴产生的溶血毒性及相对偏低的抗真菌活性极大地限制了其使用的范围。近年来，研究报道出许多相关的半合成衍生物，例如酯、*N*,*N*-二烷基、*N*-烷基、*N*-酰基、*N*-糖基、*N*-芳基、氢磷酰基衍生品以及脂质体制剂。此外，基于纳他霉素生物合成途径和效共轭体系，可以通过代谢工程得到一些高效低毒的纳他霉素衍生物（图 1-5）。

第一种纳他霉素衍生物是其前体——4,5-去环氧匹马菌素（DEP）是通过基因工程敲除纳他霉素生物合成的最后一步反应的基因 *pimD* 获得的，它编码细胞色素 P450 单加氧酶催化 C4-C5 的环氧反应。该化合物显示的抗真菌活性较纳他霉素明显降低，表明环氧基在纳他霉素在与真菌膜相互作用时的重要性。

最近，有研究表明，在制霉菌素的生物合成中，DEP 可以被 *pimD* 同系基因 *nysL* 作为底物引入其最后的羟基化，产生 6-羟基-DEP（图 1-5）。与 DEP 相比，它的抗真菌活性并未得到提高。此外，酰胺转移酶 PscA 可以催化 DEP 和 6-OH-DEP 的羧酰胺化反应，得到两种羧酰胺化的衍生物，4,5-去环氧基-AB-400 和 6-羟基-4,5-去环氧基-AB-400，羧化后的衍生物抗真菌活性得到明显改善。PscA 及其同源蛋白 PscB 控制四烯甲酰胺化合物的自发反应，生产一种纳他霉素的甲酰胺衍生物 AB-400。相比于 PscB，PscA 有更广泛的底物范围，这也使它成为未来多烯衍生物开发的首要研究对象。

在研究恰塔努加链霉菌中纳他霉素生物合成的途径时，通过基因敲除 *pimG* 的同源基因 *scnG* 得到一种新的纳他霉素衍生物，4,5-去环氧基-12-脱羧基-12-甲基匹马菌素（图 1-5），其中 *scnG* 编码 P450 单加氧酶控制环外羧基的形成。*scnG* 基因的敲除导致 4,5-去环氧基-12-脱羧基-12-甲基匹马菌素的积累，表明糖基转移酶 ScnK 能够将海藻糖胺连接到脱羧糖苷配基上，而 ScnD 不能引入环氧基团。随后，Qi 等通过使 *scnG* 的同源基因失活不仅导致 4,5-去环氧基-12-脱羧基-12-甲基匹马菌素的积累，同时还使 12-脱羧基-12-甲基匹马菌素积累，这表明在一定条件下，ScnD 也可能引入环氧基团。

12-脱羧基-12-甲基匹马菌素表现出高于纳他霉素两倍的抗真菌活性，其溶血毒性较纳他霉素降低了 77.8%，是一种具有良好应用前景的纳他霉素衍生物。Qi 等也探究了 4,5-去环氧基-12-脱羧基-12-甲基匹马菌素的生物活性，表明虽然其提高

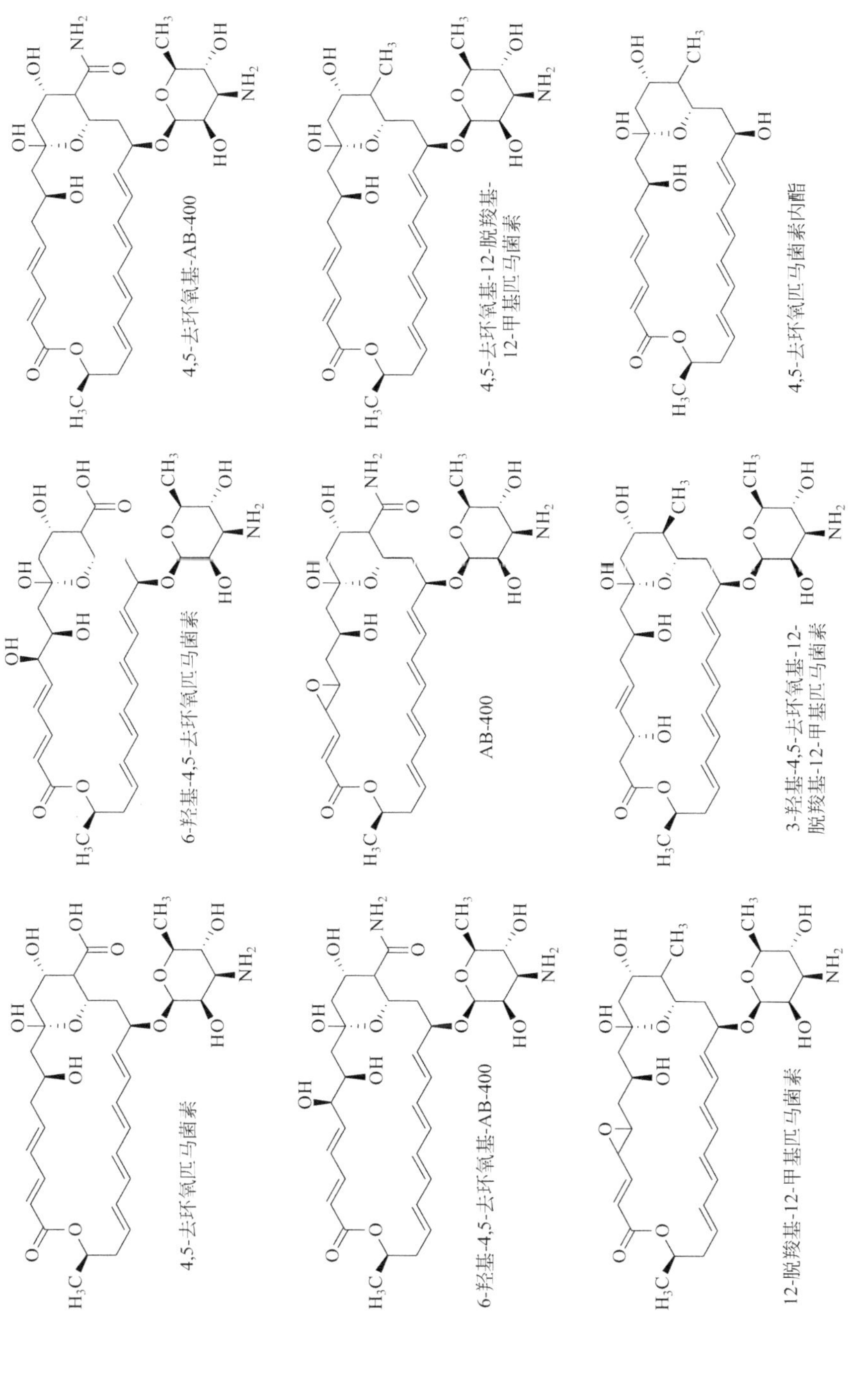

4,5-去环氧匹马菌素

6-羟基-4,5-去环氧匹马菌素

4,5-去环氧基-AB-400

6-羟基-4,5-去环氧基-AB-400

AB-400

4,5-去环氧基-12-脱羧基-12-甲基匹马菌素

12-脱羧基-12-甲基匹马菌素

3-羟基-4,5-去环氧基-12-脱羧基-12-甲基匹马菌素

4,5-去环氧匹马菌素内酯

图 1-5 纳他霉素生物合成相关的衍生物

了纳他霉素的抗真菌活性，但同时也降低了溶血作用。在随后的研究中又获得了一株突变株，它积累了一种新的衍生物，3-羟基-4,5-去环氧基-12-脱羧基-12-甲基匹马菌素，但它却没有表现出明显的抗真菌活性和溶血活性，这表明 scnG 催化的羧化作用是在聚酮化合物合成期间而不是发生在此之后。

scnK 催化纳他霉素内酯与糖基部分的连接，恰塔努加链霉菌中 *scnK* 基因的敲除导致 4,5-去环氧匹马菌素内酯的积累，其本身不具有抗真菌活性，但通过半合成，多合成或蛋白质工程等方法可间接替代糖基部分（GDP-3-酮-6-脱氧甘露糖）。4,5-去环氧匹马菌素内酯的积累也确定了基因 *scnG*（*pimG*）在纳他霉素生物合成途径中的糖基化反应之前的作用。

四、代谢调控机制

在链霉菌合成的次生代谢产物中，纳他霉素受复杂调节影响，如群体密度、环境因子和生理信号等。转录调控因子是代谢网络的一种重要的调节方式，纳他霉素合成的调控机制则主要包括途径特异性转录调控和全局多效调控。

1. 途径特异性转录调控

转录调控是一个复杂的过程，受多个信号和复杂的调节因子相互调节。通常，链霉菌的次级代谢相应的合成基因簇内常编码一个或多个只调控所在基因簇内基因表达的调控因子，从而调节次级代谢产物的合成，这样的调控基因称为途径特异性调控基因。纳他霉素合成基因簇含 PimR 和 PimM 两个转录调节子。

PimR 是纳他霉素生物合成中第一个途径特异性转录调节因子，也是一个具有特殊结构的转录激活子，敲除 *pimR* 后的突变体不能产生纳他霉素，负责纳他霉素内酯环形成的关键酶基因表达量降低明显，且完全中断了胆固醇氧化酶基因 *pimE* 的转录，这说明 PimR 在纳他霉素的生物合成中是一个正调控蛋白。PimR 的 N 端末端包含链霉菌抗生素蛋白（SARP）的 DNA 结合结构域，C 末端包含同源的半鸟苷酸环化酶和 LuxR 家族 ATP 结合调节因子（LAL）。SARP 家族蛋白的识别序列靶基因启动子区域的六个碱基组成的重复序列，它们已经在 PKS，NRPS 和 undecyprodiginines 等基因簇上被发现，LAL 家族蛋白目前只在放线菌中存在。C 末端含蛋白质家族的独特的 ATP/GTP 结合结构域，但 N 端末端的鸟苷酸环化酶或其 LuxR 型螺旋-转角-螺旋（HTH）与 C 末端的 LAL 调节因子的 DNA 结合缺乏特定的信号序列。研究表明，通过凝胶电泳迁移实验（EMSAs）、脱氧核糖核酸酶保护研究、逆转录定量 PCR（RT-qPCR）和启动子替换实验来研究 PimR 的作用模式，确定其结合单一操纵子。该操纵子包含有三个七聚体，由间隔 4bp 的完全重复序列 CGGCAAG 构成。该操纵子位于 *pimM* 的启动子区，在 PimR 结合时开始表达被激活。在恰塔努加链霉菌中，PimR 的结合序列在 *scn* 基因簇中的 *scnR* Ⅰ（*pimM* 的同源基因）和 *scnR* Ⅱ（*pimR* 的同源基因）之间，在阿维链霉菌中对应丝氨酸蛋白酶基因簇中的基因 *pteF* 和 *pteR* 之间的基因间隔区（IGR）。

在其他链霉菌中，与 PimR 相似结构的调节因子还有菲律宾链霉菌中的菲律宾菌素生物合成的同源基因 FilR；在核苷肽类抗生素中，尼可霉素生物合成中的同源基因 *sanG* 和多氧霉素生物合成中的同源基因 *polR*。不同的是，菲律宾菌素是戊烯大环内酯，而尼古菌素和多氧霉素是核苷肽类抗生素；相同的是，这些化合物都是有效的抗真菌剂，因此，推测这些调节蛋白的结构域序列可能是检测抗真菌产物的通用信号。此外，PimR 的七聚体与 SanG 和 PolR 中的完全相同。

PimM 是纳他霉素生物合成的第二个转录激活子，*pimM* 缺失的突变体中纳他霉素的生产完全中断，说明 PimM 是纳他霉素生物合成过程中的另一个正调控蛋白。PimM 的 N 末端包含一个 PAS 传感器结构域，C 末端含与 DNA 结合的 LuxR 型 HTH 结构。PAS 传感器结构域能检测到外界物理或化学信号且具有响应调节效应子结构域的活性。与大多数其他传感器结构域不同，含有 PAS 结构域的蛋白质位于细胞溶质中，因此它们可以检测内部信号，也可以穿过细胞膜检测外部环境因素。与大部分原核 PAS 结构域调节因子相比，如双组分系统的传感器激酶，PimM 不属于双组分系统。最近，已有研究解释了 PimM 在纳塔尔链霉菌中的作用方式，并且确定了其结合位点为 CTVGGGAWWTCCCBAG，该位点恰好是被调控启动子的上游第 35 位六聚体。

PimM 不仅存在于纳他霉素的合成基因簇中，在其他已知抗真菌多烯的生物合成基因簇中还发现了同源基因编码的调节蛋白，且已被证明它们的功效与 *pimM* 相同。两性霉素合成中的 *amphR* Ⅳ 基因，制霉菌素合成中的 *nysR* Ⅳ 和菲律宾菌素合成中的 *pteF* 是 PAS-LuxR 类的异源调节因子的编码基因，将它们分别引入到 *pimM* 敲除的纳塔尔链霉菌中，结果发现突变体一定程度上恢复了纳他霉素的生产。此外，将单一拷贝的 *pimM* 分别导入产生两性霉素的节状链霉菌、产生菲律宾菌素的阿维链霉菌及裂霉素产生菌龟裂链霉菌后，增加了它们所有多烯产物的产量，这说明这些调节因子是完全可交换的。PimR 和 PimM 以协同方式起作用，PimR 结合到 PimM 启动子上并激活其转录，PimM 直接激活纳他霉素 8 个结构基因的启动子（*pimS2*～*pimS4*、*pimS1*、*pimAB*、*pimD*、*pimE*、*pimI*、*pimK* 和 *pimJ*），并影响其转录。PimM 发挥作用并不依赖于 PimR 调控蛋白，但增加 PimM 的表达量可以显著提高纳他霉素的产量，而提高 PimR 表达却不影响纳他霉素的产量。此外，PimM 能通过激活其他调节因子间接调节 *pimC* 基因的表达（图 1-6）。

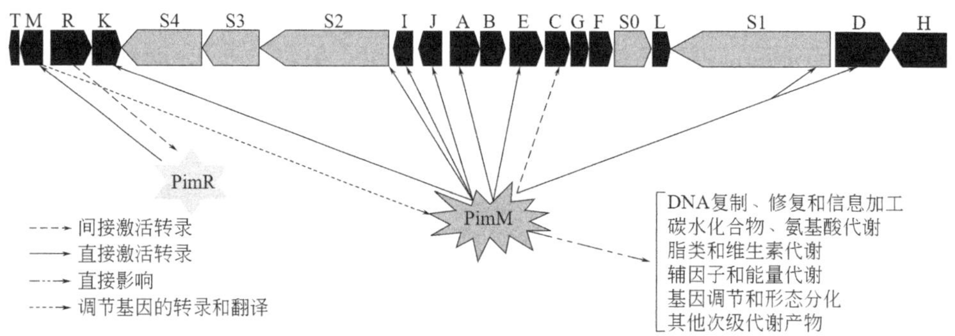

图 1-6 PimR 和 PimM 对纳他霉素生物合成基因的调控模型

PimM 被认为是一个特定于纳他霉素合成的调节因子，但近年的研究表明，它不应该作为途径特异性因子，而是作为具有更广泛影响的调节因子。例如，*pimM* 的操纵子常用于寻找阿维链霉菌的基因组中同源蛋白质 PteF 的假定靶点，在阿维链霉菌的菲律宾菌素合成基因簇 *pte* 中发现了 101 个假定操纵子，在基因簇外发现了 97 个。这些结合位点位于初级和次级代谢各个层次基因的内部或上游，包括遗传信息处理、DNA 复制和修复、能量代谢、碳水化合物代谢、脂质代谢、形态分化、转录调节和次生代谢物生物合成等，这也表明调节因子可以控制调节这些过程。Vicente 等从中选出 17 个操纵子，通过 EMSA 显示了它们与 *pimM* DNA 结合结构域的结合过程。随后，对 ATP 合酶抑制剂寡霉素的生物合成进行了研究，发现其基因簇包含两个操作子。*PteF* 缺失的突变体导致菲律宾菌素产量过低，且其生长形态与野生型菌株相比，突变株的孢子延迟形成。此外，其 *olm* 基因的表达量减少，寡霉素产量也下降显著，而基因互补的突变体却恢复了表型。这证明了 *pteF* 能够同时调节两种相关的次级代谢物，菲律宾菌素和寡霉素的生物合成。这种交叉调节又可以调节到上面的所有反应过程，这在以前是没有发现的，PAS-LuxR 调节因子实际上能影响一系列连锁反应。

小型多烯抗生素基因簇都包含编码胆固醇氧化酶的基因，在纳他霉素合成时，编码胆固醇氧化酶的基因是 *pimE* 和 *scnE*；四霉素合成中为 *tetrO*；在菲律宾菌素合成时是 *pteG* 和 *filG*；在裂霉素合成中是 *rimD*。胆固醇氧化酶是一种黄素蛋白，催化胆固醇氧化成 5-胆甾烯-3-酮，同时分子氧还原为过氧化氢，最后，Δ5 键异构化生成 4-胆固醇-3-酮。该酶在参与胆固醇或具有 3-*β*-羟基结构的其他固醇时，细菌中生长所需的碳源和能量开始降解，但在抗真菌物质生产中没有明显的作用。

在纳塔尔链霉菌中，PimE 对纳他霉素生物合成是必需的，PimE 失活的菌株不能产生纳他霉素，然而，这种胞外酶或其他胆固醇氧化酶，在添加到敲除 *pimE* 后突变体的培养液或“休眠细胞”时能恢复纳他霉素的生产。这说明 PimE 可以作为真菌传感器经麦角甾醇的检测和响应触发，通过未知的机制恢复纳他霉素的生产。此外，这对土壤中膜中含麦角固醇的真菌微生物与其他微生物的竞争产生了一种选择性优势。

生物合成基因簇的调控因子有时直接结合在下游靶基因的启动子上激活其转录，有时多个调控基因构成一个级联的调控系统。大部分情况下途径特异性调控基因所起的作用是激活相关基因簇的表达，虽然这些正调控因子作用相似但在结构域组成上有很大区别，对 DNA 结合结构域起着不同的调控作用。

2. 全局多效调控

相比途径特异性调控因子，在抗生素的合成、形态分化过程中还存在一些能够调控多个代谢途径的全局多效调控基因，它们常存在于抗生素的合成基因簇之外，通常，它们通过途径特异性调控因子实施。

在链霉菌中，PhoR-PhoP 双组分系统是研究较为详细的磷酸双组分调控系统，它由信号激酶和受体调控蛋白两个部分组成。磷酸可以作为细胞内结构物质，同时作为信号分子参与代谢以及调控。细胞形态发育、次级代谢过程，众多抗生素、色素和免疫抑制剂等都受到磷酸的调控。无机磷酸盐对纳塔尔链霉菌中纳他霉素的合成有非常敏感的抑制作用，浓度低至 2mmol/L 时就足以阻断纳他霉素的产生，这种负调控是在转录水平上的调控。在其他链霉菌，如达托霉素生产菌玫瑰孢链霉菌 L30 中，也发现了磷酸双组分系统 PhoR-PhoP 能够正调控达托霉素的生产，结果表明，相比出发菌株，PhoP 和 PhoR-PhoP 缺失株中纳他霉素的生物合成时间均提前且其产量提高约 70%。

双组分系统 PhoR-PhoP 属于ⅢA 类的双组分信号转导系统，它控制细胞对磷酸盐稀缺的反应，PhoR 是膜结合信号激酶，PhoP 是 DNA 结合响应调节因子，PhoP 也控制目的基因 *pho* 因子的转录。PhoP 作为一个自调控因子，磷酸化的 PhoP 与自身启动子的保守位点 PHO 盒的结合发生在磷酸盐耗尽之后，随后，Mendes 等对纳塔尔链霉菌中的 PhoU-PhoR-PhoP 区域进行了研究，发现来自天蓝色链霉菌的 PhoP 蛋白会与纳塔尔链霉菌 PhoU-PhoRP 基因内部区域中的 PHO 盒的一致的序列结合，这表明该系统会自动进行调节。在 PhoP 缺失的突变体中几个纳他霉素基因簇中的基因表达却出现了上升，但在整个基因簇中却未发现一样的 PHO 盒，且 PhoP 蛋白不能直接结合到纳他霉素合成基因簇内基因启动子区域，这表明，基因调节磷酸盐的浓度是由 PhoP 通过其他调节子介导，间接调节纳他霉素的生物合成。

WhiG 是恰塔努加链霉菌中另一个多效调控因子，它通过结合 *pimC* 的同源基

因 *scnC*、*pimD* 的同源基因 *scnD* 的启动子的结构基因间接正向地调节纳他霉素产量，同时也作为 *scnR* Ⅰ（*pimR* 的同源基因）和 *scnR* Ⅱ（*pimM* 的同源基因）的转录激活因子。

其他多效的结构域调节因子还有 AdpA，它在恰塔努加链霉菌中作为纳他霉素合成的正调控因子，并作为一个重要的形态分化和次级代谢调控因子。AdpA 通过结合自身启动子间接调控 *scnR* Ⅰ，它直接正调控的对象是 WblA，它也是纳他霉素生物合成和形态学分化的关键激活因子。

众所周知，纳他霉素的合成是一个耗氧过程，氧气的供应能有效调节产物合成。然而，低浓度的氧气会限制菌株的生长及纳他霉素的合成，高浓度的氧气则会升高胞内活性氧（ROS），破坏细胞组分。细胞内活性氧失衡时，H_2O_2 将 *pimM* 作为直接或间接靶标，通过氧化还原机制调控并提高纳塔尔链霉菌中纳他霉素的合成。超氧化物歧化酶 SodF 的失活导致纳他霉素产量降低，然而抑制 H_2O_2 分解酶，如烷基过氧化氢酶系统中的 AhpCD 或过氧化氢酶 KatA1，却导致纳他霉素产量的提高，因此，胞内 H_2O_2 和纳他霉素的产量呈正相关。最近，通过转录组分析了纳塔尔链霉菌磷酸盐代谢和氧化应激之间的交互作用，SodF 或 AhpCD 的缺失都导致纳他霉素合成基因簇的转录延迟激活，推测和培养液中磷酸耗尽有关。此外，研究发现，在氧胁迫条件下，细胞 NADPH / NADH 的比例和支链氨基酸代谢提供的合成前体是纳他霉素合成的主要瓶颈。

γ-丁内酯（γ-GBL）（图 1-7）是由部分链霉菌及少数其他放线菌合成的具有群体感应效应功能的小分子信号分子。群体感应是一种通信机制，允许细菌根据特定信号分子浓度高效监测环境中自身或群体的数量变化，并通过不同的适应机制以适应。生长中的细胞产生细胞外信号，通常称为自动诱导剂。在链霉菌属中，细胞的形态分化和次生代谢物生物合成在纳摩尔每升浓度下的群体感应信号下就能发挥调控作用。

链霉菌将 GBL 作为自身诱导剂，通过这些自动诱导因子与同源受体的相互作用介导传导信号，导致受体从 DNA 解离，从而引导了目的基因的转录。因此，GBL 受体是转录因子 *tetR* 超家族的转录调节子。Du 等对纳塔尔链霉菌（*sngR*）和恰塔努加链霉菌（*scgR*）中的 GBL 受体蛋白进行了研究。Zhou 等发现恰塔努加链霉菌中 *sprA* 是 GBL 受体的同源基因，而且 *sngR* 和 *sprA* 是次级代谢物生产和形态分化的正调节因子。通常，由上游且远离 GBL 受体的基因编码 GBL 合酶，有研究分别在纳塔尔链霉（*sngA*）和恰塔努加链霉菌（*scgA*）中描述过这种情况。在恰塔努加链霉菌中，紧接在 *scgA* 下游的第二个基因 *scgX* 也参与了 GBL 的生物合成，*sngA* 或 *scgA* 合酶的失活导致纳他霉素产量降低和形态分化延迟，推测此现象是细胞内假定 GBL 的减少导致。然而，研究从未在纳塔尔链霉菌中发现真正的 GBL。

虽然在纳塔尔链霉菌中未发现任何 GBL，但在其内发现了一种新型的诱导化合物，PI 因子（2,3-二氨基-2,3-双羟甲基-1,4-丁二醇）（图 1-7）。对其进行定量测定时，PI 因子能诱导纳塔尔链霉菌突变株中的多烯化合物的产生，且在纳摩尔每升浓度下就能使其失去生成纳他霉素的能力。PI 因子通过氨基酸转运子 PimT 从细胞内运出，与 GBL 相比，它是在膜上而不是在胞内进行识别。然而，PI 因子的确切作用机制仍未可知，同时 PI 因子的研究进展受到其提取纯度的限制。Morin 等报道了一种化学合成方法，可以对其进行进一步研究。同时，纳塔尔链霉菌似乎能够结合不同的群体感应信号，如灰色链霉菌中的 A 因子，它是一个高效的 GBL 类自动调节子，纳塔尔链霉菌并不会合成 A 因子，但是在不产纳他霉素的突变体中加入 A 因子后却能恢复纳他霉素的生产。

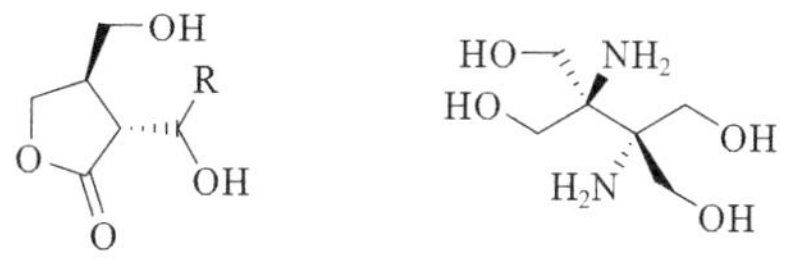

γ-丁内脂

PI因子(2,3-二氨基-2,3-双羟甲基-1,4-丁二醇)

图 1-7 全局多效调控因子

此外，Recio 还发现丙三醇、乙二醇和 1,2-丙二醇等 PI 因子结构类似物在一定浓度下也能催化纳塔尔链霉菌中纳他霉素的合成。尽管确切的机制仍然未知，丙三醇的作用似乎与 PI 因子诱导作用无关。最近，寇美辰等以恰塔努加链霉菌为发酵菌种，向发酵培养基中添加 PI 因子结构类似物 1,2-丙二醇、丙三醇和三乙醇胺，发酵培养基中纳他霉素的产量提高了 1.6 倍，这说明添加一定量的 PI 因子结构类似物可以提高纳他霉素产量。

第三节 纳他霉素产量提高的方式、提取和检测

一、纳他霉素产量提高的方法

从自然界分离的野生型菌株纳他霉素产量过低，不能满足工业化生产的需要。提高纳他霉素的发酵产量一直是纳他霉素研究的核心内容，常用的方法有菌株诱变、发酵工艺的优化、添加前体物质或诱导子以及工程菌株的基因改造等。在这些方法中，基因工程从基因水平对菌种进行定向改造，从源头上提高纳他霉素基因的表达水平，是提高代谢产物产量的最直接的方式。基因工程从基因层面详细阐述纳他霉素最新的合成机理及其分子调控机制，构建纳他霉素高产菌并广泛应用于生产

中，将会大幅度提高纳他霉素的产量。对纳他霉素产生菌遗传操作水平的提高，以及对纳他霉素生产合成及调控机制等的全面了解，为更加深入研究微生物代谢工程与合成生物学奠定了理论基础，在探索高产菌种和新的纳他霉素衍生物研究领域指明了方向，新型、活性更强的纳他霉素衍生物也会不断被开发出来，并被应用。

1. 菌种选育

以微生物为基础的发酵工业，微生物菌种的特性对抗生素发酵有着举足轻重的作用，因此要使产品产量、质量和品种都有高速度的发展，首先必须具备良好的菌种，它从本质上决定了该菌种产生的抗生素种类及其发酵生产水平。选育具有优良生产特性的菌株是抗生素发酵工业的首要任务。在抗生素工业生产中使用的生产菌株极少是从自然界中直接分离得到的，一般首先是从自然界中分离得到原始菌株，然后采用物理、化学的方法或者现代基因工程手段对菌种进行改良，通过适当的筛选分离手段，挑选出适合于工业化生产的优良菌株。

近年来，许多新兴菌株改良技术得到了发展。邬建国等采用紫外诱变法，对 *S. chattanoogensis* 孢子悬液进行处理，再利用链霉菌抗性筛选法得到一株高产菌。李荷迪等得到一株纳他霉素高产菌株 UV-2，纳他霉素产量提高了 107.09%，在此基础上再进行紫外诱变，原生质体经紫外线诱变后得到的菌株 UV-2 增产 107.09%。朱惠等以纳他霉素高产菌株为亲本进行基因组重排育种，筛选得到了高产重排菌株，纳他霉素产量比原始出发菌株提高 1.17 倍。

Luo 等对递归原生质体融合进行基因改组，使突变菌株纳他霉素的产量较初始菌株提高了 379%。Wang 等在正常生长条件下，通过将透明颤菌血红蛋白 *vgb* 基因整合到吉氏链霉菌中，使携带 *vgb* 的菌株的纳他霉素产量最高增加了 407%。Wang 等通过在产黄青霉胞外提取物中提取到的真菌诱导子，使纳他霉素产量提高了 2.3 倍。本实验为了提高纳他霉素菌株的产能，选用纳塔尔链霉为出发菌株，以紫外线诱变方法得到一株优良突变菌株 *S. natalensis* HW-2（0.8g/L），优化发酵工艺后，纳他霉素产量较原始菌株提高了 242.6%；以 *S. natalensis* HW-2 为初始菌株，采用紫外-ARTP-DES 复合诱变，选育出 1 株遗传性状稳定的优良突变株 *S. natalensis* DES-26，较初始菌株提高了 86.36%，通过对差异菌株的转录组学分析发现，优良菌株的丙酮酸激酶、葡萄糖酸激酶、异柠檬酸脱氢酶等基因的表达水平上调，脂肪酸代谢平衡被打破，与纳他霉素生物合成相关的大部分基因的表达水平上调，如 *pimB*、*pimC*、*pimD*、*pimR* 等，使调节纳他霉素骨架结构合成、修饰和转运能力得到提高，纳他霉素合成能力增强。

2. 基因工程

基因工程是提高代谢产物产量的常用方式，可以通过提高纳他霉素基因的表达水平而提高其产量，降低了诱变技术的盲目性和随机性。在 *S. natalensis* 中过表达 *pimM*，增加 *pimM* 的基因表达量，纳他霉素产量是原始菌株的 2.4 倍；将透明颤菌血红蛋白的 *vgb* 基因整合到 *S. gilvosporeus* 中，纳他霉素产量最高增加了 407%。在研究 *S. natalensis* HW-2 过程中，我们发现在纳他霉素发酵至 36h 时添加 0.5g/L L-缬氨酸，纳他霉素产量比对照组提高了 80%，菌体内与糖代谢有关的关键酶活力得到不同程度的提高，RNA-Seq 转录组学分析显示，与支链氨基酸（BCAA）代谢有关的酶的转录水平上调，为了提高 BCAA 合成能力，采用基因工程方法在 *S. natalensis* HW-2 过表达编码乙酰乙酸合酶的基因 *ilvH*，结果获得一株工程菌 *S. natalensis* ZS101，较原始菌株纳他霉素产量提高了 37.93%。为了提高 BCAA 的降解能力，从而产生更多的前体物质，如乙酰辅酶 A 和丙二酰辅酶 A，我们过表达 BCAA 降解的关键酶支链氨基酸转氨酶（BCAT）的基因 *ilvE*，在 *S. natalensis* HW-2 中同源表达，获得的工程菌 *S. natalensis* LY08 的纳他霉素产量提高了 78.72%，达到了 1.52g/L。结果表明，可以通过代谢工程提高 BCAA 合成和代谢能力，提高前体物质的供应，能有效促进纳他霉素的合成。其他产量提高的策略包括过表达磷酸泛酰巯基乙胺基转移酶（PPTase）、增加强启动子 *groESp* 和多效调节基因 *wblA* 等等。近年来，随着合成生物学的发展，PKS 异源表达已获得成功，通过对纳他霉素基因簇的异源表达可以获得产量的提高。以 *S. chattanoogensis* L10 为改造对象，针对纳他霉素生物合成途径，通过敲除副产物合成途径、过表达相关激活子及基因表达浓度梯度技术全面优化了纳他霉素的生物合成途径，构建的高产菌株发酵水平最高达 15.9g/L。

3. 培养基优化和发酵工艺优化

培养基成分及其浓度可以调节多烯类抗生素的生物合成，这些营养物质一般包括：碳源、氮源、磷酸盐、金属离子以及其他一些培养基成分。通过调节营养物质之间的比例可以改变生产菌株的代谢途径，抑制初级代谢产物生成，并使次级代谢物得到积累。Mohamed A. Farid 等研究了在分批培养中某些营养成分对纳他霉素合成的影响，最佳的培养基条件为：葡萄糖 20g/L，牛肉浸膏 8g/L，酵母浸膏 2g/L，KH_2PO_4 0.05g/L；过高的磷酸盐浓度会导致纳他霉素产量的下降。骆健美等通过 PB 设计、最陡爬坡路径、中心旋转组合设计、响应面分析对褐黄孢链霉菌的纳他霉素发酵条件进行优化，确定了培养基的最佳组成及发酵条件，优化后纳他霉素产量提高了200%，达到4.5g/L。

在抗生素生产研究中，放线菌属主要通过控制培养基成分的性质和浓度以及改变培养条件这两项水平来调节多烯类抗生素的生物合成能力。其中，培养条件的控制包括：pH、温度、溶氧、接种类型及浓度。在这些培养条件中，通气量对于放线菌的生长和抗生素的合成有相当重要的作用。限制溶氧可能诱导或抑制抗生素生成。在摇瓶培养中，影响气质传递的最重要控制参数是容器形状和容积、培养基体积、转速和培养基黏度。另一方面，在深层培养中，接种类型和浓度对于细胞的生长形态起着关键作用，细胞形态不仅影响其生长动力学参数，而且最终也会在抗生素产量上有所反映。因此，选择合适的接种量、接种类型以及种龄，可以获得高浓度的目标代谢物。陈冠群等对褐黄孢链霉菌的发酵条件进行了研究，结果表明，pH7.5～8.0、装液量75mL /500mL三角瓶、种龄24h、接种量2%可以获得最高的纳他霉素产量。El-Enshasy等研究了培养条件对纳他霉素合成的影响，增加转速和减少装液量均可显著提高纳他霉素产量；向培养基中添加藻酸盐，由于降低了溶氧水平，可导致纳他霉素产量的显著下降；接种孢子与接种菌体细胞相比，纳他霉素产量提高40%。

4. 代谢调控

通过添加前体和诱导物、优化发酵条件等代谢调控方式也是提高纳他霉素产量的有效方法。寇美辰等向链霉菌中添加PI因子结构类似物后，发现纳他霉素产量提高了，这说明这些PI因子结构类似物（1,2-丙二醇、丙三醇和三乙醇胺）都能有效提高纳他霉素的产量。Elsayed等在*S. natalensis*发酵液中添加乙酸和丙酸（7∶1），纳他霉素的产量提高了50%；Li等发现在培养基中添加过丙醇也可以提高其产量；Zeng等采用固定化*S. gilvosporeus*的方法进行发酵，纳他霉素产量提高了1.8倍；Elsayed等采用连续补糖30h，使纳他霉素在7.5L发酵罐中的产量提高了1.6倍；Zeng等采用固态发酵方法，每克干底物能产纳他霉素9.62mg，比液态发酵减少50.05%成本支出。纳他霉素的发酵是好氧的，供氧水平对其产量高低有重要影响，本课题组研究发现大豆油可以作为氧载体，在1%浓度下使纳他霉素产量提高了43.9%；在纳他霉素发酵过程中采用发酵-吸附耦合工艺，通过优化HPD450添加工艺后，发酵产量提高了66.27%。

5. 添加诱导子

诱导子（elicitor）是一类特殊的触发因子。生物在一些恶劣环境下，为了生存下来，本身会产生一些具有抵抗作用的物质，也就是过敏反应。诱导子可以根据在细胞内或细胞外的形成而分为内源性诱导子和外源性诱导子，前者是指来自植物细胞的诱导子，大多为微生物作用下植物细胞壁的降解产物（如复杂多糖、糖蛋白等）以及细胞壁上的木质素，后者是指来自植物细胞以外的诱导防御反应的因子（各种病原菌的表面结构成分以及分泌的代谢物）；或根据其来源分为生物诱导子（biotic elicitor）和非生物诱导子（abiotic elicitor），生物诱导子主要包括各种病原菌、植物细胞分离物、降解细胞壁的酶类、代谢物以及培养液中的成分等，如多糖、低聚糖、多肽、蛋白质、糖酯、糖蛋白类和不饱和脂肪酸类等，非生物诱导子主要是指引起诱导作用的理化因子，包括化学伤害胁迫（去污剂、重金属盐类、三氯甲烷、乙烯、杀真菌剂、茉莉酸甲酯、水杨酸等）和物理伤害胁迫（紫外线、辐射、冻融等）。从其特异性的差异，可以分为特异性诱导子（specific elicitor）和非特异性诱导子（non-specific elicitor）。

诱导子能使一些原本没有活性的酶产生活性，能够生成一些次生代谢物或诱导出新的化合物。诱导子的应用非常广泛，细胞壁成分、微生物激素或信号分子、碳水化合物或来自细胞的生物大分子都可作为诱导次生代谢的诱导子。关于诱导子的研究在植物细胞培养方面较多。段永波等研究发现，为了提高生物碱的产量，在半夏悬浮细胞中适量添加茉莉酸甲酯和水杨酸。常越等研究黄芪皂苷的代谢途径，得到的最佳诱导子是茉莉酸甲酯，处理部位是地下部分，优化条件后得到最佳处理时间是3d。夏伟等研究发现，添加内生真菌诱导子后，怀地黄组培苗生长良好，并且能提高次生代谢产物的产量。刘冉等通过把几种不同的诱导子添加至发酵液中，结果发现适宜浓度的诱导子可显著提高多酚和原花青素的产量，并且对红松不定芽进行了转录组测序分析。叶龙飞等探讨关于生物和非生物诱导子对各种药用植物悬浮细胞中多种次生代谢产物及其诱导机制的研究。

越来越多国内外学者通过研究诱导子在植物次生代谢中的作用，并且应用诱导子来提高代谢产物含量，但诱导子用于调节微生物次级代谢的研究却相对较少。放线菌代谢产物富含天然产物，基因组序列数据显示，在放线菌基因组中大部分推测的能编码次级代谢产物的非编码生物合成基因簇可找到，但是在适宜的发酵条件下并未检测到。微生物激素如 γ-丁内酯可调控链霉菌次生代谢以及菌株形态的变化。生物诱导子对纳他霉素的生物合成的影响也已经被证实，寇美辰等向链霉菌中添加1,2-丙二醇、丙三醇和三乙醇胺都能有效提高纳他霉素的产量。Recio 等报道从纳塔尔链霉菌中获得的 PI 因子（2,3-二氨基-2,3-双羟甲基-1,4-丁二醇）是一新的自动调节诱导子，能够调节纳他霉素的生物合成，如果在培养基中添加该种因子，PI 因子缺陷菌株也能合成纳他霉素。但是，它是如何促进纳他霉素生物合成的仍然没有被报道。一些诱导子，如甘油、乙二醇、丙二醇、异丙醇和短链羧酸，也能够刺激纳塔尔链霉菌超量合成纳他霉素；另外，在一些野生型放线菌中，这些诱导子也能够促进一些多烯类抗生素的生物合成。

近年来有一些关于激活隐性基因簇的报道，该现象在黏细菌中也有发现，但很少人知道放线菌基因簇被激活的诱导方法。放线菌次级代谢产物的合成及其分化受到小分子化学物质的调控，这些小分子称为自身调节因子，他们分属于至少六类化合物：丁内酯类（A因子）及其类似物；类核苷类物质（B因子）；高丝氨酸内酯类；吡喃葡萄糖苷硼酸盐；肽信息素；2,3-二氨基-2,3-羟甲基-1,4-丁内酯（PI因子）。

其中A因子，B因子对多种抗生素的合成都具有调节作用，而PI因子则是由Recio从纳他霉素发酵培养液中分离得到的对纳他霉素的合成有调节作用的自身调节因子。因此，通过筛选获得对纳他霉素具有正向调节作用的诱导子，并通过诱导子对纳塔尔链霉菌的代谢调节作用，可较大程度地提高菌株纳他霉素的产量，为提高纳他霉素的产量做有益的探索。

二、纳他霉素分离提取概况

由于纳他霉素在水溶液中的溶解度很小并且是一种分泌到细胞外的抗生素，因此它通常以结晶的形式吸附在菌丝体的表面。纳他霉素由于具有两性电解质的性质，因此我们可以通过调节pH以增加其在溶液中的溶解性，然后再通过调整溶液pH值至等电点的方法进行分离提纯。通常用到的提取工艺包括甲醇法和异丙醇法。当发酵液中含有大于7g/L的纳他霉素时，我们可以采用一种不向发酵液中添加任何有机溶剂而直接回收纳他霉素的方法即菌丝体破碎法来分离提取纳他霉素。上述纳他霉素分离提取方法虽然都可以应用于大规模生产，但是各有优缺点。甲醇法所使用的试剂较为廉价，但由于纳他霉素对酸降解非常敏感，因此提取量较低，在生产中有一定的局限性；异丙醇法分离出的纳他霉素较稳定，但是异丙醇存在价格昂贵的缺点；菌丝体破碎法分离提取过程简单，但是却需要使用特殊的离心机，因此操作费用比较昂贵，投入较大。

三、纳他霉素的检测

1. 生物检测法

生物检测法主要采用管碟法测定纳他霉素效价。管碟法是利用已知浓度的纳他霉素标准溶液和未知浓度的样品溶液在含有敏感菌的琼脂表面进行渗透扩散，因为抗生素对敏感菌具有抑制作用而会在琼脂表面产生抑菌圈，并且抑菌圈的大小与抗生素浓度之间呈现出一定的对应关系。琼脂扩散法的敏感性接近0.05mg/L，并且不需要特殊设备，在国际上广泛采用；但是该方法的缺点是操作繁琐，对试验条件以及实验者的操作水平要求较高，测定周期较长，对于工业生产而言，不够方便快捷。

2. 紫外分光光度法

由于纳他霉素在 303nm 处存在最大吸收峰，并且其吸光值与纳他霉素含量在一定范围内呈线性关系，故可以采用紫外分光光度法测定纳他霉素的含量，但是该方法不能准确定量纳他霉素。根据纳他霉素在 303nm 的最大吸收值（A_{303}）以及在 295nm 和 311nm 的吸收值（A_{295} 和 A_{311}），也可以测定纳他霉素的含量，该方法称为基线法，以下公式可用于计算基线吸收：$A_{303}-(A_{295}-A_{311})/2$。

3. 高效液相色谱法

高效液相色谱法（HPLC）比紫外分光光度法有更高的选择性，而且操作简单、精密度高，广泛应用于检测食品中残留的纳他霉素含量。使用该方法检测纳他霉素时大部分采用 C18 色谱柱，并且因为纳他霉素在 303nm 处有最大吸收峰，故使用紫外检测器。表 1-2 为 HPLC 法检测纳他霉素常用的流动相。

表 1-2　HPLC 法检测纳他霉素常用流动相

流动相	比例(体积比)
甲醇：水	65：35
甲醇：水：冰醋酸	60：40：5
甲醇：水：冰醋酸	48：32：1
甲醇：水：磷酸	55：45：3
甲醇：水：四氢呋喃	44：47：2(含 1%醋酸铵)

第四节　展望

纳他霉素主要应用于食品、医疗、农业等行业，从它的发现、研究到使用已超过 60 年，是国际上唯一获得批准的高效、安全的抗真菌生物防腐剂。纳他霉素对真菌具有广谱抗菌活性，与其他一些物质组合使用防腐效果会更好。近年来，由于纳他霉素高效、安全的特点，其在食品活性包装领域中的应用发展迅速，对保障食品安全、延长保质期等方面提供有力的保障，在未来会成为研究热点。

当前，纳他霉素的生产和应用已取得了巨大进步，但仍然存在生产成本高、菌种性能低、使用面窄等缺点。因此，接下来的研究可以集中于以下几个方面。

（1）阐明纳他霉素的全局多效调控　该调控对链霉菌抗生素的产生、形态分化等进行控制，除了 PhoR-PhoP 调控、丁内酯-受体调控和 AdpA 调控外，机体内是否存在其他对纳他霉素产生有重大影响的调控因子，如 TetR、Lrp 家族调节因子。可以采用诱导并结合基因组学、转录组学等系统生物学技术鉴定该调控因子，可为纳他霉素生物合成的全局性调控和提高产量提供更好的思路。

（2）采用高通量筛选方法选育高产菌株　虽然诱变育种、定向进化等非理性菌种选育技术具有作量大、效率低等缺点，但其在基因突变的广度方面具有巨大的优势。近年来，代谢产物生物传感器的开发推动了高通量筛选方法的迅猛发展，若是能借助系统生物学技术找出响应纳他霉素的合成生物学元件，构建高通量筛选方法，再结合常规诱变、离子束诱变和常压室温等离子体诱变等技术，可以获得较为理想的产纳他霉素高产菌种。

（3）结合 CRISPR 技术高效改造纳他霉素生物合成途径　CRISPR/Cas9 系统能够进行高效基因编辑、沉默基因簇激活、生物合成机制解析、生物合成元件构建和目标化合物产量提升等，该技术已在天蓝色链霉菌等多个放线菌中实现基因删除、插入和定向突变等功能，极大地促进了放线菌的合成生物学研究及其天然产物的开发。根据纳他霉素的代谢调控策略，在该技术下对纳他霉素的合成途径中关键基因的表达实行精细调控，构建基因组尺度代谢网络模型，改变代谢通量，解决限制支链氨基酸代谢等产生前体供应的瓶颈问题，调控全局和特效转录调节因子以使纳他霉素的合成更为高效，进一步促进纳他霉素产量的提升。

（4）强化纳他霉素的外排能力　PimA 和 PimB 是纳他霉素的 2 个转运蛋白，可利用基因工程或插入强启动子等方法对其进行过表达，不仅可以加强纳他霉素向胞外的运输能力，而且还能避免因胞内积累纳他霉素积累产生的毒性和反馈调控问题，可以为微生物发酵法生产纳他霉素提供推动力。

（5）提高发酵强度，实现环境友好型生产。筛选合适的前体和诱导子，优化添加和中间补料工艺，设计和实现基于多尺度理论的发酵过程优化控制系统（溶氧、pH、补料等参数的控制），缩短发酵周期，提高发酵强度；有针对性开发氮源，降低发酵培养基中酵母粉的使用量，降低发酵成本；研发环境友好型的下游工艺，减少或停止纳他霉素提取过程中甲醇的使用。

（6）拓宽纳他霉素的应用领域　受限于《食品安全国家标准　食品添加剂使用标准》（GB 2760—2014）的使用范围，纳他霉素目前只能用于糕点、烤肉、果酱、火腿、发酵酒等食品中，因此需要加强纳他霉素或与其他食品防腐剂（乳酸菌素和聚赖氨酸）联用在食品中应用的基础研究，为大范围推广提供理论依据；与药物研究人员加强合作，研究纳他霉素治疗真菌疾病的药理和药效，扩大纳他霉素在医疗上的应用。

同时，随着合成生物学、计算机、生物信息、基因合成与基因测序等技术的发展，对相关基因进行定向改造，将基因连接成网络，让细胞按照设计人员的设想完成各种任务，使计算机辅助设计、全基因乃至基因组人工合成成为可能，使生物产业能够进入工程化与设计化阶段，创新的合成生物学、代谢工程及计算机辅助技术在未来将成为纳他霉素新的研究方向。

第二章　促进纳他霉素生物合成的真菌诱导子筛选和鉴定

第一节　真菌诱导子概述

一、真菌诱导子的定义

真菌诱导子（fungal elicitors）是指来源于真菌的胞内和胞外化学成分，通过激活或诱导特定酶的合成，而引起细胞次生代谢途径、代谢通量、反应速率的改变，尤其是激活特定的次级代谢途径，积累次级代谢产物。真菌诱导子包括真菌产生的多糖、低聚糖、多肽、蛋白质、糖酯、糖蛋白和不饱和脂肪酸等。越来越多国内外学者通过研究诱导子在植物次生代谢中的作用，并且应用诱导子来提高代谢产物含量。

二、真菌诱导子的应用

目前真菌诱导子在植物方面的研究较多。方绮民等用七种真菌菌丝体作诱导因子，其中六种能促进西洋参悬浮细胞的皂苷合成，尤以葡枝根霉作用更明显，提高皂苷含量 2 倍；另外，浓度为 50mg/L 的人参寡糖素既能维持细胞较好生长又能提高皂苷含量，因而得到较高的皂苷产率。Namdeo 研究了真菌细胞壁诱导子对于长春花细胞悬浮培养产阿马碱的影响：在长春花细胞悬浮培养的第 48h 加入真菌诱导子，可获得阿马碱的最大产量，延迟加入诱导子会导致阿马碱浓度的降低；真菌诱导子对阿马碱的诱导作用存在最佳诱导时间，长春花细胞悬浮培养 20d 可获得最大的阿马碱产量，延长培养时间会使产物浓度下降。Park 等报道，在野葛悬浮细胞培养中用酵母提取物处理，在 24h 之内能显著提高异黄酮类化合物的含量，同时证明生物合成异黄酮类化合物所需的酶是由酵母提取物诱发而从头合成的。谷胱甘肽可诱导百脉根（*Lotus corniculatus*）毛状根中苯丙氨酸解氨酶的快速活化，进而合成异黄烷杀（isoflavan）。棉花遭受致病微生物侵染时，棉毒素（如棉酚）合成加快，在树棉（*Gossypium arboreum*）和陆地棉（*G. hirsutum*）的悬浮细胞中加入黄萎病菌（*Vertieillium dahliae*）提取物，细胞的棉毒素含量在两天内增加十至数十倍。用刺盘孢菌、尖孢镰刀菌、黑曲霉、米曲霉 4 种真菌诱导子处理悬浮培养的新疆紫草（*Arnebia euehroma*）细胞，4 种真菌诱导子均有利于紫草素产率的提高，其中以黑曲霉诱导子的作用效果最高；当诱导处理处于指数生长期末、静止期初的新疆紫草细胞时，紫草素产率可达到 868mg/L，比对照提高 30%。

在植物组织培养中，真菌诱导子能诱导并促进次级代谢产物的合成。真菌诱导子作为一种外界信号要被细胞识别，首先诱导子与细胞膜上的受体结合，使膜的通透性和膜内离子分布发生巨大改变，从而使细胞膜上与细胞内产生不一样的反应情况。这一过程需要第二信使的帮助才能完成，目前研究发现此类物质为 Ca^{2+}、G-蛋白、水杨酸等。目前，对于诱导子在促进植物细胞次级代谢产物产生方面的机理尚未完全清楚，但已有一个假说：诱导子作为一种外界信号由细胞膜上的受体所识别，随后与之结合，这一过程会引起细胞膜成分、膜的通透性、膜内离子分布的变化，进而导致细胞膜上以及细胞内的一系列反应，与次级代谢产物有关的酶的合成或活性发生变化，从而引起植物基因表达发生变化，最终导致次级代谢产物的合成和积累。这一过程需要有物质充当胞内信使，即第二信使，目前已有的研究包括：Ca^{2+}、磷酸肌醇、cAMP、G-蛋白、水杨酸、茉莉酮酸及其甲氧基酯以及植物细胞壁成分。真菌诱导子在植物中的应用较广泛，其诱导子机制研究的也很透彻。

近年来，经研究发现一些真菌诱导子也能够提高微生物次级代谢产物的产量，Wang 等证明了来源于黏红酵母的诱导子对红法夫酵母产虾青素有明显的促进作用，比对照提高了 90.6%，进一步研究中发现在添加诱导子后胞内活性氧（ROS）含量显著增加，而 ROS 可能进一步激活了虾青素生物合成中的相关途径；边猛等研究了诱导子对海洋真菌生物碱代谢的调节作用：在海洋微生物培养的第 7d 加入诱导子，诱导效果明显优于第 2d、第 9d 加入；诱导子添加浓度以 10μg/mL 时效果最为显著，当浓度大于 50μg/mL 时则会抑制生物碱的产生。Han 等研究了 6 种真菌诱导子对青霉 PT95 菌生物量和类胡萝卜素产率的影响，发现紫红曲霉诱导子使 PT95 类胡萝卜素和 β-胡萝卜素产量分别提高了 2.76 和 2.72 倍；Sun 等将花溪掷孢酵母胞外产物加入紫红曲霉发酵液中，在诱导子加入的第 4 天获得最高 Monacolin K（也称洛伐他汀）的产量，提高了 6 倍。

本课题组研究者证实来源于产黄青霉的真菌诱导子能显著提高纳塔尔链霉菌生物合成纳他霉素，不仅使纳他霉素的产量提高了约 200%，而且还能抑制菌体的生长和孢子的生成，对产黄青霉的胞外产物进行分析，其诱导活性成分主要为胞外极性较大的低分子量物质。魏宝东等研究发现，黑曲霉代谢产物诱导子使恰塔努加链霉菌发酵液中纳他霉素的产量较对照提高了 178.86%。但是，真菌诱导子在微生物中的研究相对较少，其诱导子成分和诱导子机理更是缺乏研究。

虽然，真菌诱导子在促进纳他霉素生物合成方面取得显著的成果，但是还有很多问题仍未解决。首先，在目前研究真菌诱导子的诱导作用时，多以真菌发酵液（含有一类或多类物质）进行研究，而混合物中不同种类诱导子间，甚至同类诱导子间是否存在相互影响或相互作用尚不清楚。因此，对产黄青霉组分中起诱导活性的关键成分进行分离、纯化和鉴定等研究工作尤为重要。其次，虽然很多真菌诱导子促进植物源次级代谢产物的诱导机制已经研究清楚，但其对纳他霉素和其他微生物源次级代谢产物的诱导机制尚无人研究。纳他霉素生物合成的变化是受基因调控的，因此有必要深入探究真菌诱导子在分子水平上的诱导机制，从而通过基因工程的手段提高纳他霉素生产水平。所以研究诱导下纳塔尔链霉菌的转录组、探明纳塔尔链霉菌对诱导子响应的分子机制、理解调控纳他霉素生物合成的复杂生物化学网络、了解诱导子调控的代谢途径、分离克隆响应诱导的关键差异表达基因是解决上述问题的一个有效方法。因此，以上两个问题的解决不仅推动真菌诱导子在纳他霉素工业化生产中应用，而且在研究真菌诱导子提高其他微生物源次级代谢产物方面具有重要的借鉴意义。

第二节 促进纳他霉素合成的真菌诱导子筛选

一、纳塔尔链霉菌及真菌培养特征的测定

1. 纳塔尔链霉菌发酵过程曲线的测定

根据微生物细胞的生长速度将微生物细胞培养的一个周期分为延迟期、指数期、稳定期、衰亡期 4 个时期。不少微生物细胞在指数生长期以后，才逐渐由初生代谢进入次生代谢。细胞感受外界刺激，调节内部代谢的能力与所处的生长阶段有关。

活化后的纳塔尔链霉菌接种于斜面培养基中，培养基成分为：葡萄糖 10g/L、蛋白胨 5g/L、酵母粉 3g/L、麦芽浸粉 3g/L、琼脂 20g/L，pH7.0，置于 28℃培养箱中，培养 7～10d，具体情况依菌落生长而定。取生长良好的试管斜面菌种，加入 10mL 的无菌生理盐水，振荡洗下孢子后倒入装有玻璃珠的 50mL 无菌三角瓶中，于振荡器继续振荡 30min 后用砂芯漏斗过滤，以血球计数板法计数并调整孢子浓度至 10^8 个/mL。纳塔尔链霉菌孢子悬液以 2%接种量接种于液体种子培养基，28℃，180r/min 培养 48h。纳塔尔链霉菌液体种子培养基：葡萄糖 10g/L、胰蛋白胨

5g/L、玉米浆粉 5g/L、氯化钠 10g/L，灭菌后 pH7.0，装液量 30mL/250mL。以 2%接种量接种种子液于发酵培养基中，28℃，180r/min 培养 108h。纳塔尔链霉菌发酵培养基：葡萄糖 30g/L、酵母浸膏 2g/L、牛肉膏 10g/L，灭菌后 pH7.0，装液量 30mL/250mL。

菌丝体干重（DCW）的测定：取 1mL 发酵液于一预先称重的干燥离心管中，8000r/min 离心 15min，弃去上清液，然后加入 1mL 去离子水洗涤沉淀两次，离心弃去上清液后放入 65℃的烘箱内烘干至恒重，再减去离心管重量即为菌体干重。

还原糖含量的测定：DNS 比色法。发酵液 8000r/min 离心 15min 后取上清液 0.5mL 于比色管中，加入 1.5mL DNS 试剂，沸水浴显色 5min，取出后冷却，用去离子水定容至刻度，同时做空白对照，于 540nm 处测定吸光值。根据标准曲线算出还原糖含量。

纳他霉素含量的测定：取 0.2mL 纳他霉素发酵液，加入 2mL 甲醇，充分振荡 2min 后，8000r/min 离心 15min 除去链霉菌菌丝体，0.45μm 微孔滤膜过滤，即得到待测液。

纳他霉素含量的分析：HPLC 法，色谱柱为 Zorbax SBC_{18}（4.6mm×150mm），流动相为甲醇∶水∶磷酸＝70∶30∶0.05，流动相流速为 0.8mL/min，室温下于 303nm 处检测。分别配置 5mg/L、10mg/L、15mg/L、20mg/L、25mg/L 纳他霉素标准溶液，HPLC 法测定其峰面积，纳他霉素的液相图见图 2-1。以峰面积为横坐标，纳他霉素浓度为纵坐标绘制标准曲线（图 2-2）。

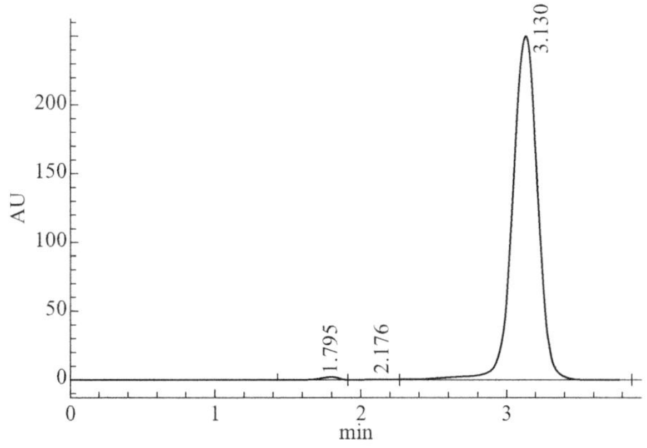

图 2-1　纳他霉素标准品液相色谱图

分别于发酵的第 12h、24h、36h、48h、60h、72h、84h、96h、108h、120h 取样，分别测定其 OD_{600}、还原糖浓度、纳他霉素含量，绘制其发酵过程曲线。图 2-3 为纳他霉素发酵过程曲线。

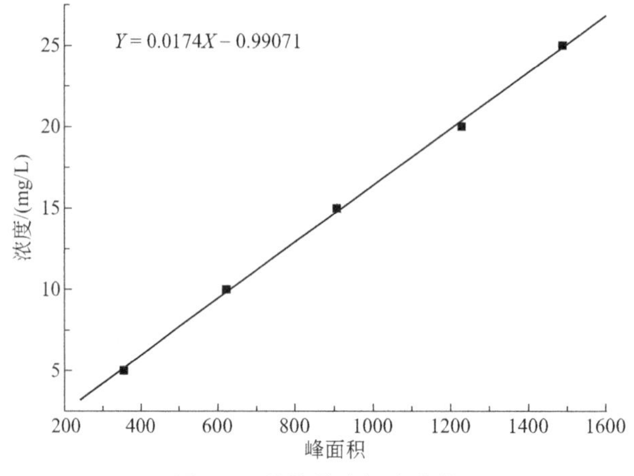

图 2-2 纳他霉素标准曲线

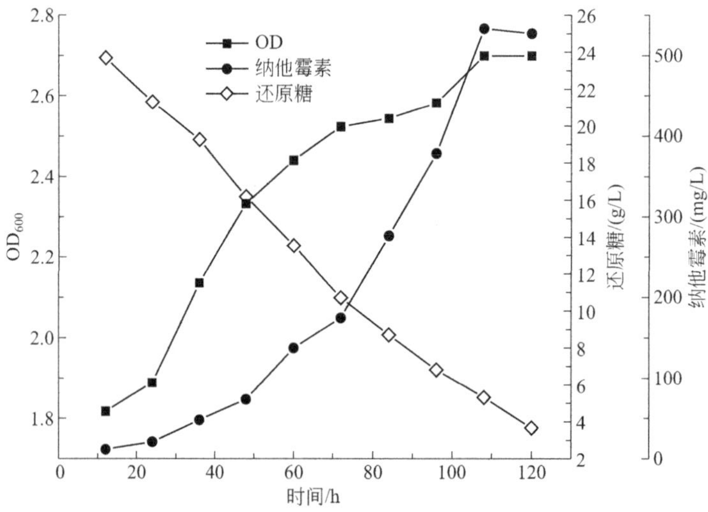

图 2-3 纳他霉素发酵过程曲线

由纳他霉素的发酵过程曲线可知，纳塔尔链霉菌在培养的前 12h 处于延迟期，细胞生物量比较少，且纳他霉素产量也处于较低水平，仅为 11.77mg/L；从第 12h 开始，纳塔尔链霉菌开始进入对数生长期，生物量呈直线上升，但纳他霉素产量仍增长缓慢；到第 72h 开始菌体进入稳定生长期，生物量维持在一个高水平并基本保持不变，纳他霉素产量急剧上升，最终产量达到 527.02mg/L，这表明纳他霉素的生成与菌体生长相关，属于典型的次级代谢物的合成。

2. 真菌生长曲线的测定

微生物生长和产物形成是生物转化过程。在这个过程中，供给发酵作用的化学营养物质转化成细胞和代谢产物；而微生物生长与产物的形成之间有密切关系，按照积累产物类型可分为初级代谢产物和次级代谢产物。初级代谢自始至终存在于菌体中，同菌体的生长过程呈平行关系，只有微生物大量生长，才能积累大量初级代谢产物，单糖或单糖衍生物、核苷酸、维生素、氨基酸、脂肪酸等单体以及由它们组成的各种大分子聚合物，如蛋白质、核酸、多糖、脂质等生命必需物质。次级代谢则是在菌体生长到一定时期内（通常是微生物的对数生长期末期或稳定期）产生的，它与菌体的生长不呈平行关系，一般可明显地表现为菌体的生长期和次级代谢产物形成期两个不同的时期，根据其作用，可将其分为抗生素、激素、生物碱、毒素等类型。因此，要筛选出所需的诱导菌株，需对真菌的培养特征进行研究，以得到获取诱导成分的最佳时间。

将霉菌孢子悬液以 2%接种量及酿酒酵母一起接种于发酵培养基，培养基成分：葡萄糖 30g/L、酵母浸膏 2g/L、牛肉膏 10g/L，灭菌后 pH7.0，装液量 100mL/250mL。霉菌分别于发酵的第 12h、16h、20h、24h、30h、38h、50h、58h 取样，采用菌丝体干重法，以取样时间为横坐标，菌丝体干重为纵坐标绘制其生长曲线。酿酒酵母分别于发酵的第 4h、8h、12h、16h、20h、24h、32h、44h、56h 取样，紫外分光光度计测定在 OD_{560} 下的吸光值，以培养时间为横坐标，吸光值为纵坐标绘制生长曲线。图 2-4 至图 2-7 为四种真菌的生长曲线。

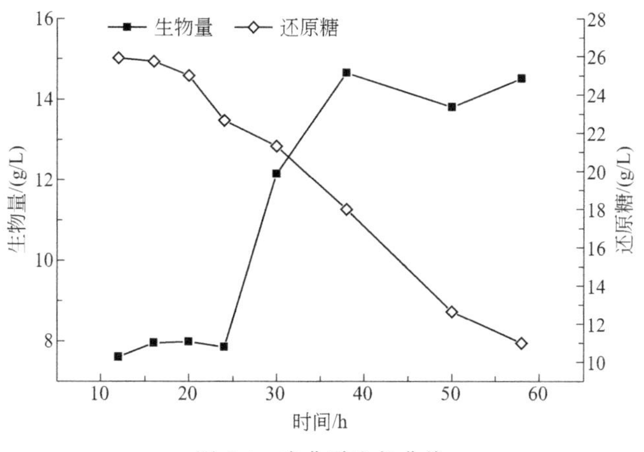

图 2-4　米曲霉生长曲线

由于纳他霉素对于正在繁殖的活细胞抑制效果较好，为了考察当真菌受到纳他

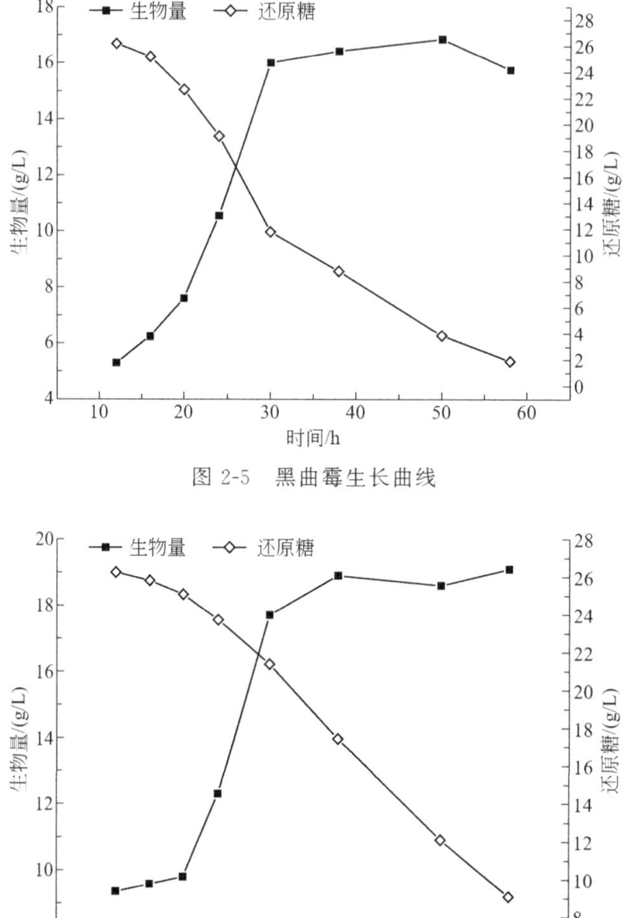

图 2-5 黑曲霉生长曲线

图 2-6 产黄青霉生长曲线

霉素抑制时是否会产生新的代谢产物以及此类物质对纳他霉素合成的影响，本研究采用 4 种制备方式以获得不同的真菌制备产物，从而研究其对纳他霉素合成的影响。制备方式Ⅰ的 4 种真菌培养结束时间为对数期；制备方式Ⅱ是用纳他霉素体外处理处于对数生长期的真菌至稳定期，与制备方式Ⅰ获得的代谢产物相比，排除了真菌细胞对纳他霉素合成的影响；制备方式Ⅲ和制备方式Ⅳ为 4 种真菌培养至稳定期以获得菌体细胞和真菌次级代谢产物，以考察其细胞成分和次级代谢产物对纳他霉素合成的影响；固定化所需酿酒酵母的培养时间采用 20h。表 2-1 为由 4 种真菌的生长曲线所得到的真菌培养参数。

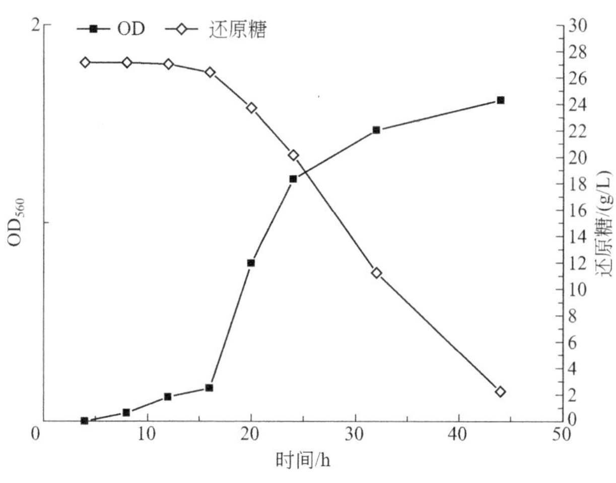

图 2-7　酿酒酵母生长曲线

表 2-1　四种真菌的培养参数

真菌	对数期/h	稳定期/h
米曲霉	30	54
黑曲霉	24	48
产黄青霉	24	48
酿酒酵母	20	44

3. 真菌代谢产物添加时间的确定

根据预试验发酵结果，优先或同时接入制备产物Ⅰ对纳塔尔链霉菌生长有明显的抑制作用，从而导致纳他霉素发酵产量的下降。因此，需要对制备产物Ⅰ的添加时间进行研究，以期达到两种结果：①纳塔尔链霉菌在混合培养体系中占主导地位；②真菌能够在此体系中生长一定时间，以便产生某些代谢产物。

试管稀释法：称取试验样品纳他霉素用甲醇溶解定容，用甲醇进行对倍稀释制成有效成分不同浓度试验样液，分装到灭菌试管中，每管接种 1mL 培养至对数期的真菌菌悬液混匀，一式 3 份，继续培养至稳定期，取样涂布于孟加拉红培养基上 28℃ 培养，观察其生长状况。采用试管稀释法考察不同浓度的纳他霉素对真菌抑制的效果（见表 2-2），结果表明纳他霉素对酿酒酵母的最低抑菌浓度（MIC）为 10mg/L；对三种霉菌在 120mg/L 时有较强的抑制作用。结合纳塔尔链霉菌发酵过程曲线，发酵 12h 纳他霉素产量达到 11.77mg/L，并且此时纳塔尔链霉菌已经进入对数生长期，生长迅速，真菌对纳塔尔链霉菌的生长抑制较小，因此可以作为制备产物Ⅰ的接入时间。为了考察其他真菌代谢产物对纳他霉素发酵的影响，其他类型的真菌制备产物亦采用此接入时间对纳他霉素进行诱导。

表 2-2 纳他霉素对 4 种真菌的抑制效果

真菌	浓度/(mg/L)					
	5	10	20	40	60	120
米曲霉	+++	+++	+++	+++	++	+
黑曲霉	+++	+++	+++	+++	++	+
产黄青霉	+++	+++	+++	+++	++	+
酿酒酵母	+	—	—	—	—	—

注：+++表示所有菌落形态较大，质地疏松；++表示部分菌落形态较大，质地疏松；部分菌体生长缓慢，无明显菌丝形成；+表示菌体均生长缓慢，无明显菌丝形成；—表示无菌落形成。

二、固定化酿酒酵母与纳塔尔链霉菌共培养

改善微生物合成次级代谢产物的重要方法除了菌种改良和优化培养条件外，采用新的微生物培养方式也是一种重要的方法。程龙等通过采用耦合式生物反应器对美丽镰刀菌和东北红豆杉细胞进行耦合培养，以紫杉醇产量为研究指标，考察了内生真菌与宿主植物细胞之间的关系，结果表明两种细胞的紫杉醇产量均有不同程度的提高。周玉洁等采用固定化培养法模拟东北红豆杉和美丽镰刀霉菌的共生环境，对其相互作用进行初步研究以期提高各自紫杉醇产量，结果表明，美丽镰刀菌对东北红豆杉细胞的生长有强烈抑制作用，能诱导紫杉醇等次生代谢物向胞外分泌；美丽镰刀菌与东北红豆杉的相互作用对共生培养物的紫杉醇产量也有显著影响。本实验通过对固定化酿酒酵母与纳塔尔链霉菌共培养条件的初步研究，模拟了耦合式生物反应器中微生物的生长环境即能使全部物质发生通透而不同细胞间不能相互接触的生物反应系统，考察了此种培养方式对纳他霉素诱导合成的可能性。

1. 固定化酿酒酵母接种时间的确定

诱导子的诱导作用依赖于培养细胞的生理状态，处于不同生长阶段的微生物对同一诱导信号有着不同的反应强度，只有处于一定生长时期的细胞才能有效地接受诱导信号。戴均贵等在对银杏细胞悬浮培养的第 18d 加入诱导子，可以获得最高产量的银杏内酯 B。

酿酒酵母固定化过程为：

(1) 将酿酒酵母接入纳他霉素发酵培养基，28℃、180r/min 培养至对数生长期初期。

(2) 将酵母悬液与 50g/L 海藻酸钠溶液等体积混合均匀，用注射器将其注入

40g/L 氯化钙溶液中。

（3）滴完，将三角瓶移入 28℃水浴中，放置 1h。

（4）倾去溶液，加入 100mL 无菌去离子水冲洗一次，重新加入 50mL 0.05mol/L $CaCl_2$ 溶液，4℃平衡过夜。

本研究在纳塔尔链霉菌培养的第 0d、1d、2d、3d 分别接种 20%的固定化细胞，考察共培养对纳他霉素合成的影响。

由图 2-8 可以看出，固定化酿酒酵母与纳塔尔链霉菌同时接入发酵培养基中，由于酿酒酵母生长速率远远大于链霉菌，因此在此共培养体系中，抗生素产生菌的生长受到抑制，培养结束时，纳他霉素产量极少；在培养 12h 接种固定化酿酒酵母，纳他霉素产量降低了 22.8%；在发酵 36h、60h、84h 使两菌株共培养，纳他霉素的产量均有小幅度提高，因此在后期实验中我们采用 36h 的接种时间，并通过改变共培养和固定化条件继续考察固定化酿酒酵母与纳塔尔链霉菌共培养对纳他霉素合成的影响。

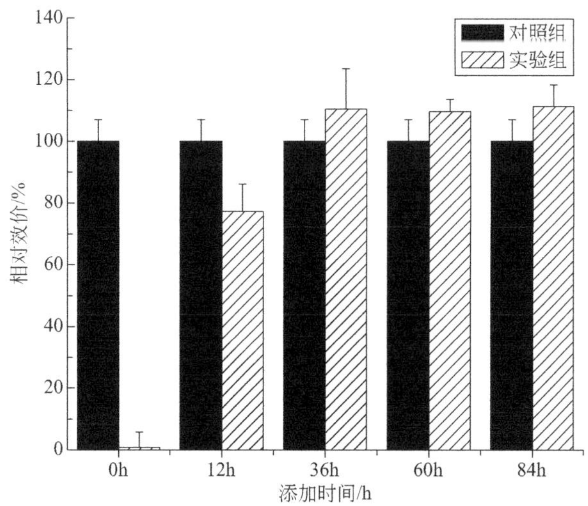

图 2-8　固定化酿酒酵母接种时间对纳他霉素合成的影响

2. 固定化酿酒酵母接种量对纳他霉素合成的影响

在共培养体系中，不同微生物的接种量直接关系到体系中每种微生物的生长速度并影响到整个发酵过程中产物的形成。李昭华等对酵母乳酸菌共培养合成辅酶 Q10 进行了初步研究，当乳酸菌接种量 0.5%时乳糖利用率较高，1%的接种量最利于辅酶 Q10 的合成，随着乳酸菌接种量的增加，酵母菌的生长和辅酶 Q10 的合成均受到一定程度的抑制。

图 2-9 结果显示，不同接种量的固定化酿酒酵母与链霉菌共培养后，都可使纳他霉素产量小幅度提高，与对照相比，分别提高了 10.7%、7.3%、10.5%，表明共培养条件下固定化酿酒酵母确实可以诱导纳他霉素的产生，但诱导效果不与接种量相关，后期实验采用 20%接种量进行研究。

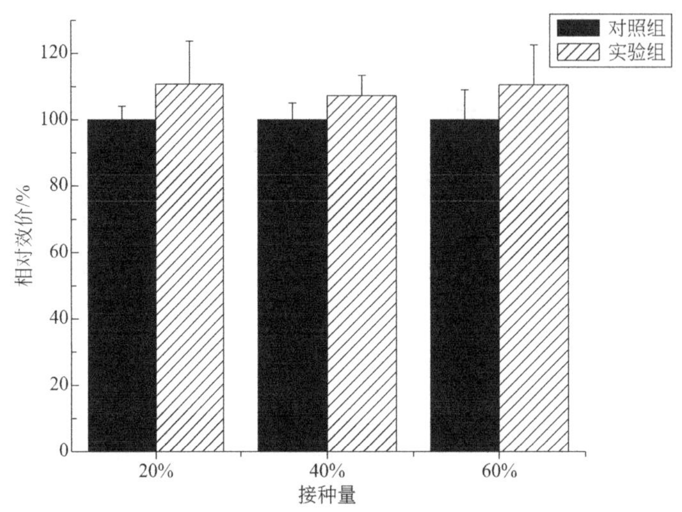

图 2-9　固定化酿酒酵母接种量对纳他霉素合成的影响

3. 固定化酿酒酵母细胞包埋量对纳他霉素合成的影响

固定化细胞的优点之一就是能够在生物反应器中维持高细胞密度，从而提高产物的生成能力，因此，不同的包埋密度对产物的合成有着显著的影响。包埋量过低，会导致产物产量下降；包埋量过高，会造成凝胶强度下降，发酵过程中凝胶破裂。我们通过改变酿酒酵母的包埋浓度，考察了共培养时不同包埋量对纳他霉素合成的影响。

由图 2-10 可以看出，通过改变固定化酿酒酵母的细胞包埋量来诱导纳他霉素合成，效果并不显著，和对照相比，纳他霉素产量分别提高了 9.7%、11.3%、13.5%。

通过固定化酿酒酵母与纳塔尔链霉菌共培养，模拟了耦合式生物反应器中微生物的生长环境，试图通过对发酵条件和固定化条件的优化，对纳他霉素的生物合成进行诱导。但结果表明，无论是改变固定化酵母接种时间、接种量，还是改变酵母的包埋浓度，都无法大幅度提高纳他霉素产量。分析其原因，本实验可能存在以下几点问题：

（1）固定化细胞接种时间过早（0h）使得酿酒酵母在培养体系中占据了主导地

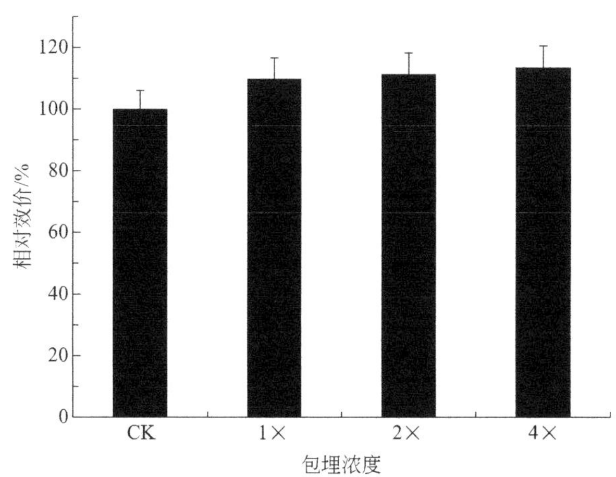

图 2-10 固定化细胞包埋量对纳他霉素合成的影响

位，严重抑制了纳塔尔链霉菌的生长，从而降低了纳他霉素发酵产量；

(2) 由于纳他霉素抑制酵母的生长，当固定化细胞接种时间较晚时，酵母在培养体系中无法存活，不能产生足够的代谢物质，因此无法有效地诱导纳他霉素的合成；

(3) 通过改变固定化酵母接种量和包埋量的方法均不能有效提高纳他霉素产量，并且两种因素水平上的差异对其并无显著影响，因此酿酒酵母对纳他霉素的诱导效应可能是基于其细胞成分的作用；

(4) 酿酒酵母促进纳他霉素合成的成分可能并不是一种十分有效的诱导子，并且由于此类共培养方式需要较为精确的接种时间，因此无法达到对代谢产物有效诱导的作用。

基于以上几点，通过纳塔尔链霉菌分别与多种真菌共培养以及真菌代谢产物制备方式的差异进行研究，优化了实验方案，以期筛选出可以诱导纳他霉素合成的诱导菌株以及真菌代谢产物的制备方式。

三、真菌制备产物对纳他霉素合成的影响

1. 真菌代谢产物的制备方式

(1) 制备方式Ⅰ 将米曲霉、黑曲霉、产黄青霉斜面孢子用无菌水洗至装有玻璃珠的三角瓶中打散、过滤制成孢子悬液，使孢子浓度达到 10^8 个/mL。孢子悬液按 2%接种量接种于液体种子培养基，酿酒酵母接种一环于种子培养基，28℃、180r/min 分别培养至对数期，制备物对应于米曲霉、黑曲霉、产黄青霉、酿酒酵母分别记作 M1O、M1N、M1P、M1S。

（2）制备方式Ⅱ　以同样方法制备产物Ⅰ，然后向培养基中加入一定体积的纳他霉素溶液，使其在培养基中的终浓度刚好达到 4 种真菌的致死浓度，继续培养至稳定期，然后用 6 层纱布过滤去菌丝，滤液 8000r/min 离心 15min，上清液使用前用微孔滤膜过滤除菌，制备物对应于米曲霉、黑曲霉、产黄青霉、酿酒酵母分别记作 M2O、M2N、M2P、M2S。

（3）制备方式Ⅲ　按照制备产物Ⅰ的方法分别培养 4 种真菌至稳定期，用 6 层纱布过滤得到菌体，菌体 65℃干燥 24h，然后于研钵中研磨，细胞干粉溶于相同体积的双蒸水中，离心除去残渣，121℃灭菌 15min，制备物对应于米曲霉、黑曲霉、产黄青霉、酿酒酵母分别记作 M3O、M3N、M3P、M3S。

（4）制备方式Ⅳ　将制备产物Ⅲ过程中得到的滤液 8000r/min 离心 15min，使用前用微孔滤膜过滤除菌，制备物对应于米曲霉、黑曲霉、产黄青霉、酿酒酵母分别记作 M4O、M4N、M4P、M4S。

2. 制备产物Ⅰ对纳他霉素合成的影响

自然界中不同微生物群体之间存在中立、偏利共生、协作、互惠共生、竞争、拮抗、捕食、寄生等几种相互关系，在共同培养条件下，不同的微生物之间由于相互作用，其生长特征、代谢途径和代谢产物必然发生较大的变化。Slattery 等研究了海洋细菌与天神海链霉菌在共培养条件下对天神霉素的诱导作用，由于两种细菌在共培养中存在竞争关系，22.6％的诱导菌株表现出对天神霉素的诱导合成作用，且抗生素也相应地表现出对诱导菌株的抑制作用。Mearns-Spragg 考察了陆生细菌与可产生抗生素的海洋细菌共培养对抗生素的诱导效应，75％的陆生细菌都对抗生素产量有提升作用。图 2-11 为制备产物Ⅰ对纳他霉素合成的影响。

由图 2-11 可见，M1S、M1N、M1P 对纳他霉素的合成无显著影响；而 M1O 对纳他霉素的合成则有一定的抑制作用，用该制备产物处理后的样品中纳他霉素含量明显低于对照，其纳他霉素产量降低了 80.7％。

3. 制备产物Ⅱ对纳他霉素合成的影响

植物受到病虫害侵染、动物侵袭、其他植物竞争或是物理环境的变化等胁迫时，发展了许多类型的适应能力，其中包括利用次生代谢产物增强其适应性、竞争力和抗病性等防御能力，一般包括细胞壁的加厚、植保素的积累、抗生素的产生等内容。Ou 等研究了海洋微生物可诱导双帖类细胞毒素的合成，而真菌和细菌单独培养时则不会产生双帖类代谢物。纳塔尔链霉菌与真菌共同培养过程中，链霉菌产生纳他霉素抑制真菌的生长，此时，真菌是否会产生与植物细胞类似的防御反应并

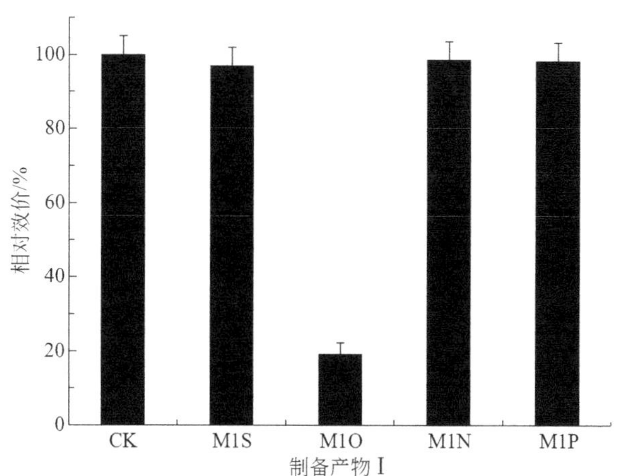

图 2-11　制备产物Ⅰ对纳他霉素合成的影响

生成新的化合物来抵御这种外来的侵害以及这种新化合物对纳他霉素的生物合成是否会产生影响，均有待进一步研究。

图 2-12 为制备产物Ⅱ对纳他霉素合成的影响。4 种真菌代谢产物对纳他霉素的合成均有显著的抑制作用，用该产物处理后的样品中纳他霉素含量较对照分别降低了 23.2%、79.1%、66.8%、76.9%。将其与制备产物Ⅰ的作用效果进行比较，我们可以得出如下结论：4 种真菌受到纳他霉素作用或使用纳他霉素对真菌细胞进行处理后，真菌确实产生了异于正常培养时的某类物质，并且这类物质对纳他霉素的合成有很强的抑制作用，这在米曲霉、黑曲霉与产黄青霉上尤为明显，但 4 种真菌所产生的抑制物是否为同一物质均有待做进一步研究。

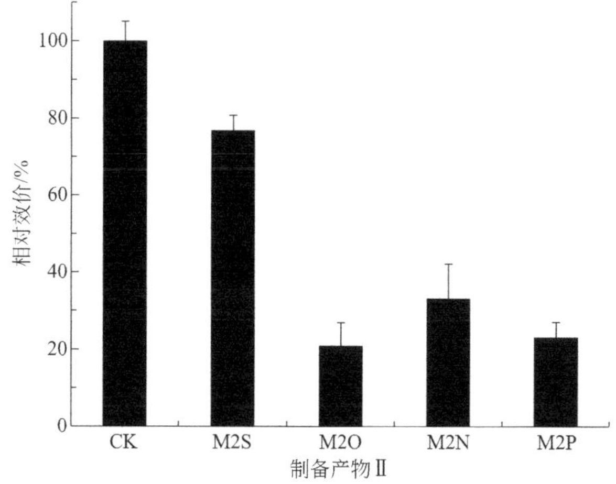

图 2-12　制备产物Ⅱ对纳他霉素合成的影响

4. 制备产物Ⅲ对纳他霉素合成的影响

Greg 等研究了真菌细胞壁组分对单歧藻毒素积累的影响，向发酵液中添加 110mg/L 的点青霉细胞壁制备物，其单歧藻毒素产量较空白提高了 204%，进一步研究表明，其有效成分为几丁质。紫杉醇生产中，真菌诱导子一般是真菌菌丝的提取物，其有效成分是分子量小于 1500 的寡聚糖。因此，这使得利用真菌细胞中的活性成分对纳他霉素的合成进行诱导成为可能。

由图 2-13 可见，制备产物Ⅲ对纳他霉素的合成有一定的促进作用，其中 M3S、M3O 诱导作用较为明显，用该诱导子处理后纳他霉素含量分别提高了 27.4%、30%，这表明，酿酒酵母以及黑曲霉细胞中存在能够诱导纳他霉素合成的活性物质。

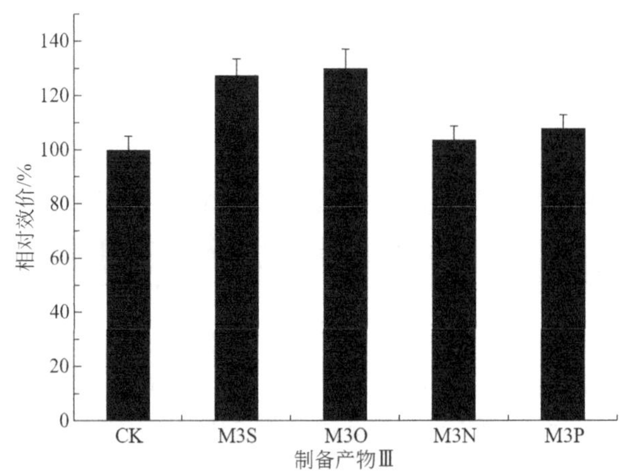

图 2-13　制备产物Ⅲ对纳他霉素合成的影响

5. 制备产物Ⅳ对纳他霉素合成的影响

常用的真菌诱导子是真菌的表面结构性成分及分泌的代谢物，它们可以是真菌的菌丝体、菌丝体降解产物、发酵液、真菌分泌物质等。从结构上分主要包括：多糖、糖蛋白、蛋白质、短肽、不饱和脂肪酸等。制备产物Ⅳ为四种真菌培养至稳定期得到的发酵液，其所包含的真菌代谢产物有可能成为合成纳他霉素的前体物质或诱导子。

图 2-14 为制备产物Ⅳ对纳他霉素合成的影响。其中 M4O 对纳他霉素的合成有一定的抑制作用，用该制备产物处理后的样品中纳他霉素含量降低了 35.3%；M4S、M4N、M4P 对纳他霉素合成均有诱导作用，其中 M4N、M4P 的作用效果尤

为明显，纳他霉素产量分别较对照提高了 109.1%、162.8%。与前期实验相比较，可以推测，黑曲霉和产黄青霉发酵液中含有能够促进纳他霉素合成的诱导子成分，并且这种诱导物质的生成不需要外界环境的刺激，真菌在自然条件下就可自行合成。

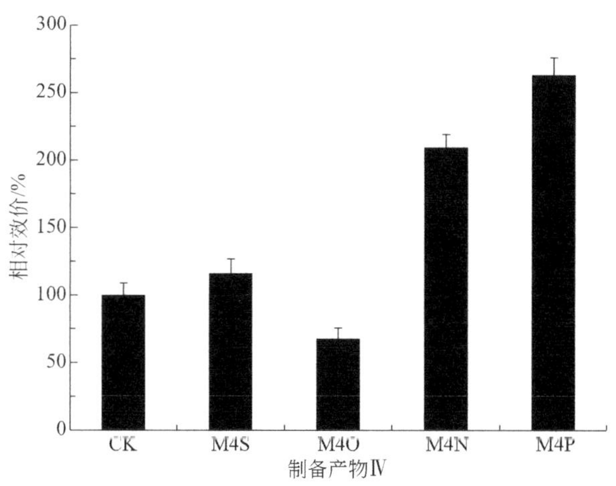

图 2-14　制备产物Ⅳ对纳他霉素合成的影响

诱导子用于微生物代谢调控有少量报道，本研究选择了 4 种真菌，试验结果证明，4 种真菌代谢产物对纳他霉素合成的作用效果不同，其中 M4N 与 M4P 中含有能够大幅提高纳他霉素产量的诱导子成分。Shin 认为两种微生物共培养时其生理特征发生变化可能有三方面原因：两种微生物细胞相互接触产生的物理刺激；诱导菌株的生长导致培养基中营养成分的消耗；诱导菌株产生的化合物可能会改变另一种微生物代谢产物的产量。该假设也可用于解释本实验中代谢产物对于纳他霉素的诱导效应：制备产物Ⅳ除 M4O 引起纳他霉素产量下降外，其余 3 种真菌诱导子对纳他霉素的合成均有一定的促进作用，其中黑曲霉和产黄青霉的诱导作用尤为明显，提示这两种诱导子中存在某种化合物可促进纳他霉素的合成；制备产物Ⅱ为纳他霉素体外抑菌后制得，当添加到发酵培养基后，纳他霉素产量显著降低，由此推断，当用纳他霉素处理真菌后，真菌可能发生了类似于植物细胞的防御反应，产生了异于产物Ⅳ的化合物，此化合物反作用于纳塔尔链霉菌，导致其发酵产物产量的下降；制备产物Ⅰ是包含真菌细胞及其代谢产物的一类物质，当添加到发酵培养基中，经过一定时间，其培养体系中可能包括其他 3 种类型代谢产物的活性成分，因此纳他霉素的合成表现为 3 种产物协同调节的结果。

第三节　真菌诱导子有效成分的分离与鉴定

一、真菌诱导子有效成分的稳定性研究

1. pH 对真菌诱导子有效成分的影响

产黄青霉 AS 3.5163 在 PDA 斜面上培养 7d 后，从此斜面上取适量菌接入真菌发酵培养基中，培养温度为 28℃，摇床转速为 180r/min，培养时间为 48h。取一定量发酵液利用微型高速离心机进行离心处理。离心转速为 10000r/min，离心时间为 10min。弃去菌体沉淀物，取上清液，分装至 12 个 10mL 离心管中。发酵液原始 pH 为 3.46，用缓冲液调整各管 pH 至 2、3、3.46（实验组）、4、5、6、7、8、9、10、11、12，置于冷藏箱 2h，之后调整体系 pH 至 3.46。过滤除菌后分别加入纳塔尔链霉菌发酵液中，检测其纳他霉素含量。其结果如图 2-15 所示。真菌诱导子经过不同 pH 值处理后，纳他霉素浓度有一定变化。pH 值为 3、4、5、6、7、9、10 和 11 时纳他霉素浓度变化不大，当 pH 为 8 时，纳他霉素浓度明显高于任何一组，造成这样的现象的原因还不明确。而 pH 为 2 和 12 时，纳他霉素浓度明显低于实验组。由此可知，真菌诱导子的弱酸弱碱稳定性较好，但在强酸强碱下有效成分失活。放线菌发酵液的 pH 一般不低于 3，所以对真菌诱导子并没什么影响。

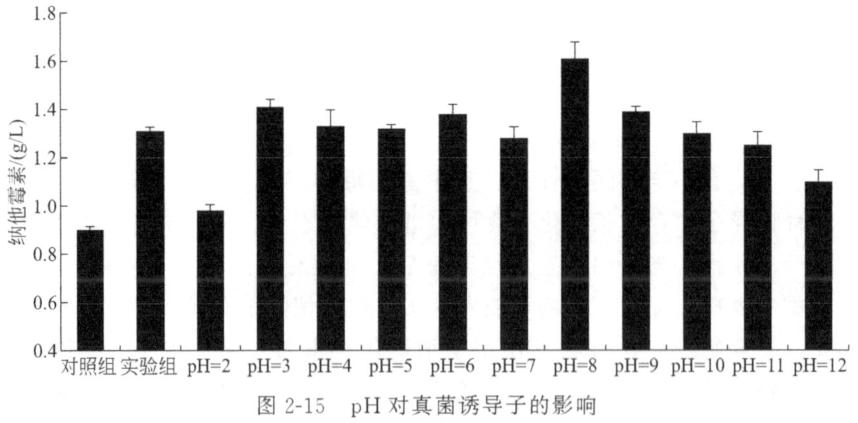

图 2-15　pH 对真菌诱导子的影响

2. 温度对真菌诱导子有效成分的影响

某些物质在不同温度下，其性质会发生改变。为了研究温度是否对真菌诱导子

有影响，分别对真菌诱导子进行不同温度处理。产黄青霉真菌发酵液培养 2d 后，取一定量发酵液利用微型高速离心机进行离心处理。离心转速为 10000r/min，离心时间为 10min。弃去菌体沉淀物，取上清液，分装至 10mL 离心管中，分别在室温、40℃、60℃、80℃、100℃水浴、110℃和 120℃处理 0.5h，冷却后过滤除菌，加入纳塔尔链霉菌发酵液中，120h 后检测纳他霉素含量。由图 2-16 可知，与对照组相比，添加诱导子后纳他霉素浓度显著提高，不经过温度处理的纳他霉素浓度提高 48.15%，而不同温度处理诱导子后，由图可知，随着温度的升高，纳他霉素产量逐渐下降，80℃时纳他霉素仅提高 29.63%，100℃后纳他霉素提高量几乎为 0。由此可知，随着温度逐渐升高，真菌诱导子有效成分的活性逐渐下降，处理温度应低于 60℃。产黄青霉发酵液作为诱导子加入 *S. natalensis* HW-2 发酵液中，而此时培养温度为 28℃，所以对真菌诱导子的影响不显著。

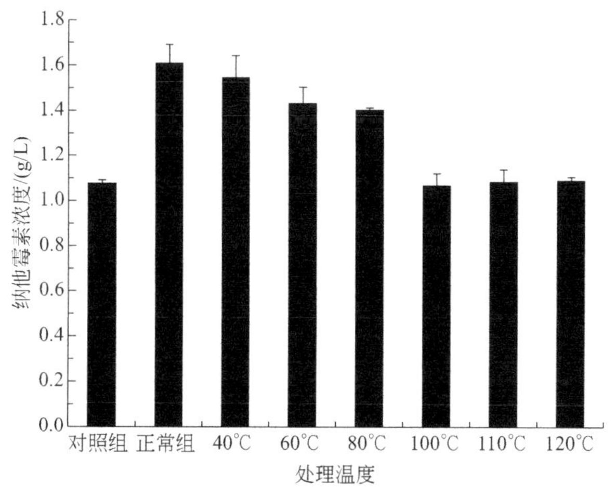

图 2-16　温度对真菌诱导子的影响

3. 紫外照射对真菌诱导子有效成分的影响

紫外线对许多物质有影响，为了确定真菌诱导子的稳定性，分别对其进行紫外线处理。产黄青霉真菌发酵液培养 2d 后，取一定量发酵液利用微型高速离心机进行离心处理。离心转速为 10000r/min，离心时间为 10min。弃去菌体沉淀物，取上清液，使液体刚好完全淹没平板底部，在相同功率相同位置条件下分别照射 0s、5s、20s、60s、5min、30min。随后对这些处理过的发酵液进行过滤除菌处理。通过 0.45μm 的过滤膜过滤，除去菌体后分别添加至 *S. natalensis* HW-2 发酵液中，120h 后测定其纳他霉素含量。由图 2-17 可知，与对照相比，随着紫外处理真菌诱导子时间的增加，纳他霉素浓度基本一致，表明真菌诱导子有效成分不受紫外照射影响。*S. natalensis* HW-2 发酵过程中并无紫外线照射，所以对真菌诱导子并无影响。

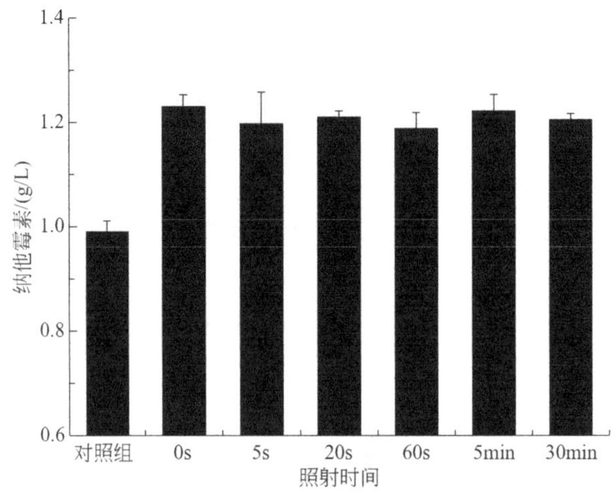

图 2-17　紫外照射对真菌诱导子的影响

4. 储存时间对真菌诱导子有效成分的影响

取适量产黄青霉发酵液，放入高速离心机离心 10min，转数 10000r/min，除去菌体，取上清液分别储存于 4℃和−20℃下，储存时间为 0d、7d、15d、30d、60d，过滤除菌后分别加入纳塔尔链霉菌发酵液中，5d 后测定纳他霉素含量。真菌诱导子分别储存于 4℃和−20℃中，储存 7d 时，纳他霉素提高量变化不大。4℃下 7d 后纳他霉素提高比例快速下降，15d 后产量已下降 40%左右，30d 时下降了 75%以上；在−20℃下 15d 后纳他霉素产量开始下降，30d 后下降 30%左右，如图 2-18 可知，真菌诱导子储存于 4℃下不宜超过 7d，而−20℃下不宜超过 15d。

由此可知，真菌诱导子的稳定性与温度和储存时间反比，在后续的分离纯化和结构鉴定中容易引起目标物质的降解，给结构鉴定带来困难。

二、产黄青霉制备物中诱导子的分离

1. 产黄青霉制备产物（M4P）中各组分的初步分离

产黄青霉培养液各组分的分离采用乙醇沉淀法，按照图 2-19 流程进行初步分离。首先，取 100mL 的 M4P 与 300mL 预冷的 95%乙醇混合，并于 4℃下静置 12h。8000r/min 离心 15min，混合液被分成沉淀和上清液两部分，所得到的沉淀溶

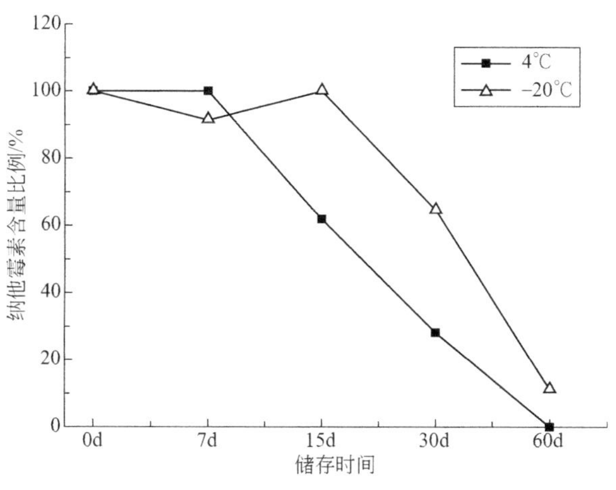

图 2-18　储存时间对真菌诱导子的影响

于 100mL 双蒸水中，定义为 Part A，因此 Part A 的成分主要为蛋白质与多糖。通过用 Sevag 试剂除去蛋白质，从 Part A 中获得胞外多糖（EPS）。乙醇沉淀后的上清液在 60℃ 和真空条件下，旋转蒸发至干，所得的残留物用 100mL 双蒸水溶解，定义为组分 Part B。因此所得的 Part A、EPS、Part B 在浓度上是一致的。在纳他霉素发酵的第 12h 分别加入 1.5mL Part A、1.5mL EPS、1.5mL Part B，继续发酵至 108h 结束，HPLC 法测定其纳他霉素含量。

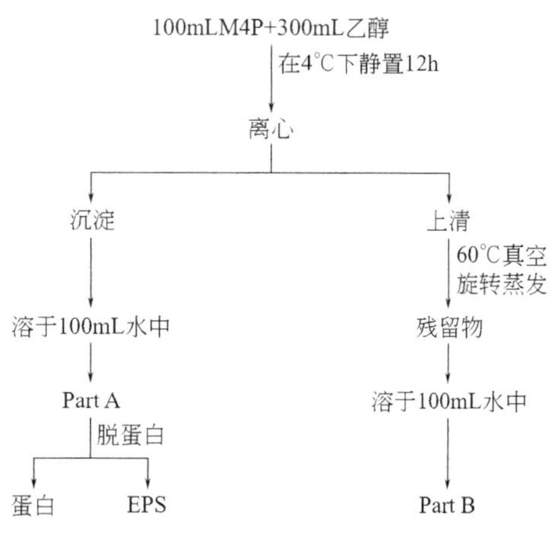

图 2-19　M4P 各组分的分离制备过程

由图 2-20 可知，Part A、EPS 处理与空白组比较，纳他霉素产量无明显差别，因为 Part A 与 EPS 的组分主要是蛋白质和多糖，这表明蛋白和多糖不是诱导纳他霉素合成的活性成分。

向发酵 12h 的纳他霉素发酵液中添加 1.5mL Part B 组分，其活性物质对纳他霉素有明显的诱导作用，与空白组相比，纳他霉素产量提高了 234.7%。并且，由于 Part B 组分已去除了发酵液中的蛋白和多糖，因此推测其有效成分可能为小分子物质。

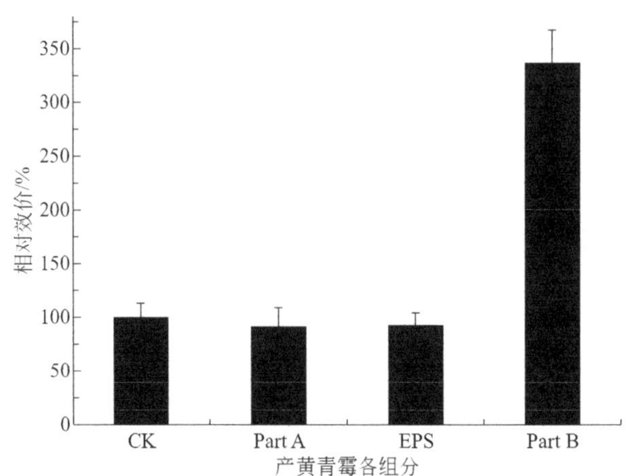

图 2-20 产黄青霉各组分对纳他霉素合成的影响

2. 产黄青霉制备产物中诱导子的进一步分离

(1) 真菌诱导子有效成分的液液萃取法初步纯化 取适量培养 2d 的产黄青霉发酵液，通过 10000r/min 离心 10min，弃去菌体，取上清液于旋转蒸发仪中进行旋蒸，挥发过多的水分，温度要适中，对其进行浓缩处理。然后依次加入石油醚、三氯甲烷、乙酸乙酯和正丁醇，都按 1∶1 体积依次萃取，每种试剂萃取 3 次，旋转蒸发法挥发溶剂，分别得到石油醚相、三氯甲烷相、乙酸乙酯相、正丁醇相以及萃余相。得到各组分作为诱导子分别加入纳塔尔链霉菌发酵液中，培养 120h 后测定纳他霉素产量。从图 2-21(a) 中可以看出，乙酸乙酯和正丁醇相的诱导活性较高，其中正丁醇相的诱导活性最强，说明有效成分主要集中在正丁醇相中，根据极性相似相溶原理来判断，目标物质的极性较大。

(2) 低压 C_{18} 柱初分离 取正丁醇相混合物，甲醇溶解后进行低压 C_{18} 柱分离。以甲醇和水按一定比例作为流动相进行梯度洗脱，每个梯度甲醇和水洗脱液收集 3 倍柱体积，所得洗脱液利用旋转蒸发法除去试剂，得到各个梯度组分，标记为 10%～100%甲醇相。将这 10 个组分的真菌诱导子加入纳塔尔链霉菌发酵液中，120h 后测定纳他霉素产量。对正丁醇相采用低压 C_{18} 柱进行分段分离，流动相为 30%、50%、70%、90%和 100%的甲醇水溶液，以纳他霉素浓度为依据，对每一部分进行诱导活性检测，表明有效成分主要集中在 30%甲醇部分中。进一步对 30%组分采用 C_{18} 柱进行分离，有效成分主要集中在 10%甲醇相中，30%甲醇诱导活性效果次之，如图 2-21(b) 所示。

(3) 高效液相色谱分离纯化 将低压 C_{18} 柱分离得到的有效组分通过高效液相

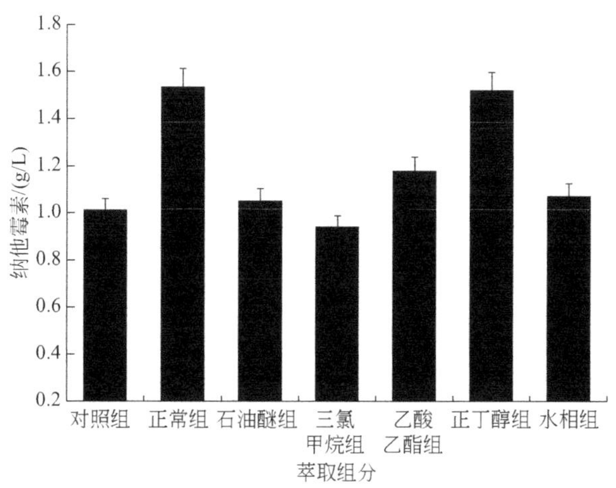

(a) 真菌诱导子液液萃取相的活性研究

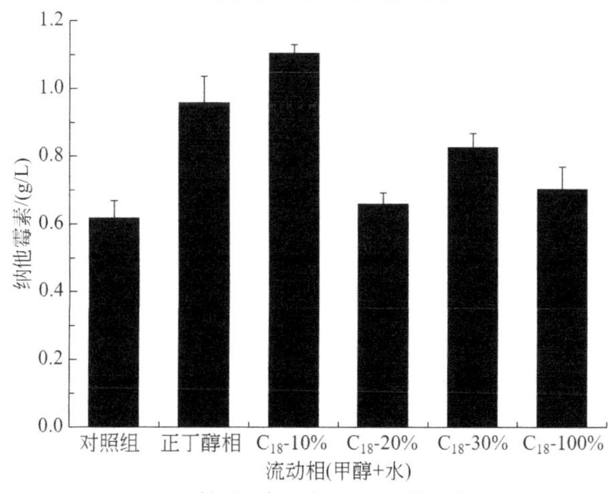

(b) 低压C_{18}柱分离纯化组分的活性研究

图 2-21 真菌诱导子的不同组分对纳他霉素生物合成的影响

色谱仪，液相条件为：流动相水：甲醇=98：2，流速 0.6mL/min，柱温 25℃，进样量 10μL，色谱柱为 Venusll MP C_{18}（4.6mm×250mm），收集各个峰的液体。根据液相出峰时间的先后顺序标记为 F-1、F-2、F-3、F-4、F-5 和 F-6 共 6 个组分（见图 2-22），采用高效液相色谱进行分离和制备，并检测各个组分的诱导活性，结果如图 2-23 所示，其中 F-3 组分诱导活性最大，其次为 F-2 组分。

三、真菌诱导子的化学结构研究

通过低压 C_{18} 柱梯度洗脱的流分，以及通过高效液相色谱收集得到的流分经过

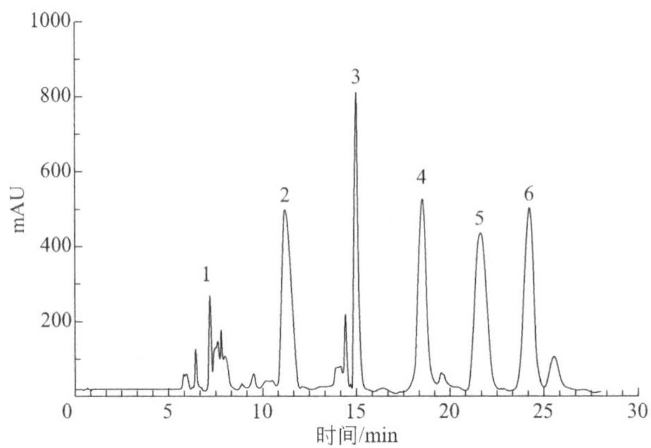

图 2-22 10%甲醇部分的 HPLC 图

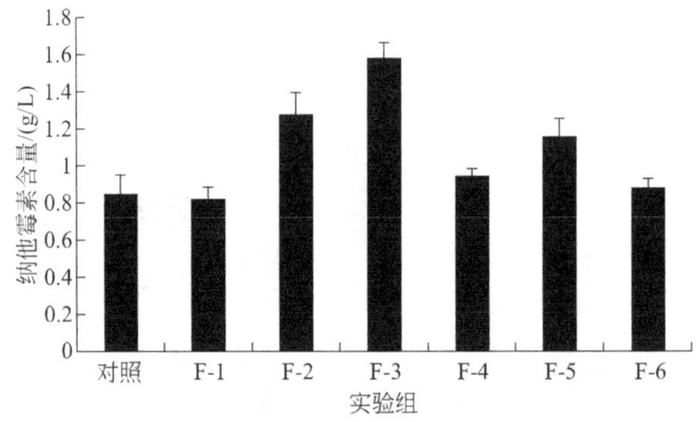

图 2-23 HPLC 分离纯化的不同组分对纳他霉素生物合成的影响

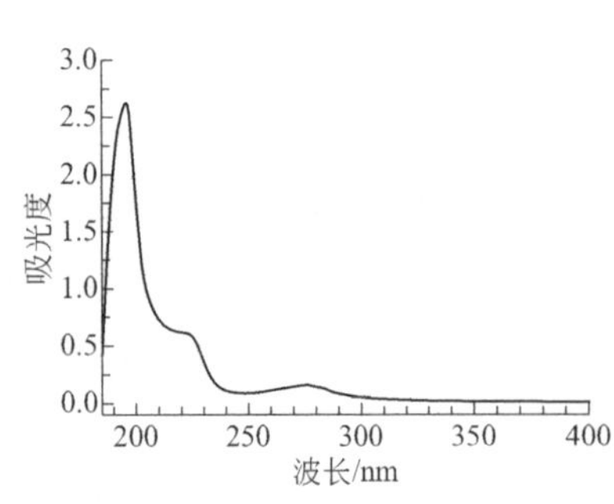

图 2-24 F-3 组分的紫外图谱

紫外-可见全波长扫描仪测定其吸收波长，确定最大吸收波长，对其进行中红外、质谱、核磁碳谱和氢谱测定，进行结构鉴定。得到的 F-3 组分诱导活性最强且纯度较高，对 F-3 组分进行结构分析，其紫外和 HPLC 图谱分别见图 2-24 和图 2-25，该物质在 195nm、220nm、275nm 有最大紫外吸收，提示该物质可能含有苯环样结构。

F-3 的红外图谱见图 2-26，该物质在 $3390cm^{-1}$、$2394cm^{-1}$、$1697cm^{-1}$、$1419cm^{-1}$、$1329cm^{-1}$、$1202cm^{-1}$、$1102cm^{-1}$、$936cm^{-1}$、$806cm^{-1}$、$640cm^{-1}$、$578cm^{-1}$、$441cm^{-1}$ 等位置有红外吸收峰，说明该物质含有羟基、苯环、羰基或者酮基、酰胺结构等。

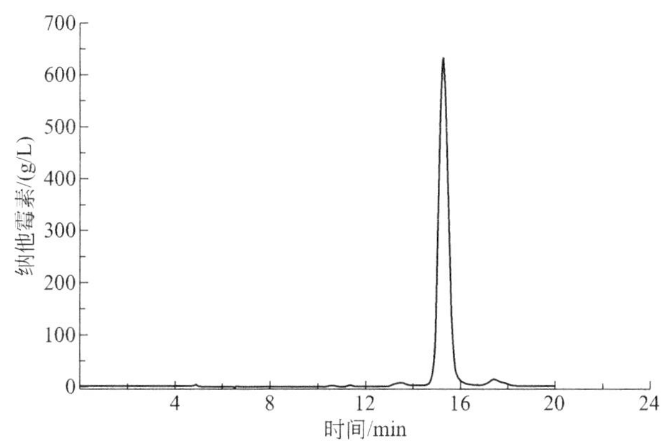

图 2-25　F-3 的 HPLC 图谱

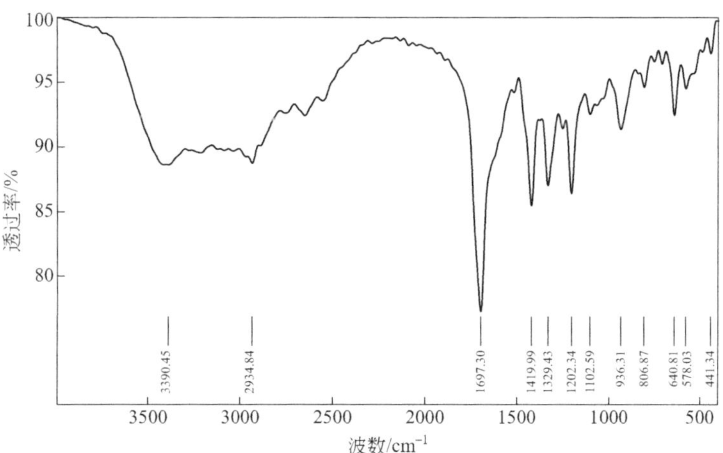

图 2-26　F-3 红外图谱

从图 2-27 和图 2-28 可以看出，F-3 物质通过 Q-TOF-MS/MS 检测，ES^+ 的最大峰 $m/z=294.1549$（精确质量），ES^- 的最大峰 $m/z=292.1909$，根据其附近峰和峰的丰度可以判断出物质 F-3 的分子质量是 293 Da。在正离子图谱中，$m/z=294.1549$ 离子峰是 $[M+H]^+$，$m/z=276.1444$ 是 $[M-H_2O+H]^+$，说明该化合物中含有游离的羟基。根据其二级质谱得到其精确分子质量为 293.1468，可以推断出该物质的分子式为 $C_{13}H_{19}N_5O_3$。

^{1}H-NMR（400MHz，D_2O）如图 2-29 所示，化学位移（δ 值）如下：6.99(d)、6.69(d)、3.79(q)、3.58(s)、3.51(d)、3.04(q)、2.86(d)、2.50(d)、1.21(t)、1.03(d)，溶剂峰：4.79(D_2O)、2.44（DMSO，分离纯化时带入）、0（TMS 标准样品）。其中 0.94 和 1.23 附近的峰为杂质中氢化学位移。

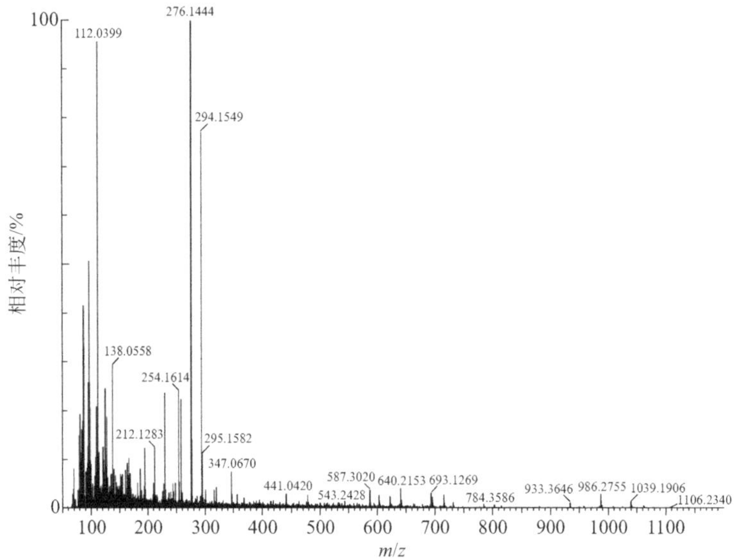

图 2-27 F-3 的 Q-TOF-MS/MS 正离子模式

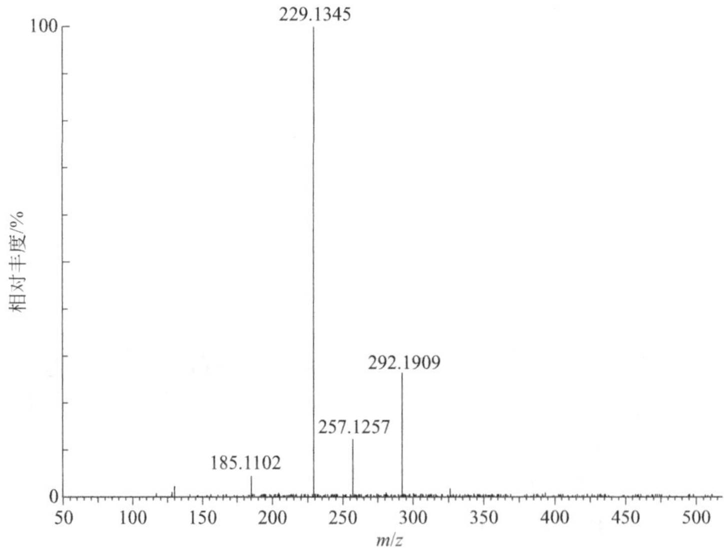

图 2-28 F-3 的 Q-TOF-MS/MS 负离子模式

^{13}C-NMR（400MHz，D_2O）如图 2-30 所示，化学位移如下：177.11、130.62、126.49、115.67、70.64、63.5、42.06、35.19、28.17.16.69、12.58。F-3 组分的 ^{1}H-^{1}H COSY NMR 二维谱和 ^{1}H-^{13}C COSY NMR 二维谱分别见图 2-31 和图 2-32。

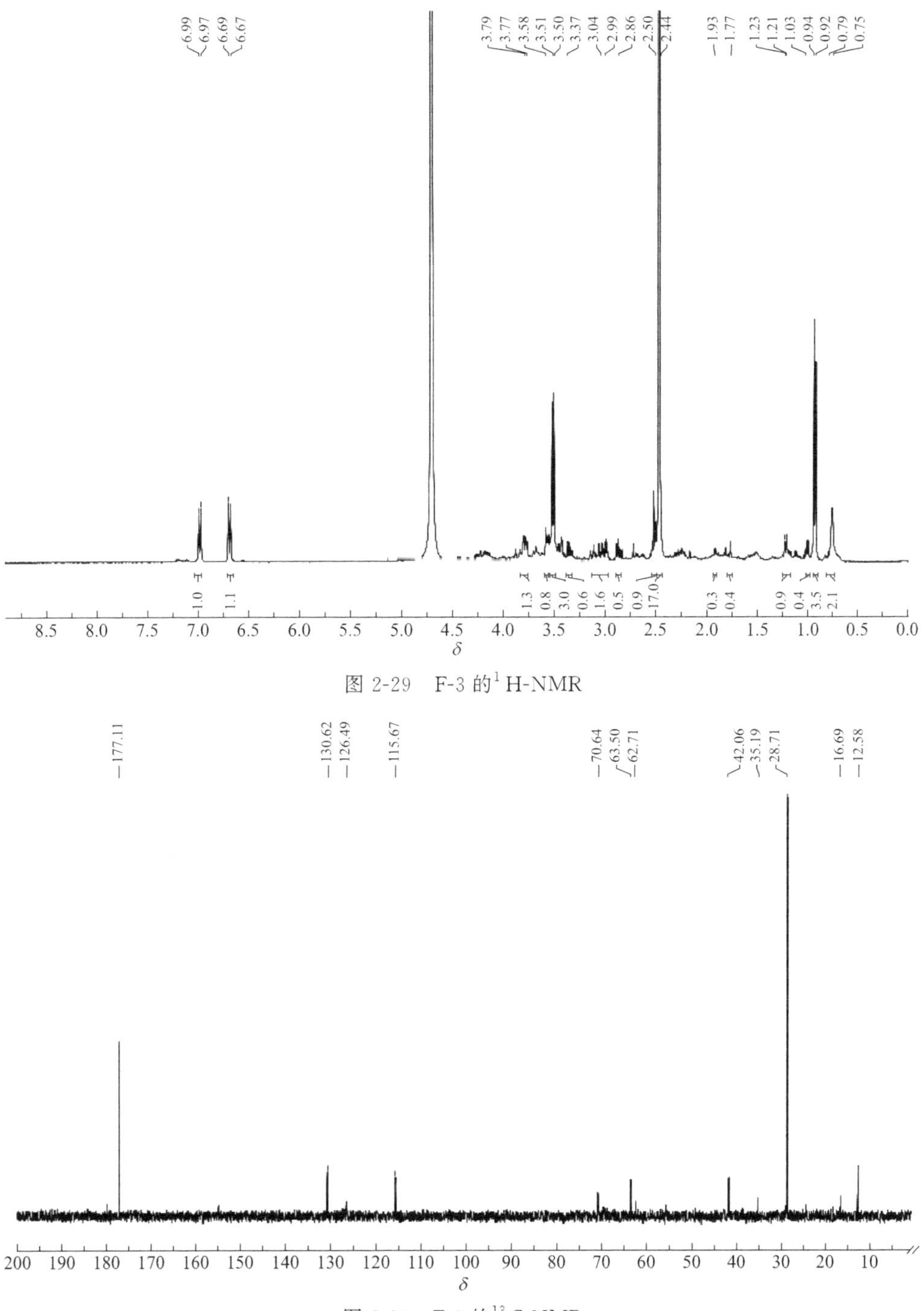

图 2-29　F-3 的^{1}H-NMR

图 2-30　F-3 的^{13}C-NMR

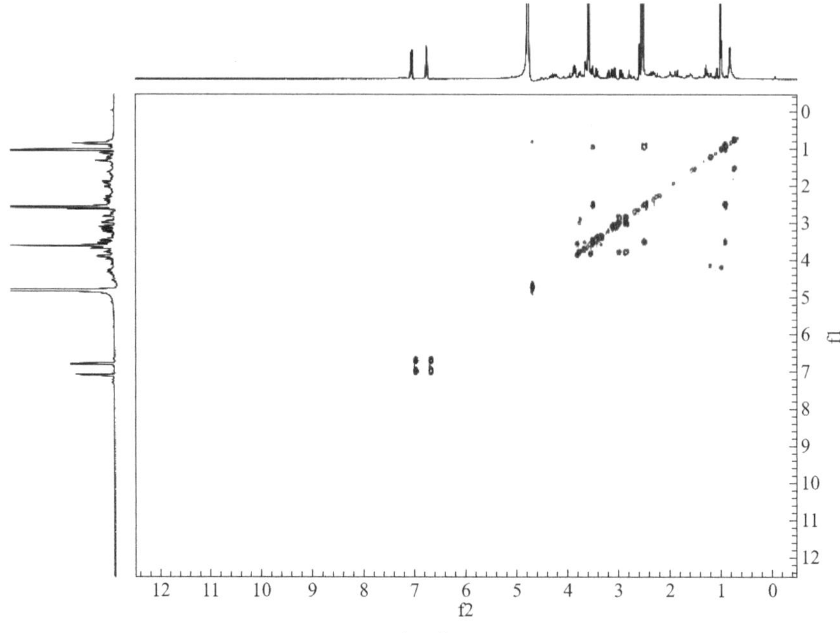

图 2-31 F-3 组分的 ^{1}H-^{1}H COSY NMR 谱图

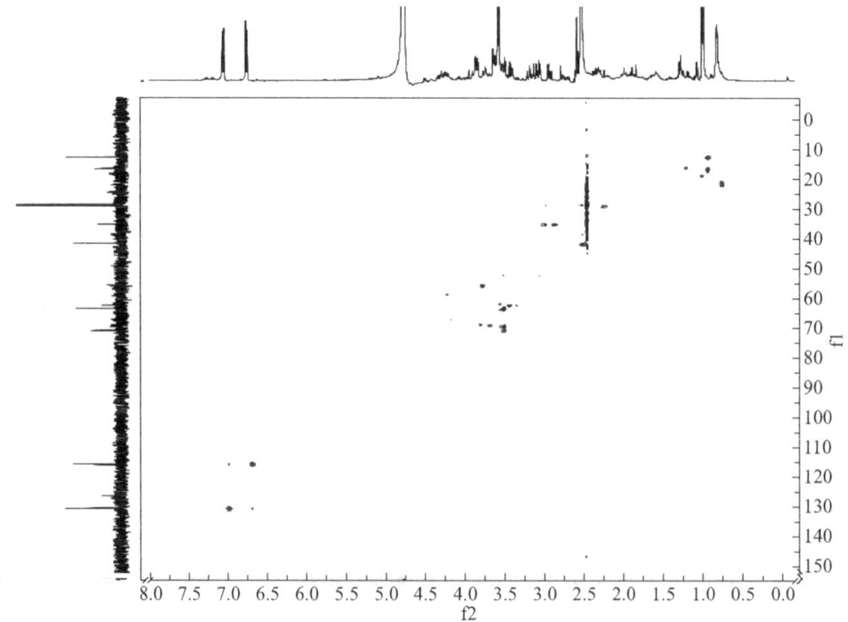

图 2-32 F-3 组分的 ^{1}H-^{13}C COSY NMR 谱图

根据 NMR、MALDI-TOF/MS/MS、IR、UV 等图谱信息，确定 F-3 的结构（图 2-33），根据系统命名法，对 F-3 给出了系统命名。

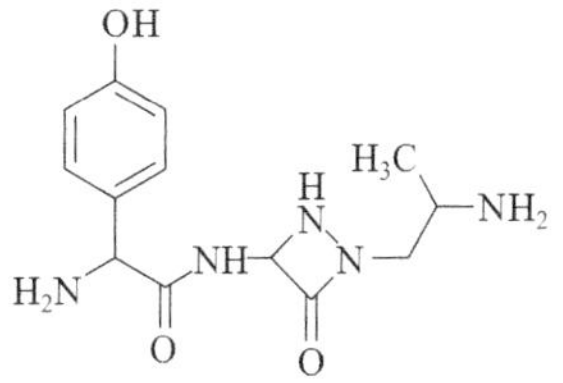

图 2-33　F-3 的结构图

其系统命名英文名为：2-amino-*N*-(1-(2-aminopropyl)-4-oxo-1,2-diazetidin-3-yl)-2-(4-hydroxyphenyl) acetamide。

其系统命名中文名为：2-氨基-*N*-(1-(2-氨丙基)-4-氧-1,2-二氮杂环丁烷-3-基)-2-(4-对羟基苯) 乙酰胺。该物质具有与青霉素部分相似的结构。

根据 F-3 的结构，利用 Chemdraw 16.0 软件对此物质的理论属性进行了计算，结果见表 2-3。

表 2-3　F-3 的理论属性

分子式	$C_{13}H_{19}N_5O_3$
分子量	293.327
精确质量	293.149
分子量组成百分比	C(53.23%),H(6.53%),N(23.88%),O(16.36%)
沸点	1008.98K
熔点	900.3K
临界温度	1059.48K
临界压力	4.12MPa
临界体积	764.5cm^3/mol
吉布斯能	221.96kJ/mol
脂水分配系数	−0.95301
摩尔折光率(MR)	126.610cm^3/mol
亨利常数(Henry's law)	20.73
生成热	−267.18kJ/mol
pK_a	9.450,6.594,8.679

对诱导子的提取纯化和结构分析与定性方面做进一步研究，如果能够在纳他霉素的工业生产中大规模使用人工合成的诱导子，将会使纳他霉素的代谢产量大大提高，同时可以降低生产成本，带来相当可观的经济和社会效益。

真菌诱导子在促进纳塔尔链霉菌次生代谢产物的生产中作用是非常明显的，在适宜条件下，利用诱导子来调节微生物的次生代谢途径，从而提高细胞中次生代谢产物的含量，有可能带来良好的经济和社会效益。本章只是在宏观上对诱导子诱导纳他霉素的作用机理进行了初步研究，但诱导子与次生代谢产物在结构与功能上的关系以及诱导子作用于靶基因的调控机制有待进一步研究。了解这种关系，就可以选择特定的诱导子去刺激特定微生物次生代谢产物的合成，在很大程度上避免了诱导子筛选的盲目性。

第三章　真菌诱导子对 *S. natalensis* HW-2 的影响

第一节　真菌诱导子对 *S. natalensis* HW-2 的生理生化的影响

一、真菌诱导子添加工艺的优化

真菌发酵液离心 10min，转速 10000r/min，取上清液经过旋转蒸发仪，浓缩后通过液液萃取法初步纯化，取乙酸乙酯和正丁醇按 1∶1（体积比）依次萃取，每种试剂萃取 3 次，收集正丁醇相，旋转蒸发法蒸发溶剂，得到正丁醇相。此混合物经甲醇溶解后进行低压 C_{18} 柱分离，以甲醇∶水按 1∶9 的比例即 10%甲醇作为流动相进行洗脱，洗脱 3 倍柱体积，所得 10%洗脱液利用旋转蒸发法除去试剂，获得 10%甲醇相，即为真菌诱导子。真菌诱导子对不同添加比例、不同添加时间和不同生长时期的诱导反应不同。

真菌诱导子培养时间设定为 1d、2d、3d、4d 和 5d，分别取不同生长时期的真菌诱导子分别加入纳塔尔链霉菌发酵液中，培养 120h 后测定纳他霉素含量；同时期的真菌诱导子加入不同生长时期的纳塔尔链霉菌发酵液中，添加时间为 12h、24h、36h 和 48h，继续培养 120h 后分别测定其纳他霉素含量；同时期真菌诱导子和纳塔尔链霉菌，真菌诱导子添加量不同对纳他霉素合成也有影响，添加量为 2%、4%、6%、8%和 10%（体积分数），发酵 120h 后分别测定其纳他霉素含量。纳塔尔链霉菌发酵过程中，每 24h 取定量发酵液分别收集菌体、测定还原糖和 pH 值，取样 6 次。收集得到的纳塔尔链霉菌菌体经干燥后测定其细胞干重，残糖量的测定方法为 DNS 法，比色法测定还原糖含量，使用 pH 计测定发酵液的 pH 值。

由图 3-1(a) 可知，真菌诱导子培养 2d 和 3d 时，与对照组相比，纳他霉素产量显著升高，而第 2d 时产量最高，纳他霉素浓度提高了 78%，说明此时的诱导子对纳塔尔链霉菌诱导其合成纳他霉素的诱导效果最强。

为了确定真菌诱导子的添加时间，设定纳塔尔链霉菌发酵 12h、24h、36h 和 48h 时添加真菌诱导子，图 3-1(b) 显示真菌诱导子最适添加时间为纳塔尔链霉菌发酵 24h，纳他霉素浓度与对照组相比分别提高了 112.3%；图 3-1(c) 显示真菌诱导子添加量为 6%时、纳他霉素含量最高，效果最显著。

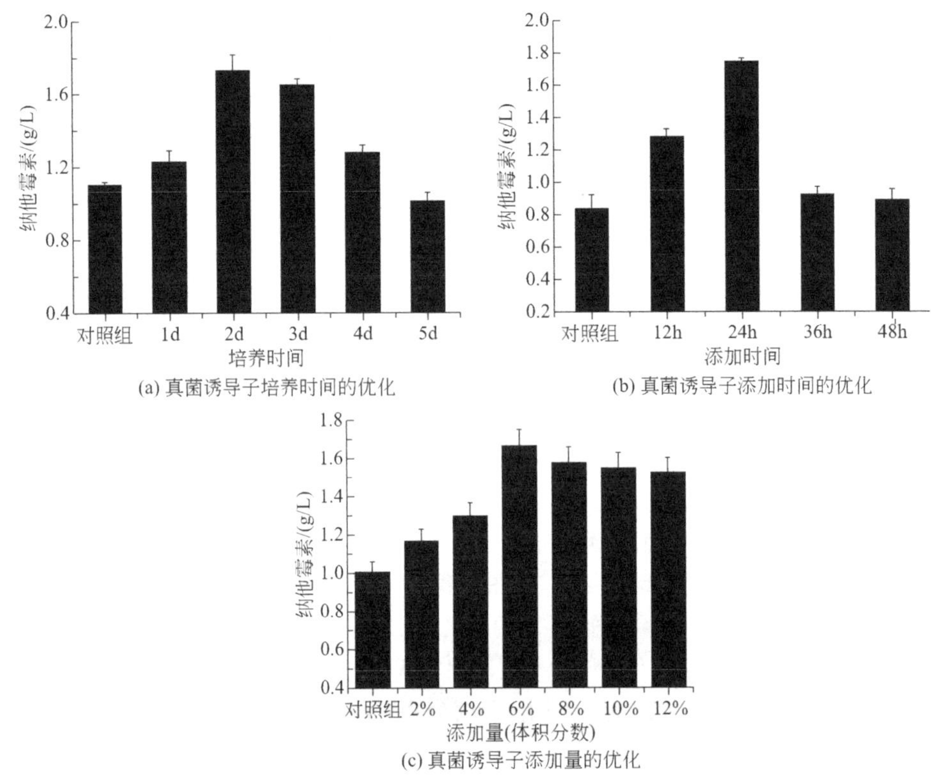

(a) 真菌诱导子培养时间的优化

(b) 真菌诱导子添加时间的优化

(c) 真菌诱导子添加量的优化

图 3-1 真菌诱导子添加工艺研究

二、真菌诱导子对 *S. natalensis* HW-2 菌落和菌丝形态影响

从图 3-2 中可以看出，菌株在固体培养基上生长良好。添加真菌诱导子后，与对照组相比，菌落形态差异显著。对照组即未加真菌诱导子的纳塔尔链霉菌菌落单薄有褶皱，菌落边缘不规则，像煎蛋一样，中间凸起，如图 3-2(a) 所示；而添加 6%诱导子后菌落饱满如面包，无褶皱，边缘整齐，呈圆球或椭圆球，如图 3-2(b) 所示。本实验中，分别取培养 5d 的 *S. natalensis* HW-2 固体平板菌和培养 3d 的液体菌处理观察，结果发现菌丝体形态有明显差异。

分别收集固体培养基上培养 5d 和液体中培养 3d 的纳塔尔链霉菌菌体菌丝，用 PBS 溶液冲洗菌丝体，离心 10min 收集菌丝体，转数为 3000r/min。之后加入 3%戊二醛，在 4℃条件下固定 2h。随后离心取沉淀，用 PBS 溶液清洗 3 次后离心，收集沉淀，置于盖玻片上自然晾干，用导电胶或双面胶将干燥后的生物样品粘在样品台上，放入离子溅射仪中镀金膜，最后进行扫描电镜观察其形态特征。图 3-5 为通

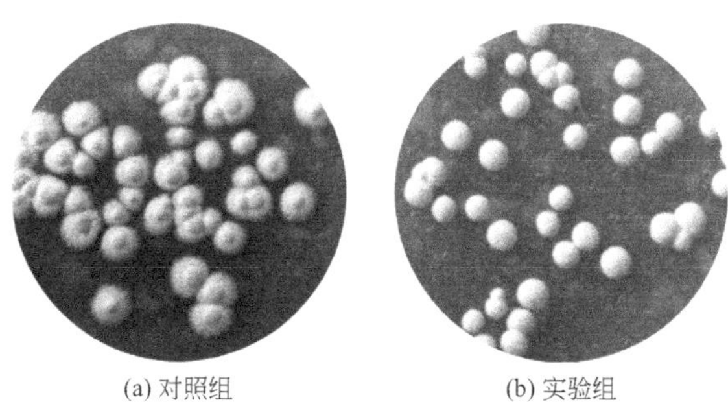

(a) 对照组　　(b) 实验组

图 3-2　*S. natalensis* HW-2 菌落形态

过扫描电镜观察的真菌诱导子对 *S. natalensis* HW-2 菌丝形态的影响。固体平板上的菌丝呈褶皱型，表面附着许多带刺球状物［图 3-3(a)］；而添加真菌诱导子后菌丝体表面无异物，无明显褶皱现象［图 3-3(b)］。在液体培养基中菌丝体形态差异显著，对照组菌丝分支较多［图 3-3(c)］，而实验组菌丝无明显分支现象［图 3-3(d)］。

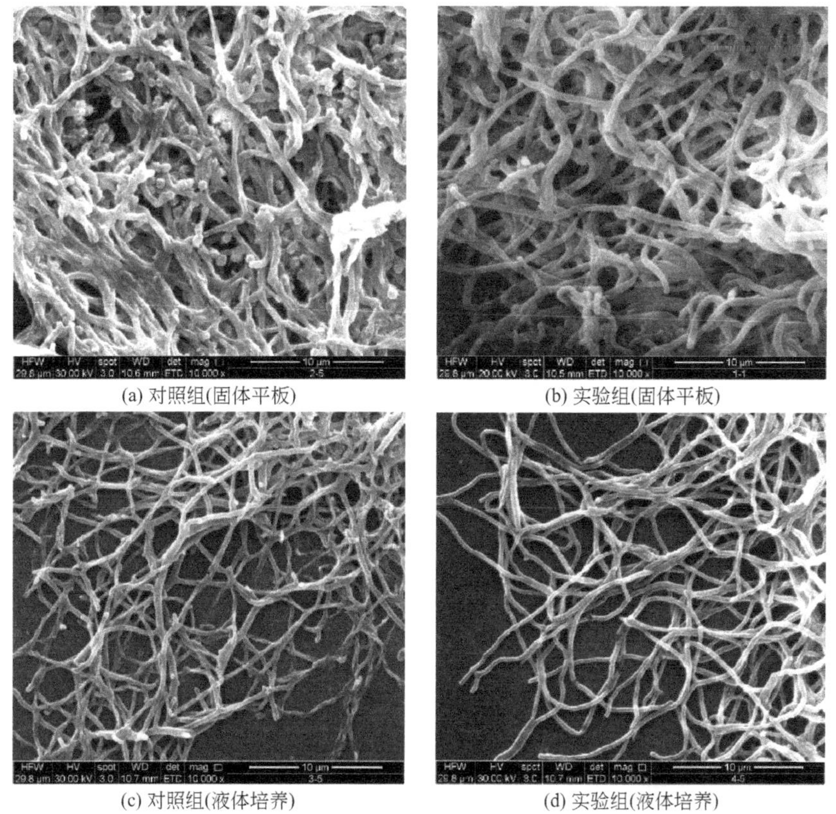

(a) 对照组(固体平板)　　(b) 实验组(固体平板)

(c) 对照组(液体培养)　　(d) 实验组(液体培养)

图 3-3　扫描电镜观察的诱导子对 *S. natalensis* HW-2 菌丝形态的影响（放大 10000 倍）

三、真菌诱导子对纳他霉素发酵过程的影响

真菌诱导子对微生物发酵过程有相应的影响，特别是对发酵过程中的细胞生长、pH、残糖和目标产物浓度影响较大。

从图 3-4(a) 可以看出，对照组和实验组的细胞干重增长趋势是一致的，但是添加诱导子后，前三天细胞干重迅速增加，其增长速率高于对照组，第四天达到 7.9g/L，与对照组（9.3g/L）相比下降了 17.7%；发酵过程中液体的 pH 也呈一定趋势变化，如图 3-4(b) 所示，添加诱导子前后的变化趋势一致，且与对照组差异不大。

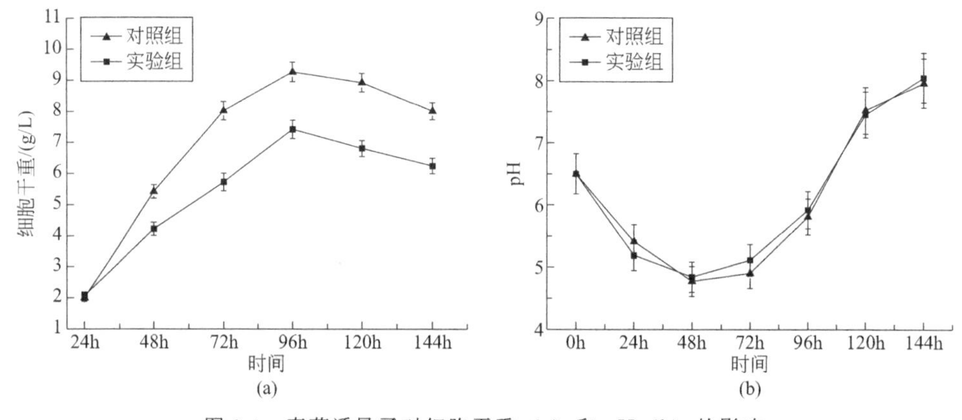

图 3-4　真菌诱导子对细胞干重（a）和 pH（b）的影响

图 3-5(a) 显示随着发酵时间的增加，残糖量迅速减少，而添加诱导子后的第二天，实验组葡萄糖消耗速率增大，最终实验组残糖量下降至 1.2g/L，而对照组为 3.9g/L，葡萄糖的利用率显著提高。由图 3-5(b) 可知，纳他霉素含量随着发酵时间的增加而升高，都在发酵 5d 时的产量最高，但在 24h 添加诱导子后，纳他霉素合成速率增大，纳他霉素最终浓度为 2.49g/L，比对照组提高了 87.2%。结果表明，真菌诱导子能提高葡萄糖的利用率，抑制菌体的生长，促进纳他霉素合成。

四、真菌诱导子对胞内 ROS 的影响

研究发现，如果生物体受到一些外源物质的刺激，为了保护自身不受其的影响，机体内会产生一系列的生理防御反应，如胞内钙离子和活性氧水平等。活性氧酶联免疫分析试剂盒用于测定微生物样本中 ROS 含量，所用的方法是双抗体夹心法。收集不同生长时期的菌体，清洗菌体两次，把菌体配成一定浓度。由于试剂不能通过细胞膜，首先必须将细胞粉碎。离心取上清液，即为待测样品。

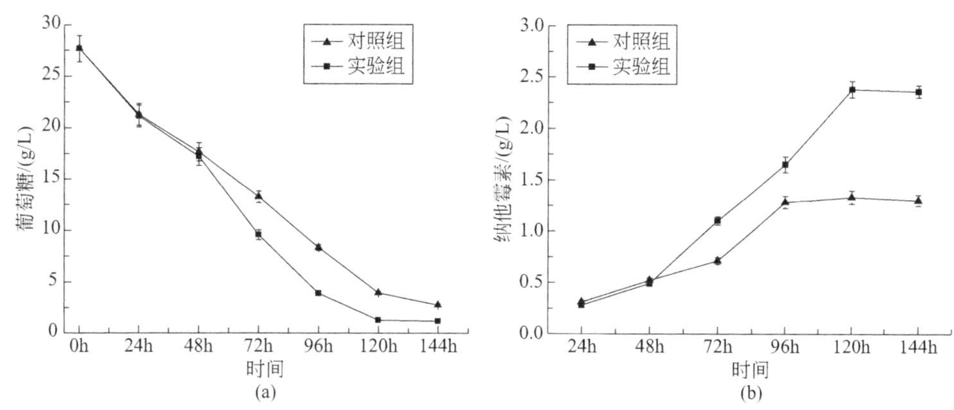

图 3-5 真菌诱导子对发酵液中葡萄糖（a）和纳他霉素（b）产量的影响

然后根据实验操作步骤以及说明书，依次操作。最后以空白孔调零，在 450nm 下测定各个孔 OD 值。ROS 标准品的浓度为 150pg/mL、300pg/mL、600pg/mL、1200pg/mL 和 2400pg/mL。标准曲线如图 3-6 所示，标准曲线为 $Y=0.0006X-0.0996$，$R^2=0.9978$。由图 3-7 可知，随着菌体的生长，添加真菌诱导子后导致胞内活性氧浓度逐渐上升，而对照组缓慢下降，在 60h，实验组菌体内的活性氧浓度达到 333.8ng/L，是对照组 2 倍。结果说明，真菌诱导子提高胞内活性氧水平。

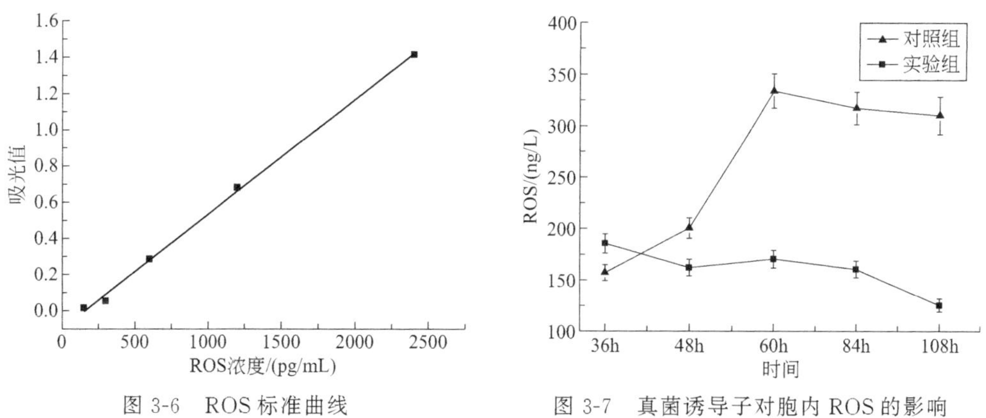

图 3-6 ROS 标准曲线

图 3-7 真菌诱导子对胞内 ROS 的影响

五、真菌诱导子对胞内 Ca^{2+} 含量的影响

使用胞浆内钙离子浓度荧光（Fura-2）检测试剂盒测定纳塔尔链霉菌胞内钙离子含量。利用荧光分光度计测量不同激发波长 340nm/380nm 产生的荧光信号比来确定胞内钙离子水平。首先收集不同生长时期的菌体，每个时期的菌体冲洗两次，

把表面一些发酵液和代谢产物清除。把这些菌体按一定浓度配成一定浓度的菌悬液。把菌悬液用低温高速离心机离心 5min，离心转数为 3500r/min，收集菌体沉淀。之后加入 1mL 清理液，混匀，再离心，重复 5 次。最后加 1mL 清理液混匀备用。分别取 100μL 准备好的菌悬液移至样品管和最大样品管，离心 5min，转数 3500r/min，弃上清液。样品管、最大对照管和空白对照管分别加入 100μL 清理液、饱和液和阴性液，混匀。随后向所有管中分别加入 10μL 染色液，充分摇晃混合均匀后，把样品放入 37℃ 培养箱中避光孵育 120min。最后转移到 100μL 1cm 光径比色皿中，即刻放入荧光分光光度计中测定。

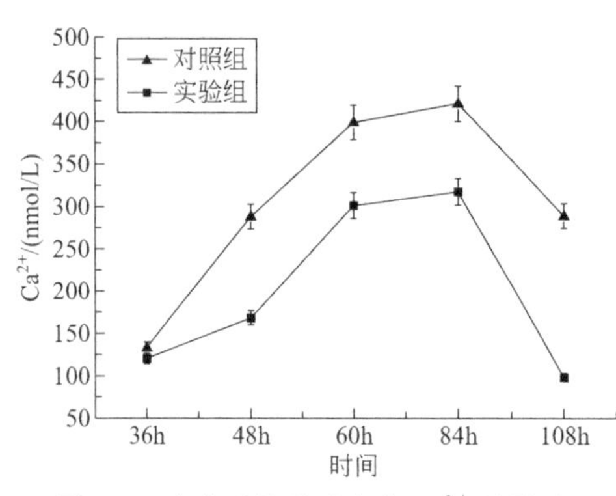

图 3-8 真菌诱导子对胞内 Ca^{2+} 的影响

从图 3-8 可以看出，随着时间的增加，Ca^{2+} 浓度先上升后下降，且对照组和实验组的 Ca^{2+} 浓度变化趋势一致。添加诱导子后，胞内钙离子最高能达到 421.1nmol/L，比对照组提高了 32.8%，说明真菌诱导子能刺激钙离子进入细胞内。

六、真菌诱导子对关键酶活的影响

纳他霉素的生物合成是由聚酮合酶Ⅰ（PKSⅠ）催化的，该途径的前体物质为二碳、三碳类物质，如乙酰辅酶 A，丙酰辅酶 A 等，草酰乙酸能够分解生成这两种物质，因此在纳他霉素生物合成中草酰乙酸是重要的中间代谢产物，草酰乙酸的生成和利用由丙酮酸羧化酶（PC）、磷酸烯醇式丙酮酸羧化酶（PEPC）和柠檬酸合成酶（CS）的活性决定。PC 活性测定试剂盒测定原理是丙酮酸羧化酶作为一种催化剂，可催化丙酮酸生成草酰乙酸，而草酰乙酸在苹果酸脱氢酶的作用下，进一步被催化生成苹果酸。其中参与的 NADH，它的消耗和生成，都能在 340nm 下测定出来。这样就可以知道丙酮酸羧化酶的活力大小。柠檬酸合成酶测定原理是乙酰辅酶 A 和草酰乙酸在柠檬酸合成酶的催化作用下，以及进一步的水解作用后产生柠檬酸代谢产物。该反应能产生 5-甲基-2-硝基苯甲酸，而 DTNB 是无色的，5-甲基-2-硝基苯甲酸是黄色的，在 412nm 处有特征吸收峰。其活力高低与呈色物质是正相关关系。磷酸烯醇式丙酮酸羧化酶活性测定试剂盒测定原理是磷酸烯醇式丙酮酸和二氧化碳在 PEPC 的催化作用下生成草酰乙酸和磷酸氢离子，此时草酰乙酸和 NADH 被苹果酸脱羧酶进一步催化，生成苹果酸和 NAD^+，在 340nm 测定 NADH

减少速率，从而计算 PEPC 活性。

取不同生长时期的 *S. natalensis* HW-2 发酵液，此时间分别是 36h、48h、60h、72h 和 84h。通过低温高速离心机把每个样品离心 5min，转数 10000r/min。弃去上清液，留沉淀，加适量无菌水混匀再次离心，重复 2 次。最后得到的菌体溶于一定 PBS 溶液中，低温超声 2min（间隔 5s/15s）。按照这三种酶的活性测定试剂盒的指示进行试验。本研究测定了添加诱导子后不同发酵时间的 PC、PEPC 和 CS 酶活，结果如图 3-9 至图 3-11 所示。

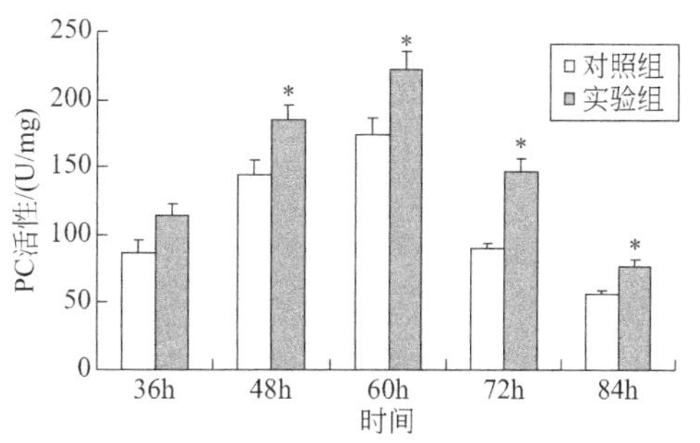

图 3-9　真菌诱导子对 PC 的影响

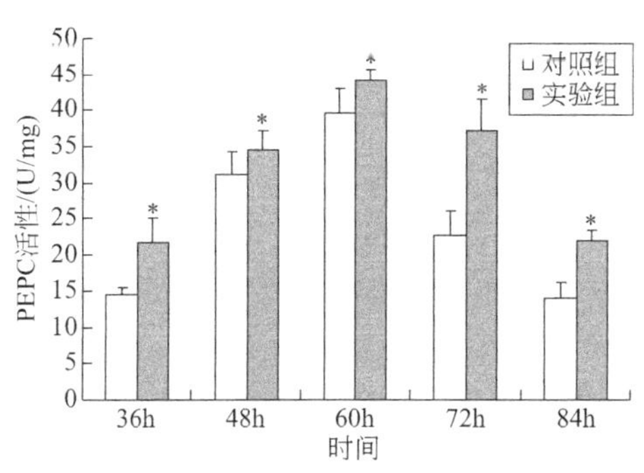

图 3-10　真菌诱导子对 PEPC 的影响

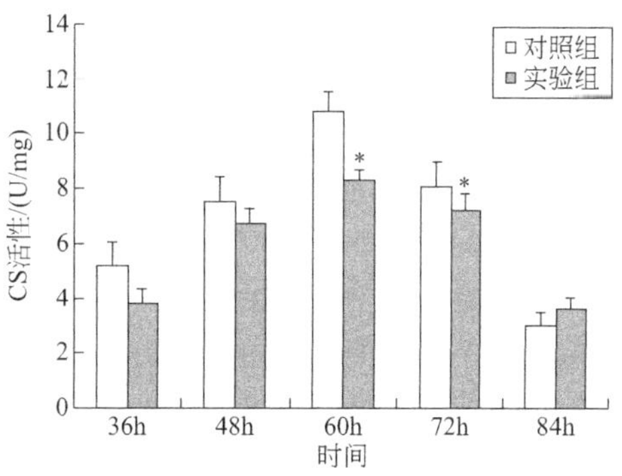

图 3-11　真菌诱导子对 CS 的影响

实验组和对照组在第 60h PC、PEPC 和 CS 的活性最高，其中实验组中，PC 和 PEPC 酶活提高了 27.8% 和 11.9%，而 CS 酶活性下降了 23.1%。PC 和 PEPC 酶活的提高可以促进草酰乙酸的生物合成，而 CS 酶活的降低减少了对草酰乙酸的利用，从而造成草酰乙酸的积累。因此，可以推测真菌诱导子可以促使前体物质的生成，为纳他霉素的生物合成提供更多的前体。

第二节　真菌诱导子对 *S. natalensis* HW-2 转录水平的影响

研究发现，纳他霉素分子生物学合成过程中的转录调控子的调节、途径特异性调节、总体调节等。汪谭俊研究表明，在恰塔努加链霉菌 L10 中，一些正调控和负调控作用非常明显，当纳他霉素或其前体累积时，Mfo1 会应答这种累积，启动 Mfs1 高表达，进而协助外排纳他霉素及其前体，保护细胞不受自己的代谢产物损害。

诱导子可直接影响次生代谢产物基因簇的转录，也可以诱导靶基因簇的转录激活子。虽然真菌诱导子在促进纳他霉素生物合成方面取得显著的成果，但是还有很多问题仍未解决。纳他霉素生物合成的变化是受基因调控的，因此有必要深入探究真菌诱导子在分子水平上的诱导机制。

基于 HiSeq 4000 测序技术平台，对不加诱导子和加诱导子的纳塔尔链霉菌进行 RNA-Seq 分析，采用离心的方法收集不加诱导子和诱导子处理不同时间的菌体，在 HiSeq 4000 测序平台进行测序和转录组分析。为了检测与纳他霉素合成有关的关键差异表达基因的时间表达特性，验证 RNA-Seq 测序所筛选出的特异候选基因的准确性，进行实时荧光定量 PCR 验证。

一、取样时间的确定

S. natalensis HW-2 发酵 24h 时添加真菌诱导子，每隔 12h 取一定发酵液，离心取菌体，干燥后测定细胞干重，即生物量。并且测定每个生长时期的发酵液中纳他霉素含量，直到发酵 132h。并且取三个时间点样本，添加诱导子组和未添加诱导子组根据取样时间先后顺序命名为 T1、T2、T3 和 CK1、CK2、CK3。

由图 3-12 可知，发酵 24h 后添加真菌诱导子，纳他霉素产量开始提高，而细胞干重减少，取样时间为对数期前期（40h）、对数后期（64h）和稳定期前期（80h）。

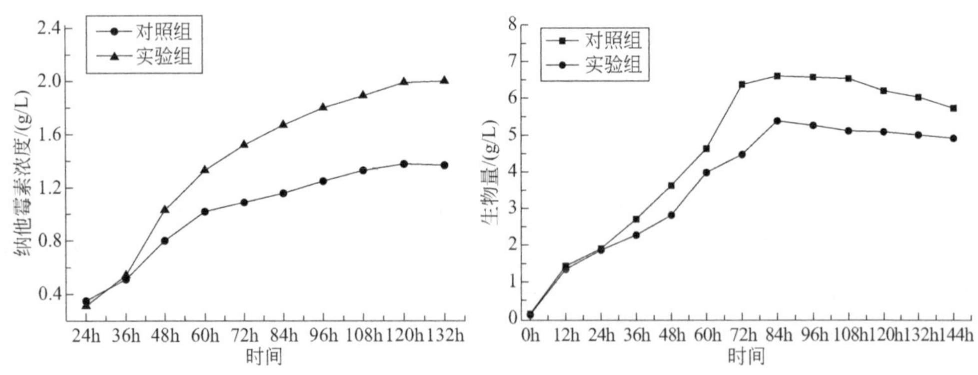

图 3-12　纳他霉素发酵过程曲线

二、RNA 的提取与质检

选取 6 个 *S. natalensis* HW-2 样品进行转录组分析。根据标准操作流程进行样品的总 RNA 提取，最后进行纯化和质检。具体实验流程如图 3-13 所示。

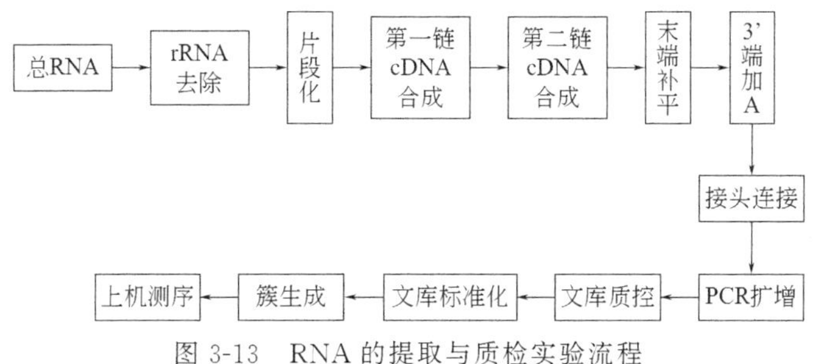

图 3-13　RNA 的提取与质检实验流程

每个样本产生大约 2G 大小的数据，采用测序质量 Q 值对数据进行评估。Q 值与测序错误 E 值之间关系为：$Q=-10\lg E$，要求测序质量值大于 20（Q20）的比例不小于 90%。质量与错误率对照见表 3-1。

表 3-1　质量与错误率对照表

测序错误率(E)	测序质量值(Q)
5%	13
1%	20
0.1%	30
0.01%	40(max Q)

所测得到原始读长（raw reads）中可能含有不合格数据，所以要进行过滤，过滤后的读长（reads）就是过滤后读长（clean reads），再对预处理后 reads 进行基因组序列比对（genome mapping），这个方法比较适用于原核转录组测序数据，而不适用于真核转录组测序数据。*Streptomyces natalensis* ATCC27448 为参考基因对照菌株。

CK1、CK2、CK3、T1、T2、T3 转录组序列原始 reads 分别为 20308688、31484616、24430954、28323736、23462646 和 24633518，原始数据过滤后质控率（clean ratio）分别为 95.64%、90.92%、95.48%和 91.01%，且碱基数均大于 2G。Q20 所占比例均在 90%以上，可见测序数据质量合格，为后续信息学注释及差异基因筛选等奠定了基础（表 3-2 和表 3-3）。

表 3-2　数据预处理结果统计

样品	原始读长	过滤后读长	质控率	Q20 碱基比
CK1	20308688	19423679	95.64%	92.64%
CK2	31484616	30082730	95.55%	91.94%
CK3	24430954	22212871	90.92%	97.06%

续表

样品	原始读长	过滤后读长	质控率	Q20 碱基比
T1	28323736	27044751	95.48%	92.94%
T2	23462646	22302105	95.05%	91.34%
T3	24633518	22417914	91.01%	96.71%

表 3-3　基因组比对结果统计

样品	所有的读长	被比对读长	单匹配点读长	多匹配点读长	匹配率
CK1	17945876	17571995	17493162	12143	97.92%
CK2	29054582	24748214	24635583	21123	85.18%
CK3	24430954	22233735	22212871	20864	91.01%
T1	26072732	25572697	25420655	31308	98.0%
T2	21432264	19375232	19286449	14509	90.40%
T3	24633518	22439364	22417914	21450	91.09%

三、基因水平表达定量

因为 reads 数与基因本身长度、数量以及基因表达水平有关，为了能更好地使它们处于同一个平面上进行比较，所以把 reads 转化成 FPKM（fragments per kilobase of exon model per million mapped reads）。公式如下：

$$FPKM = total\ exon\ fragments / [mapped\ reads(Millions) \times exon\ length(KB)]$$

$$\log_2 FC = \log_2(fold\ change) = \log_2(FPKM1/FPKM2)$$

其中，total exon fragments 为比对到基因 exon（外显子）上的片段数目；exon length 为基因的 exon 总长度；mapped reads 为比对到参考基因组的总 reads 数目。

四、差异表达基因分析统计

6 个 *S. natalensis* HW-2 样品中，三个不同时期的样本之间的差异基因分析可以用 edgeR 进行分析，分析得到的结果以 P 值表示。进行多重假设试验后，确定 P 值的阈值，而原本的 P 值就变成校正后 Q 值。随后可根据 FPKM 值的大小来计算基因差异表达的倍数，即 fold change。差异基因筛选标准是 Q 值$\leqslant 0.05$，fold change $\geqslant 2$。对差异表达基因做 GO 功能分析、KEGG 注释及通路富集分析。根据 *S. natalensis* HW-2 的生长曲线，采用离心的方法收集加与不加诱导子处理的培养 40h（对数期前期）、64h（对数期后期）和 80h（稳定期前期）的菌丝体，通过转录组测序后，分析基因的转录水平的差异，根据其显著性差异，确定显著性上调和下调基因。以 P 值≤0.05 且 $\log_2$（fold change）的绝对值≥1 为筛选条件，分别对 6 个样本中的差异表达基因进行筛选和显著性分析，转录组数据已上传至 NCBI，研究项目编号为 GSE112559。

三个时期基因表达差异情况见表 3-4，差异基因表达量火山图见图 3-14。

表 3-4　真菌诱导子处理后不同时期的基因差异表达情况

时间	所有基因	显著上调基因	显著下调基因	合计
40h	7578	949	316	1265
64h	7578	42	72	116
80h	7500	1940	256	2196

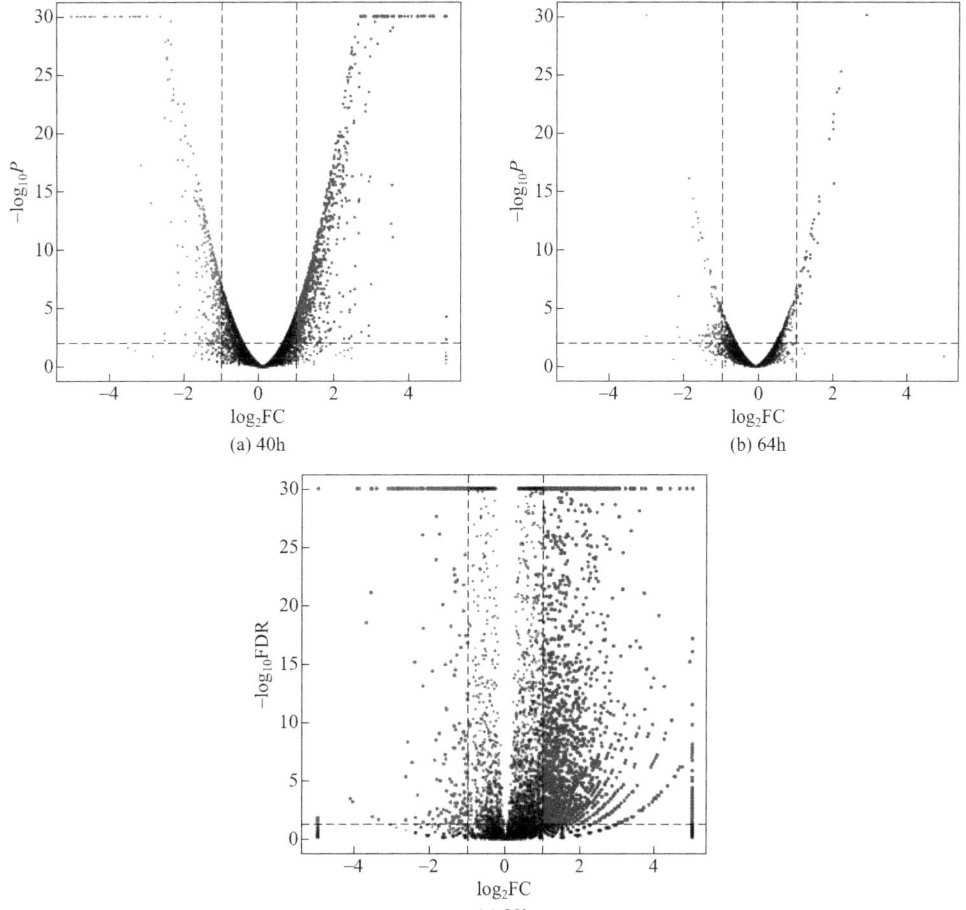

图 3-14　差异基因火山图（右侧表示上调差异基因，左侧表示下调差异基因）

发酵 40h 样本中有 1265 个基因差异表达，其中 949 个上调，316 个下调；发酵 64h 时出现 116 个差异基因，其中上调 42 个，下调 72 个；发酵 80h 时出现 2196 个差异基因，其中上调 1940 个，下调 256 个。

五、差异基因的 GO 功能注释

通过分析，添加真菌诱导子前后，发酵 40h、64h 和 80h 的 *S. natalensis* HW-2 所有差异表达基因被 GO 数据库成功注释。如图 3-15(a) 所示，40h 时，一共 1265 条 unigenes 被注释到 46 个功能类别中。三大功能分类分别包含了 9、15 和 22 个功能分类，unigenes 分布比例分别为 24.08%，22.90%和 53.02%。其中，在分子功能类别中参与的基因最多的是催化活性和结合，细胞组分中大部分基因参与的是细胞和细胞部分，最后一个是生物学过程，大部分差异基因参与了代谢过程和细胞过程。如图 3-15(b) 所示，在 64h 时，一共 114 条 unigenes 被注释到 28 个功能类别中，大多数差异基因参与了细胞过程，代谢过程，细胞以及细胞壁的合成等。如图 3-15(c) 所示，80h 时，总 unigenes 数为 2196 条，被注释到 33 个功能类别中。其中分子功能（molecular function）包含 11 个功能类别，大部分差异基因参与催化活性和结合，细胞组分包含 10 个功能类别，差异基因最多的是代谢过程。

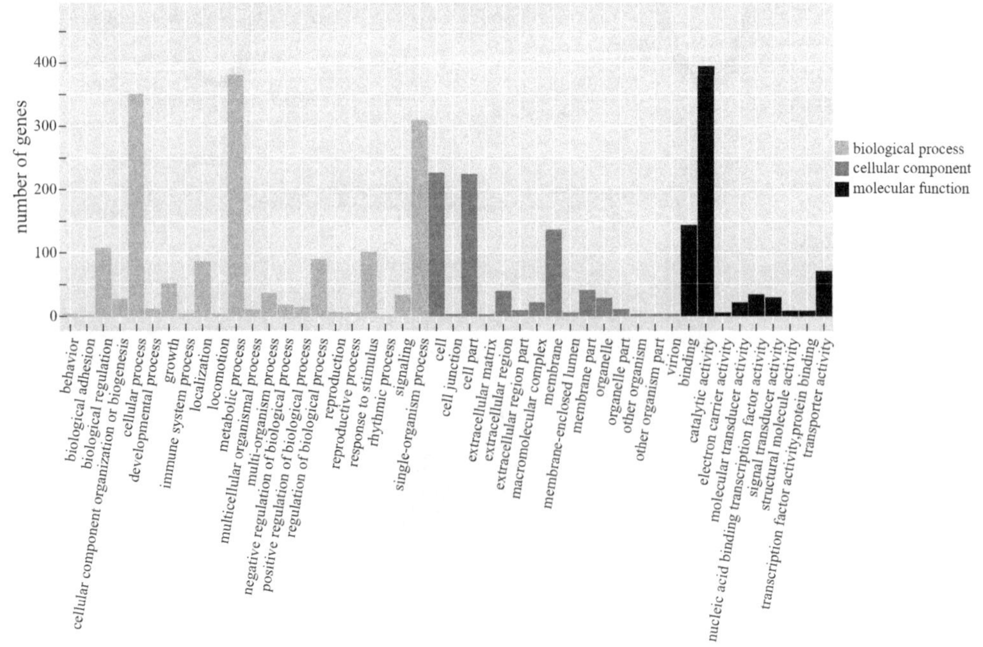

(a) 40h

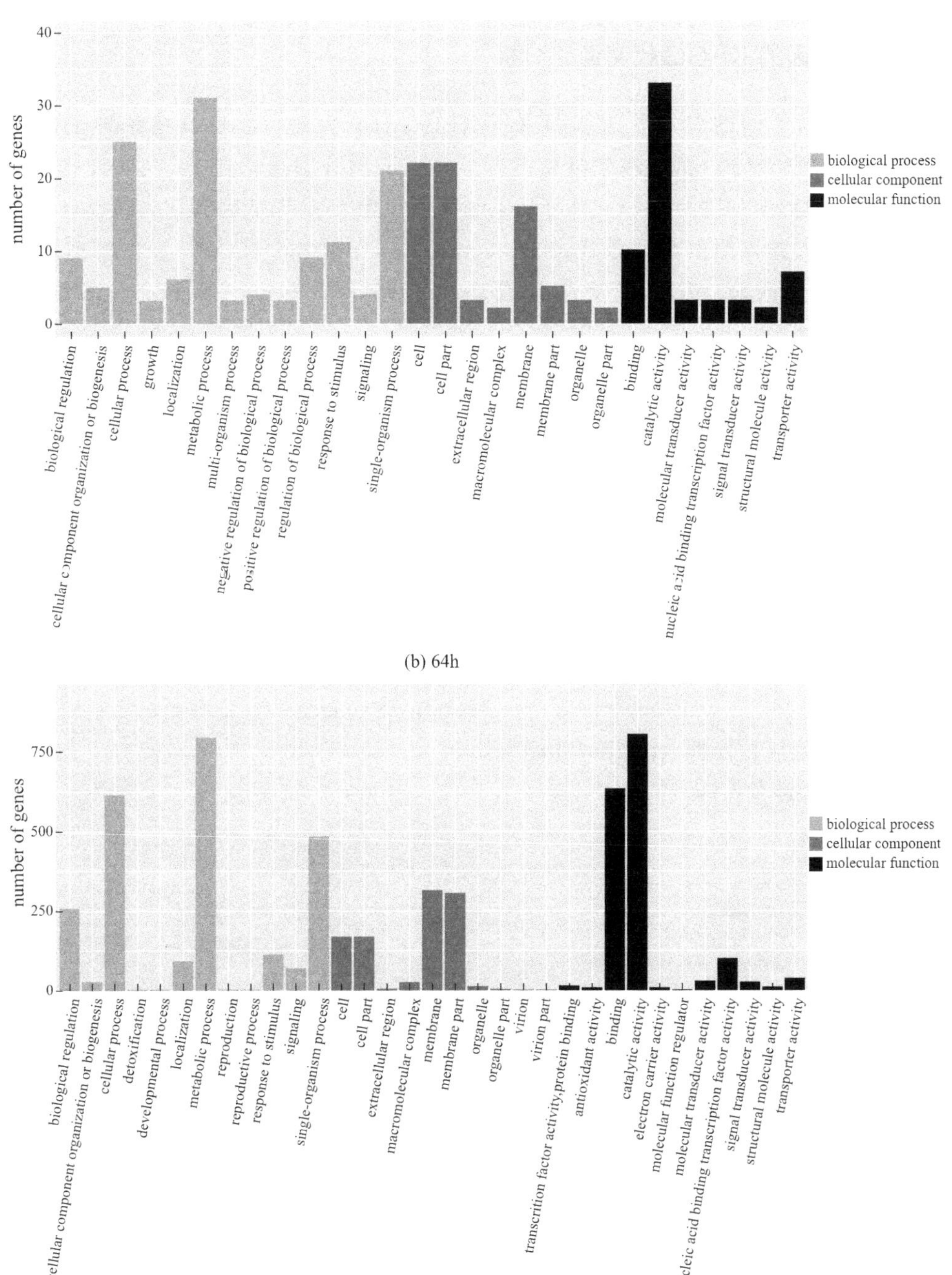

(b) 64h

(c) 80h

图 3-15 GO 分析（见文后彩图）

六、差异基因的 KEGG 代谢通路分析

对 3 组样本间的差异表达基因进行 KEGG 分析发现，添加真菌诱导子前后，发酵 40h、64h 和 80h 的纳塔尔链霉菌差异基因成功分别注释到 19、13 和 19 条通路上（图 3-16）。如图 3-16(a) 所示，40h 时有 988 个差异基因参与 4 大类 KEGG 途径。涉及差异基因最多的是代谢（metabolism，887 unigenes），如氨基酸代谢，碳水化合物代谢等。第二类途径涉及环境信息处理（enviromental information processing，61 unigenes），如膜转运。第三类途径是遗传信息处理（genetic information processing，27 unigenes），如翻译。最后一个途径涉及细胞过程（cellular process，13 unigenes），如运输和代谢。

如图 3-16(b) 所示，64h 时有 80 个差异基因归属于 13 条代谢通路，分为 3 大类：环境信息处理（enviromental information processing，11 unigenes），遗传信息处理（genetic information processing，4 unigenes）和代谢（metabolism，65 unigenes），主要参与氨基酸代谢。如图 3-16(c) 所示，80h 时，转录组数据中 891 差异表达基因归属于 19 条代谢通路，主要分为 4 大类 KEGG 途径。涉及差异基因最多的是代谢（metabolism，769 unigenes），如氨基酸代谢、能量代谢和碳水化合物代谢，第二类涉及遗传信息处理（genetic informstion processing，58 unigenes），如翻译、复制和修复。第三类是环境信息处理（enviromental information processing，54 unigenes），如膜转运等。第四类涉及疾病（human diseases，10 uniegenes），如耐药性。

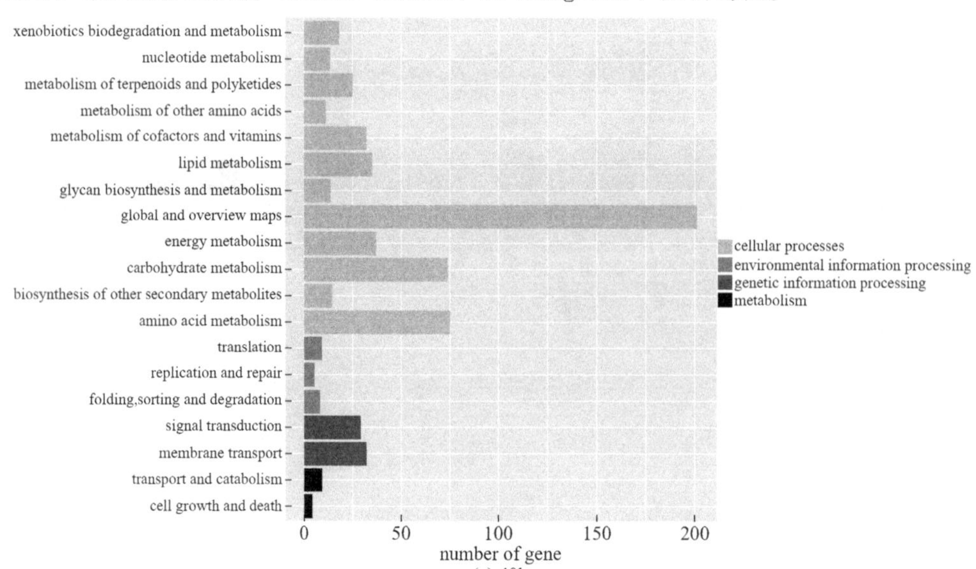

(a) 40h

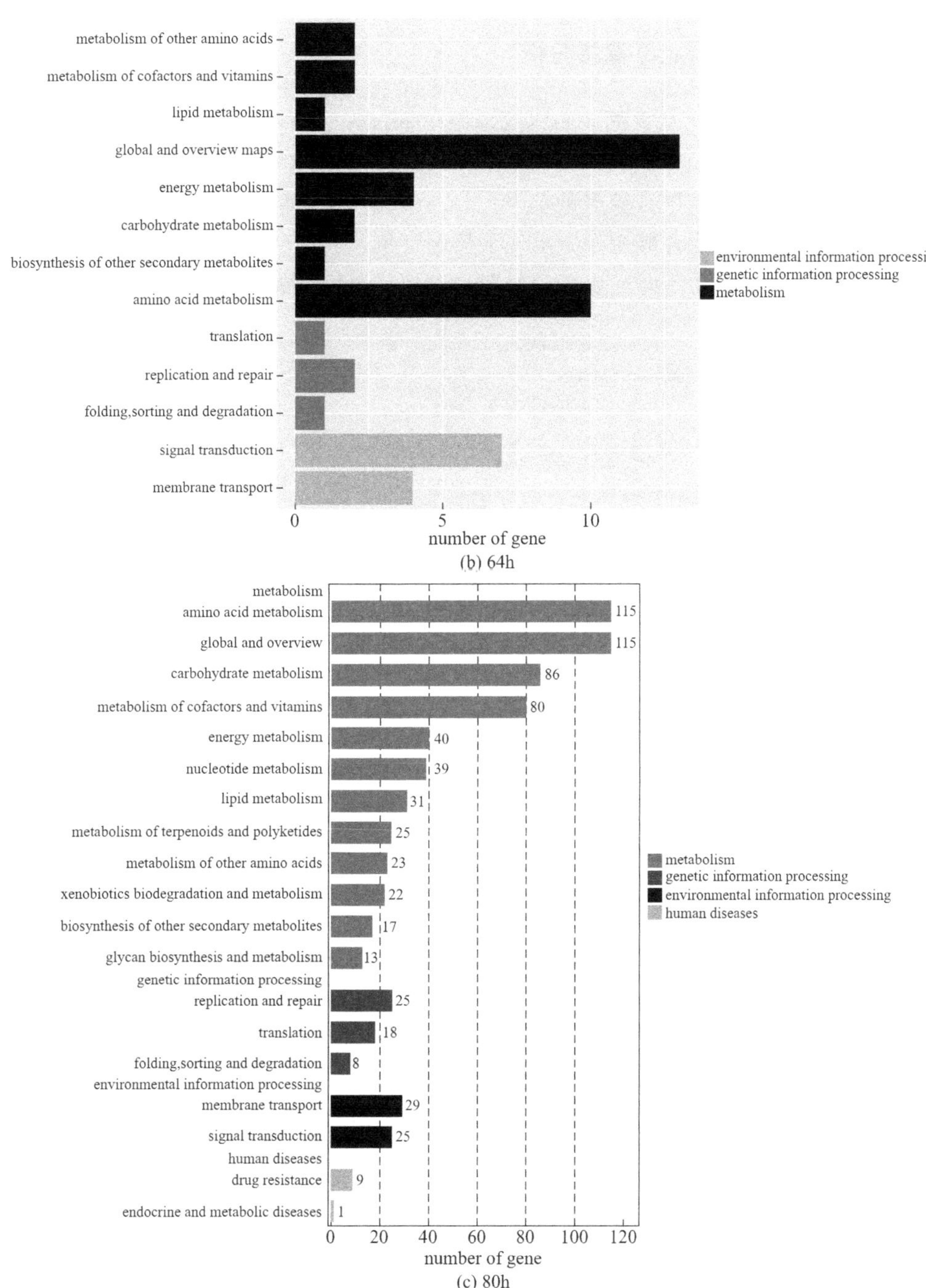

(b) 64h

(c) 80h

图 3-16 KEGG 分析（见文后彩图）

七、GO 富集和 Pathway 富集分析

Pathway 富集分析，如图 3-17 所示，*Streptomyces natalensis* HW-2 发酵 40h 时，988 个差异表达基因获得注释，映射到 123 条代谢途径分支中。

选取差异基因富集数目较多的前 30 个 Pathway 进行整理分析，可知差异基因在铁载体组非核糖体肽合成途径中出现了显著富集，其中包含差异基因序列最多的是代谢途径、微生物在不同环境中的代谢和次生代谢物合成。

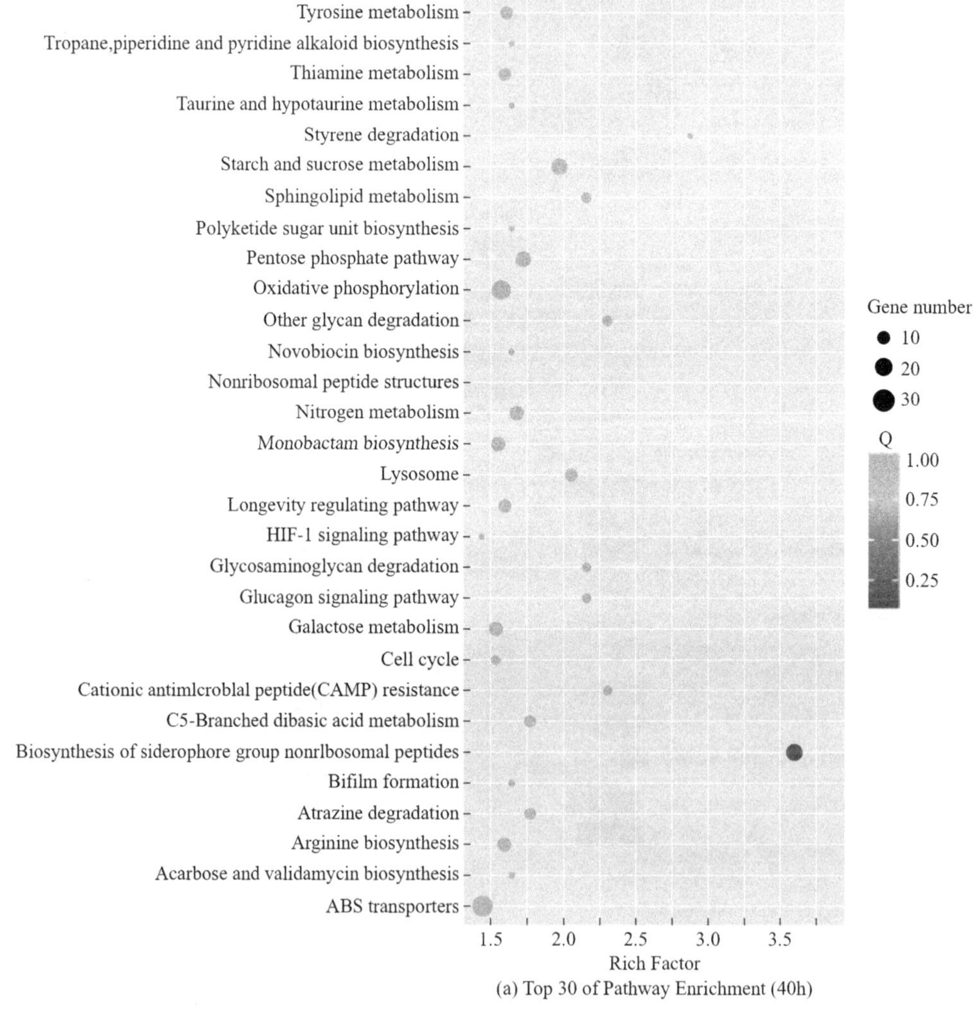

(a) Top 30 of Pathway Enrichment (40h)

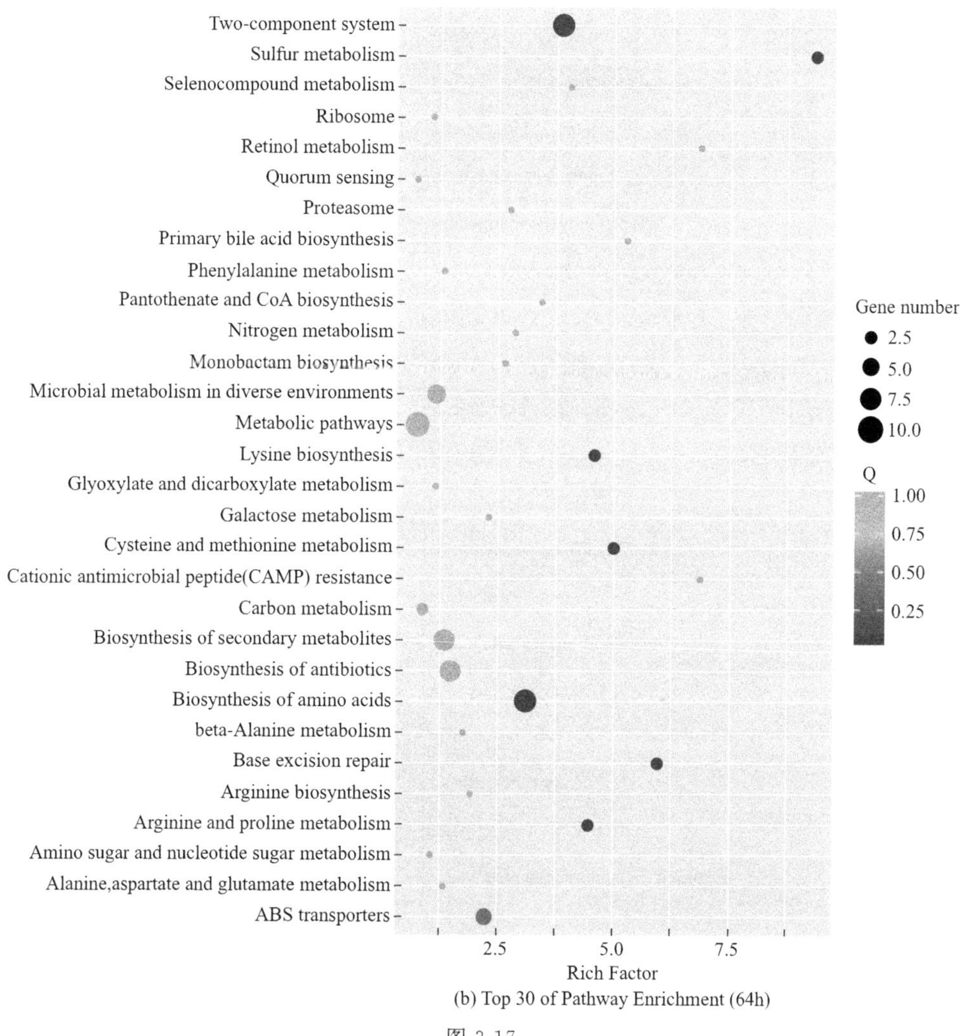

(b) Top 30 of Pathway Enrichment (64h)

图 3-17

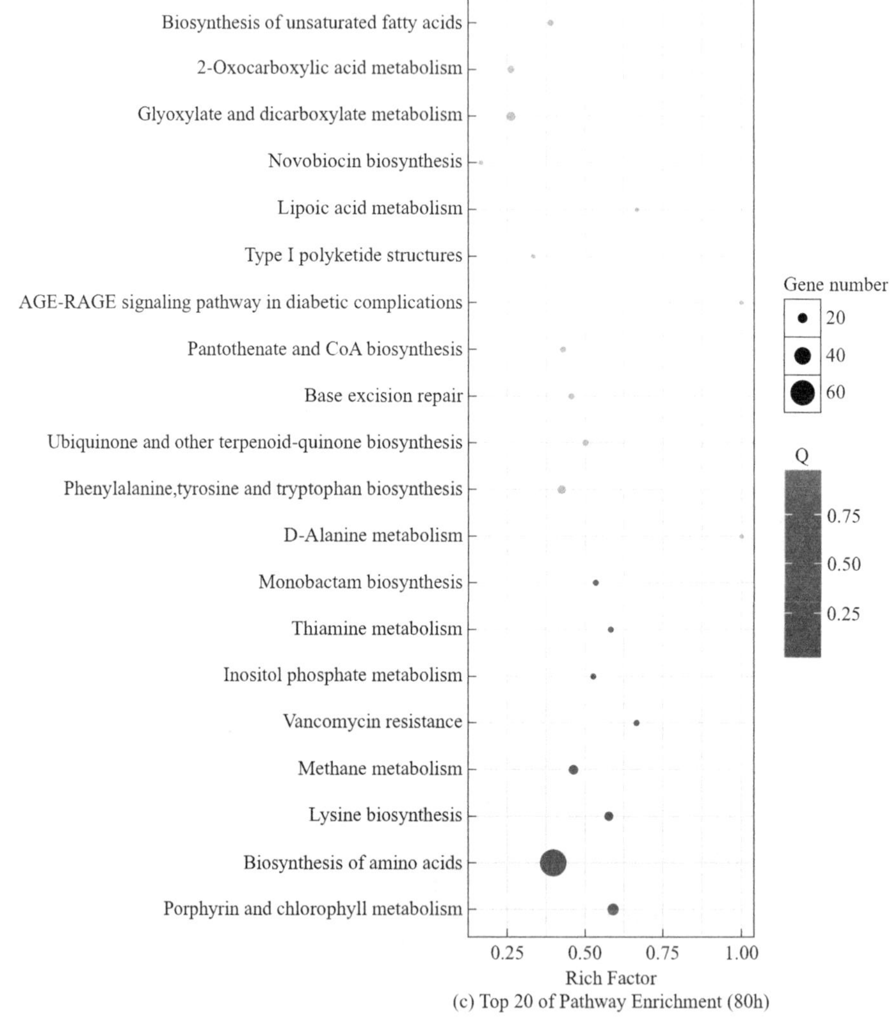

(c) Top 20 of Pathway Enrichment (80h)

图 3-17 Pathway 富集分析（见文后彩图）

发酵 64h 时，所有差异基因被映射到 28 条通路分支中，主要参与代谢、氨基酸生物合成、次级代谢物合成等，还发现在氨基酸生物合成、抗生素生物合成，以及各类分支氨基酸代谢等出现了富集。发酵 80h 时，891 个差异基因被映射到 113 条通路分支中，差异基因在辅因子代谢、氨基酸生物合成和代谢等途径出现了显著富集。并且发现大部分差异基因参与了氨基酸生物合成，碳代谢和甘氨酸、丝氨酸和苏氨酸代谢。

通过对不同时期菌体转录水平的分析，真菌诱导子在对数生长末期（80h）对 *S. natalensis* HW-2 的转录水平影响最大，差异表达基因进行 GO 富集分析，结果显示生物过程（biological process）出现显著富集，表 3-5 为发酵 80h 的部分生物过程显著富集情况。其中有机环状化合物生物合成过程、杂环化合物的生物合成过程、生物调控等出现了富集。

表 3-5 GO 富集分析-生物过程（80h）

GO 名称	功能描述	*P* 值	*Q* 值
GO:1901362	有机环状化合物的合成过程	1.75×10^{-9}	1.58×10^{-6}
GO:0019438	芳香环状化合物的合成过程	5.62×10^{-9}	2.53×10^{-6}
GO:0018130	杂环状化合物的合成过程	8.96×10^{-9}	2.69×10^{-6}
GO:0050794	细胞过程的调节过程	1.95×10^{-8}	4.39×10^{-6}
GO:0050789	生物过程的调节过程	5.35×10^{-8}	9.65×10^{-6}
GO:0065007	生物调节过程	7.39×10^{-8}	1.11×10^{-5}
GO:1901360	有机环状化合物的代谢过程	1.59×10^{-7}	1.79×10^{-5}
GO:0006725	芳香环状化合物的代谢过程	3.91×10^{-7}	3.92×10^{-5}
GO:0046483	杂环状化合物的代谢过程	4.35×10^{-7}	3.92×10^{-5}
GO:0044237	细胞代谢过程	1.22×10^{-6}	0.0001
GO:0006351	转录过程	2.88×10^{-6}	0.000173
GO:0010556	大分子化合物生物合成的调节	2.40×10^{-5}	0.000635

对 KEGG 途径的调控分析发现，真菌诱导子对分支氨基酸的合成和代谢相关的基因转录水平影响较大（图 3-18 和图 3-19），如 SNA _ RS 31700 基因转录乙酰乳酸合成酶的大亚基（acetolactate synthase large subunit，IlvB）转录水平从 742 增加到 2072，$\log_2 FC=1.41$；SNA _ RS 31630 基因转录分支氨基酸氨基转移酶（branched chain amino acid aminotransferase）的转录水平从 141 提高到 348，

$log_2FC=1.23$。目前许多报道已经证明，在发酵液中添加某些分支氨基酸能够提高目标代谢产物的产量，特别在提高链霉菌的次级代谢产物中得到广泛应用，如阿维菌素等。分支氨基酸在代谢过程中能够产生大量的二碳、三碳等 CoA 产物（见图 3-17），这些物质可以作为次级代谢产物的前体，特别是通过聚酮合酶途径合成的化合物。

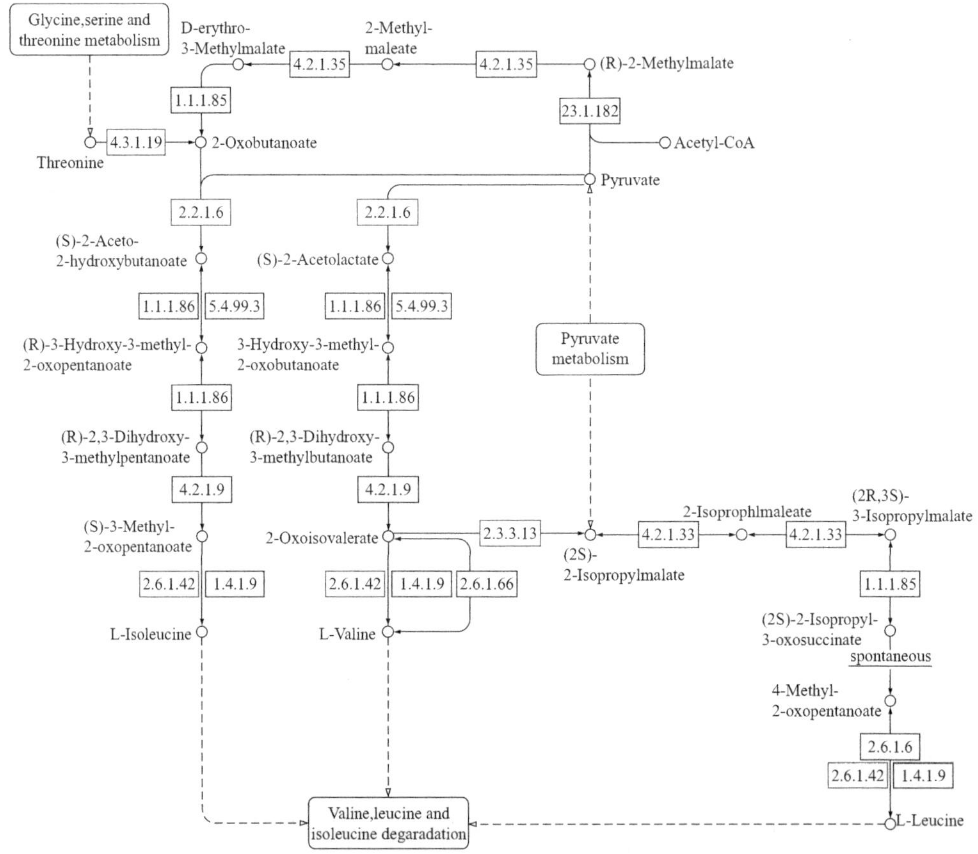

图 3-18 真菌诱导子对分支氨基酸合成相关基因转录水平影响的 KEGG 图
（红色表示上调差异基因，绿色表示下调差异基因，见文后彩图）

表 3-6 列出在 80h 时部分差异显著的上调和下调的基因，从表中可以看出 MarR、TetR、LysE、GntR、MerR、LacI 等家族转录因子的转录水平得到大幅度提高，短链脂肪降解相关酶、乙酰转移酶、CoA 转移酶等转录水平得提高明显；而 AraC 家族转录因子、ABC 转运蛋白透过酶等转录水平降低明显。

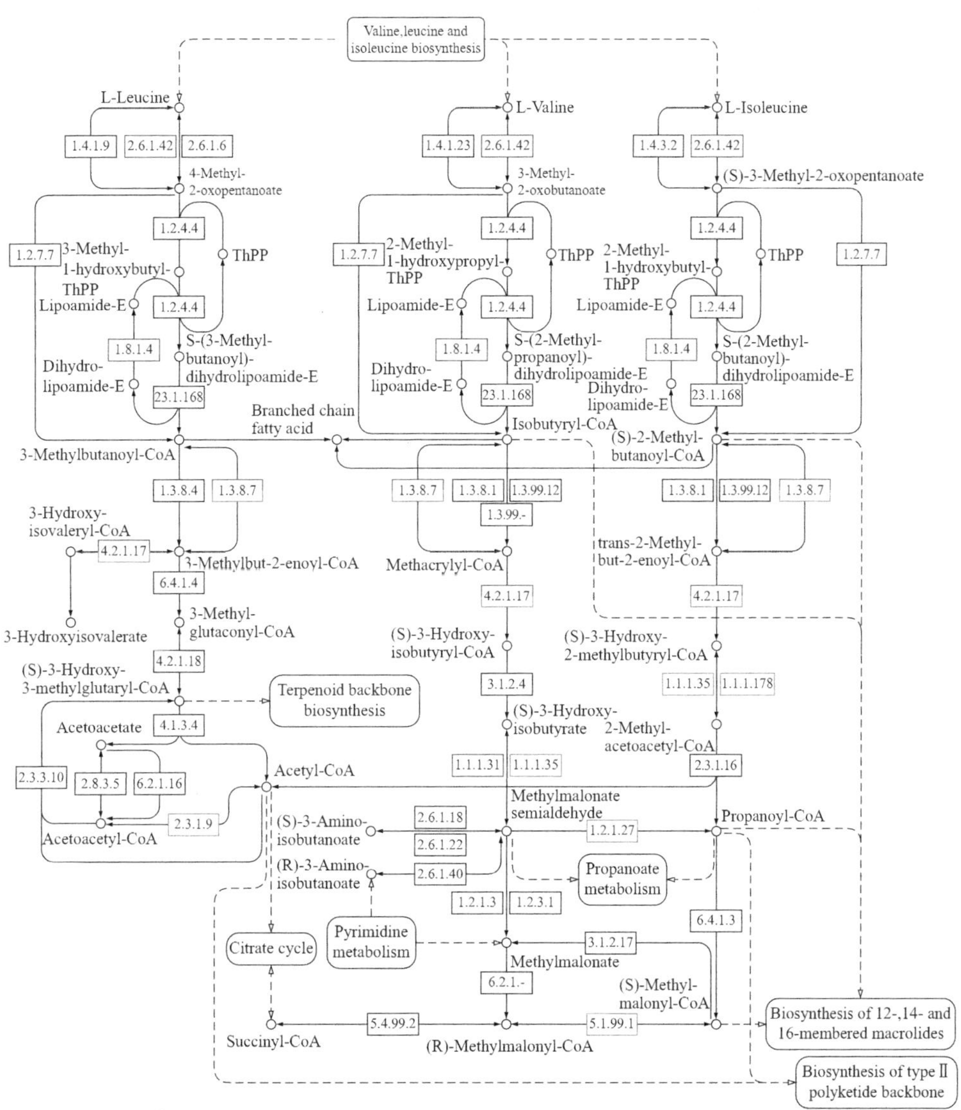

图 3-19　真菌诱导子对分支氨基酸代谢相关基因转录水平影响的 KEGG 图

（红色表示上调差异基因，绿色表示下调差异基因，见文后彩图）

表 3-6　在 80h 时部分差异较大基因的表达情况

转录水平上调的部分基因			转录水平下调的部分基因		
基因	功能描述	log_2FC	基因	功能描述	log_2FC
SNA_RS26515	MarR 家族转录调节子	12.76	SNA_RS15250	氧化还原酶	−3.96

续表

转录水平上调的部分基因			转录水平下调的部分基因		
基因	功能描述	log_2FC	基因	功能描述	log_2FC
SNA_RS01540	短链脂肪酸降解酶	12.37	SNA_RS15275	3-脱氢奎尼酸合酶	−3.59
SNA_RS18705	TetR 家族转录调节子	11.88	SNA_RS25540	AraC 家族转录调节子	−3.59
SNA_RS12245	LysE 家族转录调节蛋白	11.47	SNA_RS15285	水杨酸单脱氧酶	−3.14
SNA_RS32435	碱磷酸化酶	11.27	SNA_RS10485	NAD 依赖脱水酶	−3.06
SNA_RS12165	核苷转移酶	11.12	SNA_RS05650	ABC 转移渗透酶	−2.98
SNA_RS25180	谷氨酰胺转移酶	11.11	SNA_RS27880	一氧化碳脱氢酶	−2.90
SNA_RS19005	乙酰转移酶	11.10	SNA_RS20585	MBL 金属水解酶	−2.86
SNA_RS09180	甲基转移酶型	11.02	SNA_RS27885	氧化还原酶	−2.85
SNA_RS05520	ABC 转运渗透酶	10.94	SNA_RS06085	2-酮-肌醇-脱水酶	−2.83
SNA_RS22595	苏氨酸蛋白磷酸化酶	10.39	SNA_RS06050	GCN5 家族乙酰转移酶	−2.66
SNA_RS27910	GntR 家族转录调节子	10.39	SNA_RS25675	羧基多内酯脱羧酶	−2.61
SNA_RS26035	MerR 家族转录调节子	10.38	SNA_RS27220	巴豆酰辅酶 A 还原酶	−2.51
SNA_RS19265	硫胺合成蛋白	10.18	SNA_RS32170	胆固醇酯酶	−2.25
SNA_RS04810	辅酶 A 转移酶	9.83	SNA_RS02770	丁酸酯辅酶 A 脱氢酶	−2.24

纳他霉素的生物合成途径为醋酸-丙二酸途径（AA-MA 途径），此途径首先第一是前体物质（乙酰辅酶 A 和丙二酰辅酶 A）的生成、第二是大环内酯的生物合成（聚酮合成酶途径），最后一步就是氨基糖的形成。纳他霉素结构中的大环内酯骨架环主要的催化酶是 PKS Ⅰ，该酶由 84985 bp 编码了聚酮合酶模块的 PimS0、PimS1、PimS2、PimS3、PimS4，并由其他 11 种蛋白修饰聚酮骨架（PimA、PimB、PimC、PimD、PimE、PimF、PimG、PimH、PimI、PimJ、PimK），PKS Ⅰ通过乙酸、丙酸和丁酸的缩合构成大环聚酮，其功能性亚基包括酰基载体蛋白（ACP）、酰基转移酶（AT）、硫酯酶（TE）、酮酰基载体蛋白合成酶（KS）、酮基还原酶（KR）、脱水酶（DH）等，最终通过 PKS 催化 11 个乙酸和一个丙酸的链的缩合，最终获得了纳他霉素的内酯环骨架。对 80h 时期的转录组数据进行分析，从表 3-7 中可以看出，真菌诱导子能够提高大部分与纳他霉素生物合成相关的酶的转录水平。

表 3-7 真菌诱导子对纳他霉素生物合成相关酶的转录水平影响

基因	描述	log_2FC
SNA_RS21375	聚酮合酶Ⅰ(PKSⅠ)	1.56
SNA_RS29280	ABC 转运子(PimA)	2.83

续表

基因	描述	log_2FC
SNA_RS22675	氨基转移酶(PimC)	1.76
SNA_RS05805	单加氧酶(PimD)	1.08
SNA_RS16480	细胞色素 P450(PimE)	3.34
SNA_RS14670	铁氧还蛋白还原酶(PimF)	3.17
SNA_RS35625	外排泵(PimH)	1.96
SNA_RS09665	硫酯酶(PimI)	1.83
SNA_RS22185	AMP 链接酶(PimJ)	1.43
SNA_RS15480	糖基转移酶(PimK)	3.40
SNA_RS13855	乙酰转移酶(AT)	4.29
SNA_RS07750	半乳糖脱水酶(DH)	2.10
SNA_RS32700	3-氧酰基-(酰载体蛋白)合酶(KS)	1.97
SNA_RS05810	醛酮还原酶(KR)	1.61

八、转录组测序的 qRT-PCR 验证

为了验证转录组测序结果是否正确，对发酵 80h 的纳塔尔链霉菌菌体，包括对照组和添加真菌诱导子组，选择 *S. natalensis* HW-2 发酵 80h 时候的差异显著的基因进行定量 PCR 分析验证。这些基因的转录水平如表 3-8 所示，所选基因主要是几个家族调控因子和与纳他霉素合成相关的差异较显著的基因。为了验证差异表达基因序列的可靠性，制备一个时间点的样品，包括对照组和添加真菌诱导子组。

表 3-8　待验证基因的差异表达水平

基因	描述	log_2FC
SNA_RS12245	LysE 家族转录调节子	11.46
SNA_RS18705	TetR 家族转录调节子	11.88
SNA_RS26515	MarR 家族转录调节子	12.75
SNA_RS26355	GntR 家族转录调节子	4.16
SNA_RS16550	6-磷酸果糖激酶	1.69
SNA_RS11825	乙酰辅酶 A 合成酶	1.72
SNA_RS29280	MarR 家族转录调节子	12.75
SNA_RS09665	硫酯酶(PimI)	1.83

续表

基因	描述	log_2FC
SNA_RS25540	AraC 家族转录调节子	−3.59
SNA_RS05940	乙酰辅酶 A 脱水酶	−1.66
SNA_RS21375	聚酮合酶Ⅰ(PKSⅠ)	1.56

本研究涉及荧光定量的基因的引物如表 3-9 所示，通过实时荧光定量 PCR，做相对定量检测，采用 $2^{-\triangle\triangle Ct}$ 法对数据进行相对定量分析。

表 3-9　基因序列的特异性引物

引物名称	引物序列	片段大小
SNA_RS12245-F SNA_RS12245-R	GGCACCACGGCCACGAAGA CGCTGGGACACGGCGTTCA	239
SNA_RS18705-F SNA_RS18705-R	AGCTGTCGATCAGCGCCTCCCA ATCGGCTACCACTTCGGCTCCC	139
SNA_RS26515-F SNA_RS26515-R	TCCGGGTCAGCAGGTCGA TGCGCCGTACCCAGAAGC	99
SNA_RS26355-F SNA_RS26355-R	TAGCGGTCGTCGGACCACTCGA GCACGGTCTACGCGGACTGGAT	250
SNA_RS16550-F SNA_RS16550-R	TGTCCGTCGAGCTGGAGAACCG GGGCACCGTCTTCAGGCTTTCG	233
SNA_RS11825-F SNA_RS11825-R	AGGATCTTGCCACTCGTGGTCTTGG AACGGCTGGCGGCGTACAAATA	79
PimI TE-F PimI TE-R	CACCTCCGCCACGGATGACA CGACGCCAGCTCGTCTGCTTT	90
SNA_RS25540 -F SNA_RS25540 -R	GTCGTTGAACTGCCGCACGCTG AGACCACCCCGCTGCCCATC	71
SNA_RS05940 -F SNA_RS05940-R	TTCGCCTACCTGGGCCACAA TGCGCTCCTGCACGTACTGC	112
SNA_RS21375-F SNA_RS21375-R	CCACCGCACGTTCAAGGAGATG ACCGCCGTCACCGCTTTCAA	276
SNA_RS29280-F SNA_RS29280-R	GGTTCGCTGGTGACACAGATCC ATGATAGCCCTCCTCCGCTATC	197

由图 3-20 可知，以上这 11 个基因的表达趋势一致。虽然其结果与转录组分析结果在表达量上和变化幅度上有些差异，但也能真实反映菌体转录组水平的变化。

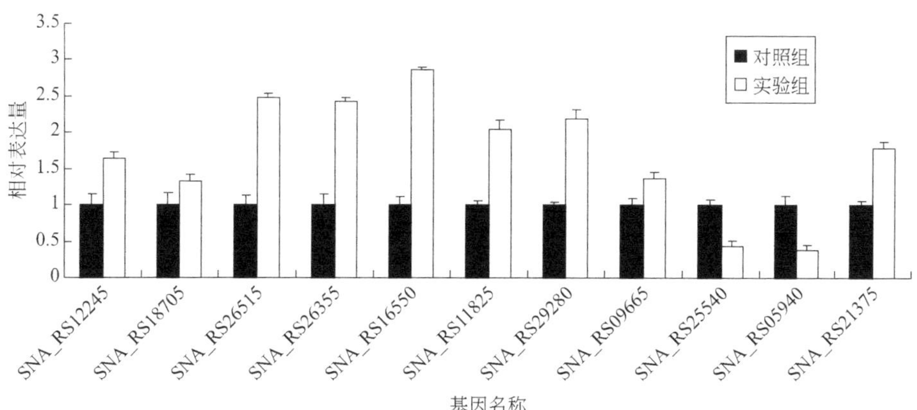

图 3-20　部分基因的荧光定量 PCR 验证

第四章　支链氨基酸对纳他霉素生物合成的影响

第一节　支链氨基酸概述

一、支链氨基酸的定义

支链氨基酸也叫侧链氨基酸（BCAA）。在自然界氨基酸中，指缬氨酸、亮氨酸、异亮氨酸总称。这些氨基酸结构上 β 位 γ 位有甲基，代谢途径上也相近，能够被共同底物特异性的酶所催化。

二、支链氨基酸在抗生素发酵中的应用

氨基酸既可以作为碳源使用，也可以充当氮源利用，并且氨基酸的代谢产物，例如乙酰 CoA、丙酰 CoA 等物质是大环内酯类抗生素合成的前体。李桢林等研究支链氨基酸对必特螺旋霉素合成的影响中，当在发酵进行到 36h 分别添加 0.5g/L 的支链氨基酸，发酵液中的乙酸、丙酸和丁酸都出现了大量的积累。任艳丽等添加氨基酸对捷安肽素发酵的影响研究中，发酵 12h 时，Asn、Lys 和 Pro 的添加浓度分别为 156.3mg/L、155.5mg/L、153.5mg/L 时，细胞浓度比对照提高 37.6%。胡景等研究前体氨基酸生物合成的影响，实验发现在发酵开始前，加入 0.5%的异亮氨酸，最终 AVMBla 的效价比空白提高了 200%。2014 年，Beites 等从转录组水平上发现 ROS 稳态失衡与 BCAA 生物合成和分解代谢途径的调节有关。前人的研究结果证实了氨基酸对微生物的发酵有影响作用。

三、支链氨基酸的作用机理

微生物代谢过程中支链氨基酸存在与否，会影响编码氨基酸代谢路径中的酶类基因和编码合成代谢途径中酶类基因的转录水平，这种作用方式称为贫富调控，调控作用受效应物的浓度影响。转录水平发生变化的基因参与氨基酸代谢相关的途径，包括氨基酸生物合成降解以及转运中的基因或者操纵子。比如编码支链酮酸脱

氢酶（BCDH）的 *bkd* 操纵子失活时，体外培养基中添加支链氨基酸可以诱导 *bkd* 操纵子的表达。链霉菌含有两个 BCDH 基因簇，每个基因簇都有可能将支链氨基酸转化为相应的硫酯，并含有至少三种不同的缬氨酸分解代谢途径，这些途径可根据营养物质的可用性而被广泛使用。对支链氨基酸前体代谢相关基因 *tdh* 的敲除，同时对支链氨基酸生物合成酶的相关基因过表达，从理论上能够促进异亮氨酸和缬氨酸的生物合成。支链氨基酸又被分解成各种辅酶 A 类化合物，这些化合物是聚酮类化合物生产中使用的关键前体。因此，通过对 BCAA 的合成和分解代谢的通量平衡进行调控，可以提高聚酮类抗生素的产量。

第二节　支链氨基酸对纳他霉素生物合成的影响

根据纳他霉素的结构特点，在大环内酯类化合物形成时，这个内酯环是其限制因素。内酯环的结构通过聚酮体途径缩合而成，中间需要的一些前体物质的主要来源，与氨基酸代谢、脂肪酸循环和 TCA 循环息息相关，在物质的合成和代谢调控中，是联系初级代谢与次级代谢的枢纽。氨基酸可以作为碳源，也可以充当氮源，并且氨基酸的代谢产物能够作为前体物质，例如乙酰 CoA、丙酰 CoA 等物质是大环内酯类抗生素合成的前体。据报道每摩尔亮氨酸产生 3mol 乙酰 CoA，缬氨酸降解可通过三种不同途径进行，产生丙酰 CoA、甲基丙二酰 CoA 和乙酰 CoA。链霉菌通过异丁酰 CoA 到丁酰 CoA 的分子内转化以及随后的氧化形成乙酰 CoA，将缬氨酸转化为乙酰 CoA 的能力是不寻常的，这使得乙酰 CoA 的生成成为了每种支链氨基酸分解代谢的最终产物。本文从在培养基中添加支链氨基酸的角度入手，筛选出对纳他霉素产量影响最大的支链氨基酸，优化其添加浓度、添加时间，并研究这些条件对纳塔尔链霉菌合成纳他霉素过程的影响。

一、支链氨基酸对纳他霉素产量的影响

称取一定量的氨基酸，在紫外灯下照射 4h，根据实验设计加入纳他霉素发酵液中，继续发酵至结束。将生长于斜面培养基上成熟的纳塔尔链霉菌 HW-2 孢子接于种子培养基中，28℃、200r/min 培养，2d 后将种子液按 6% 比例接入发酵培养基中，28℃、200r/min 培养 5d，得纳他霉素发酵液。取 1mL 发酵液和 9mL 甲醇混合，充分振荡 2h，10000r/min 离心 10min，采用 0.22μm 微孔滤膜过滤上清液，滤液 4℃保存待测。纳他霉素测定采用 HPLC 法测定，色谱条件：YMC-Pack ODS C_{18} 色谱柱（4.6mm×250mm），流动相为甲醇：水＝75：25（体积比），流速

0.8mL/min，检测波长 λ＝304nm。

当 *S. natalensis* HW-2 发酵至 24h 时，添加不同质量浓度的缬氨酸（Val）、亮氨酸（Leu）和异亮氨酸（Ile），研究了 3 种氨基酸对纳他霉素生物合成的影响，结果见图 4-1。可以看出，缬氨酸对纳他霉素生物合成的影响最大。与对照组相比，0.25g/L 异亮氨酸和 0.5g/L 缬氨酸分别使纳他霉素的产量提高了 1.44 倍（1.12g/L）和 1.86 倍（1.45g/L），而亮氨酸加入后没有明显的效果。

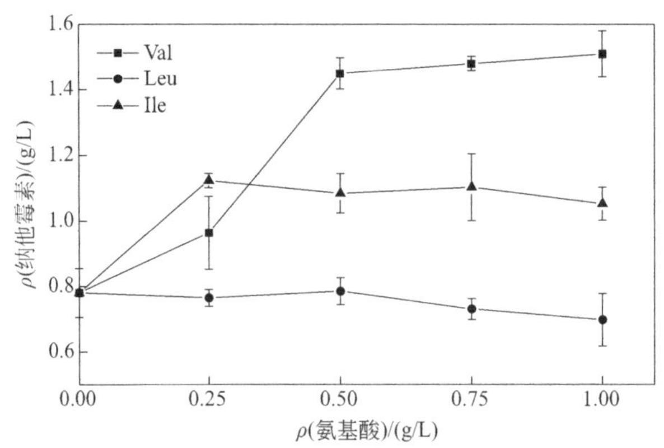

图 4-1　支链氨基酸浓度对纳他霉素生物合成的影响

二、缬氨酸添加时间的优化

为研究缬氨酸添加时间对纳他霉素生物合成的影响，在不同时间添加质量浓度 0.5g/L 缬氨酸。从图 4-2 中可以看出，缬氨酸在发酵 36h 时添加，对纳他霉素合成的促进作用最强，纳他霉素的产量为 1.57g/L。结果表明，*S. natalensis* HW-2 在

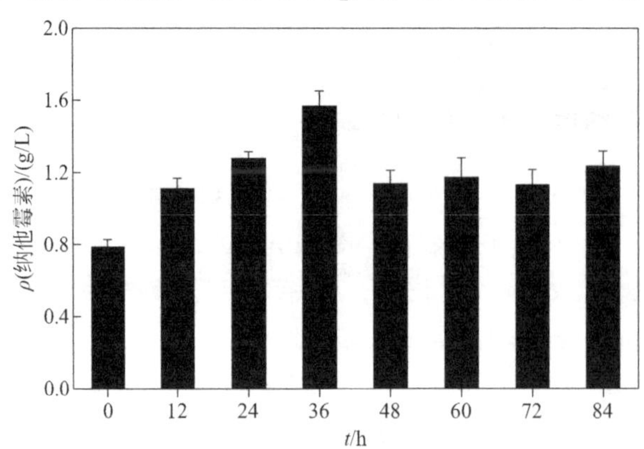

图 4-2　添加时间对纳他霉素产量的影响

不同时期对缬氨酸的敏感性不同。

三、缬氨酸对 *S. natalensis* HW-2 发酵过程的影响

细胞生物量（DCW）的测定采用干重法；葡萄糖的测定采用 3,5-二硝基水杨酸法（DNS）；pH 值的测定采用 pH 计。测定缬氨酸对纳他霉素发酵过程的影响，发酵至 36h 时加入 0.5g/L 缬氨酸，每隔 24h 取样测定发酵过程参数，研究缬氨酸对 *S. natalensis* HW-2 发酵过程中细胞生物量、pH、残糖和纳他霉素产量的影响，结果如图 4-3 所示。由图 4-3(a) 可见，纳他霉素在 4d 时的产量为 1.82g/L，比对照组高 80%；由图 4-3(b) 可见，细胞生物量（DCW）在前 3d 迅速增加，实验组在第三天达到最大值 6.01g/L，但比对照组低 4.4%。从图 4-3(c) 和图 4-3(d) 可以看出，在发酵前 4d，葡萄糖利用速度比对照组快，之后剩余葡萄糖含量差别不大，实验组 pH 比对照高约 0.3。分析原因，可能菌体对缬氨酸中氨基的利用导致发酵液的 pH 出现变化，pH 变化改变了胞外营养物质的解离度和细胞膜的通透性，从而干扰了菌体的初级代谢，影响菌体的生长。

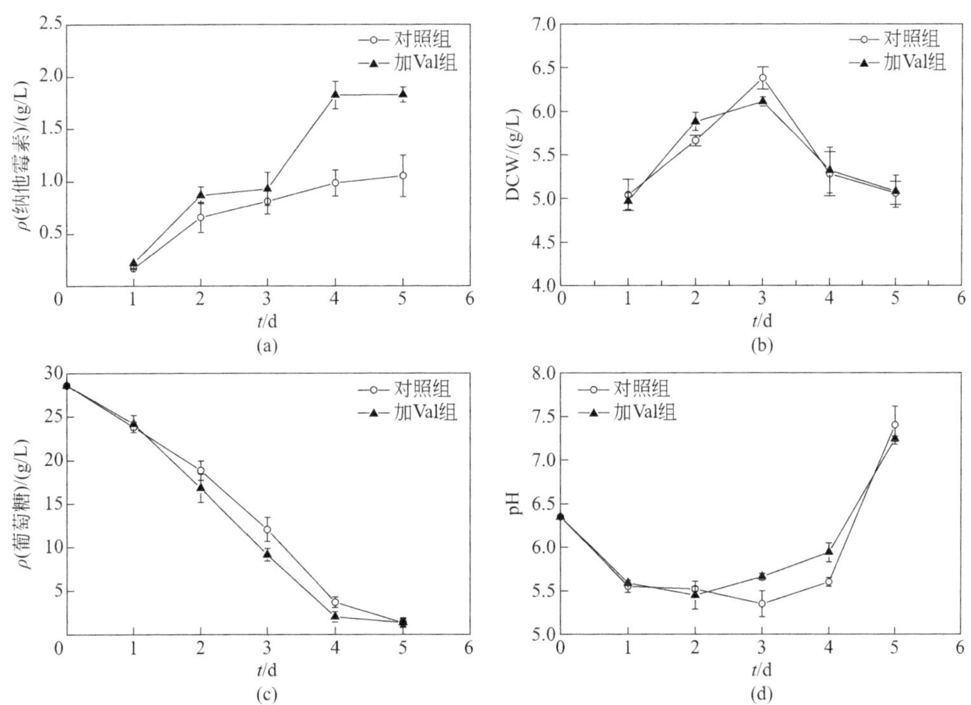

图 4-3　缬氨酸对纳他霉素发酵过程的影响

四、缬氨酸对糖酵解的影响

纳他霉素的生物合成途径和调控机制已有诸多文献报道，纳他霉素通过醋酸-丙二酸途径生物合成，合成途径包括前体（乙酰辅酶A和丙二酰辅酶A）的生成、大环内酯的生物合成（聚酮合成酶途径）和氨基糖的形成，其合成方式与脂肪酸合成类似，由Ⅰ型聚酮合酶（PKSⅠ）催化合成一个丙酸和12个乙酸单元而合成。在纳他霉素生物合成过程中，内酯环的形成以二碳和三碳类物质为前体，它们主要来源于糖酵解、三羧酸循环、脂肪酸和氨基酸代谢。糖酵解途径（EMP）和三羧酸循环（TCA）是纳他霉素产生的重要途径，相关酶活力变化反映菌体内纳他霉素前体的产生情况。EMP中的己糖激酶（HK）、磷酸果糖激酶（PFK）和丙酮酸激酶（PK）是三种关键限速酶，分别催化葡萄糖生成6-P-葡萄糖、6-P-果糖生成1,6-2P-果糖和丙酮酸生成乙酰辅酶A。TCA循环中柠檬酸合成酶（CS）催化草酰乙酸和乙酰辅酶A生成柠檬酸，丙酮酸羧化酶（PC）和磷酸烯醇式丙酮酸羧化酶（PEPC）分别催化丙酮酸和磷酸烯醇式丙酮酸生成草酰乙酸。丙酮酸是纳他霉素生物合成过程中一种重要的中间代谢产物，糖酵解途径中丙酮酸的生成与HK、PFK和PK的活性相关密切。

为测定以上相关酶活，纳他霉素发酵至36h时加入0.5g/L缬氨酸，继续进行发酵。取不同培养阶段的*S. natalensis* HW-2发酵液，于4℃、10000r/min离心5min，收集菌丝体。采用超声波法破碎菌体2min（超声3s，间隔10s），然后在4℃、10000r/min离心10min，上清液用于酶活测定。每种酶活的测定按照相应试剂盒上的说明分别进行，HK、PFK、PK、PC和PEPC酶于340nm波长下测定吸光度值；CS酶于波长为412nm下测定吸光度值。

图4-4为缬氨酸对HK(a)、PFK(b)和PK(c)酶活力的影响。从图4-4(a)中可以看出，添加缬氨酸后，HK酶活性与对照组无明显差异。PFK酶活性在60h前对照组与实验组无明显变化，但在72h时，实验组明显高于对照组［图4-4(b)］；PK酶活力在前60h时明显高于对照组，在60h时酶活提高了55%，而72h时实验组低于对照组［图4-4(c)］，该酶活的变化导致糖酵解速率加快，葡萄糖的利用程度提高，该结果与图4-4(c)的实验结果相一致。

根据以上研究结果，本文检测了EMP代谢产物丙酮酸的含量，结果如图4-5所示。丙酮酸浓度在48h内显著升高，达5.09g/L，比对照提高了80.5%，但随着发酵时间的延长，对照组和实验组的丙酮酸的含量无明显差别。胞外葡萄糖进入细胞内以后，首先经过EMP途径生成丙酮酸后才能进一步转化为乙酰辅酶A，然后进入三羧酸循环，在一定程度上丙酮酸浓度的变化可以反映菌体对糖的利用情况。

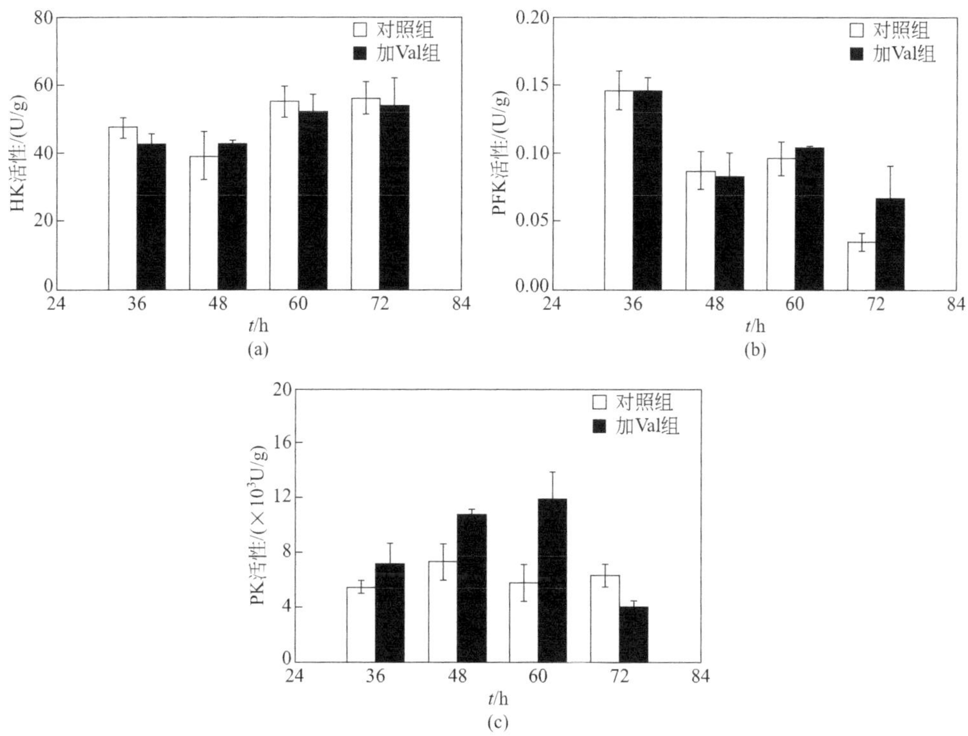

图 4-4 缬氨酸对 HK（a）、PFK（b）和 PK（c）酶活力的影响

添加缬氨酸后，胞内的丙酮酸浓度明显高于对照组（48h），造成丙酮酸大量积累，而后又被利用，说明缬氨酸对 EMP 途径有一定的促进作用，葡萄糖利用也会得到加强；丙酮酸在丙酮酸羧化酶作用下可以转化为草酰乙酸，进一步转化为二碳和三碳类物质，为纳他霉素的合成提供更多的前体物质。

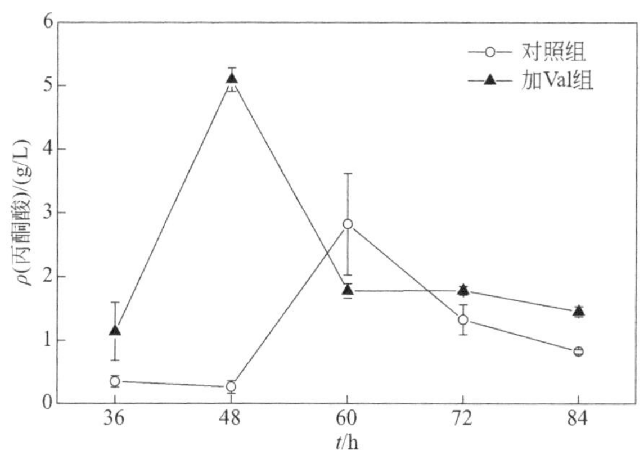

图 4-5 缬氨酸对丙酮酸的影响

五、缬氨酸对三羧酸循环的影响

纳他霉素产量的高低与草酰乙酸（OAA）的浓度有关，OAA 能为大环内酯类抗生素提供内酯环的前体。磷酸烯醇式丙酮酸羧化酶（PEPC）和丙酮酸羧激酶（PC）是放线菌中 OAA 生物合成的两种关键酶，PC 催化丙酮酸转化为 OAA，PEPC 催化磷酸烯醇式丙酮酸转化为 OAA，OAA 是生成丙二酰 CoA 和甲基丙二酰 CoA 的主要底物。因此，PC 和 PEPC 酶的活性反映了大环内酯类抗生素内酯环的生物合成能力。柠檬酸合成酶（CS）是 TCA 循环中的关键酶，可以催化 OAA 转化为柠檬酸，从而使 OAA 被利用。

从图 4-6 可看出，PEPC、PC 和 CS 酶的活性随缬氨酸的添加而发生变化，PEPC 和 PC 的活性在 60h 时分别比对照组提高了 19.5% 和 20.1% [图 4-6(a) 和图 4-6(b)]；而 CS 酶活性下降了 33.6% [图 4-6(c)]。添加缬氨酸可提高 *S. natalensis* HW-2 发酵过程中 OAA 的含量，在 60h 时提高了 44.4% [图 4-6(d)]，而柠檬酸浓度比对照低约 22.5% [图 4-6(e)]，OAA 含量的提高可为纳他霉素合成提供更多的前体物质。

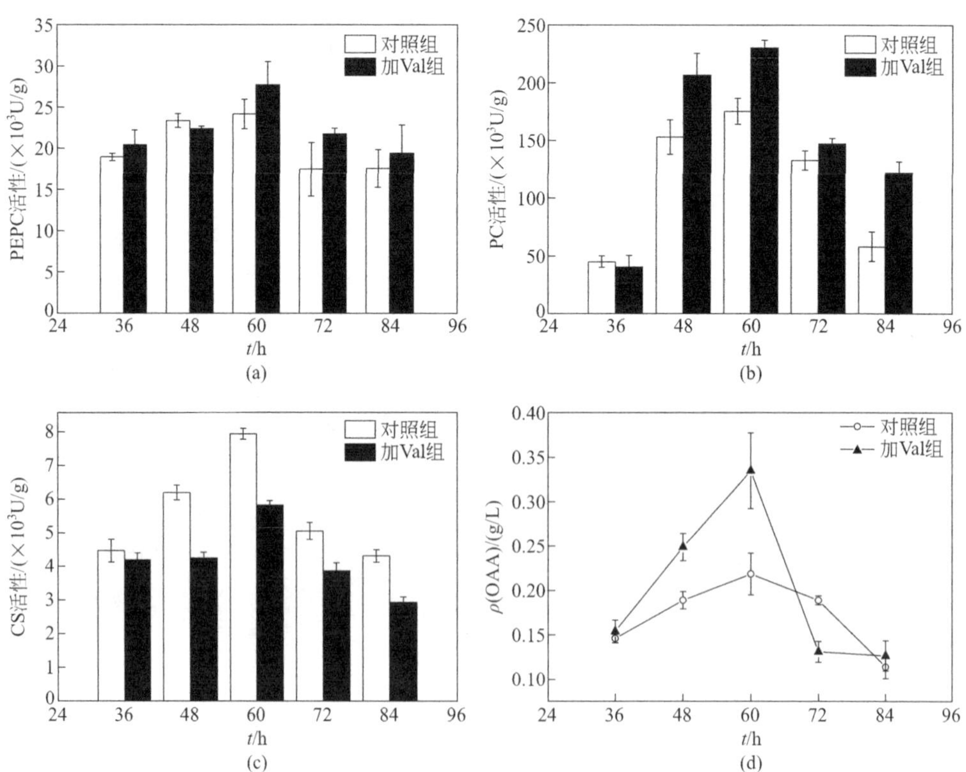

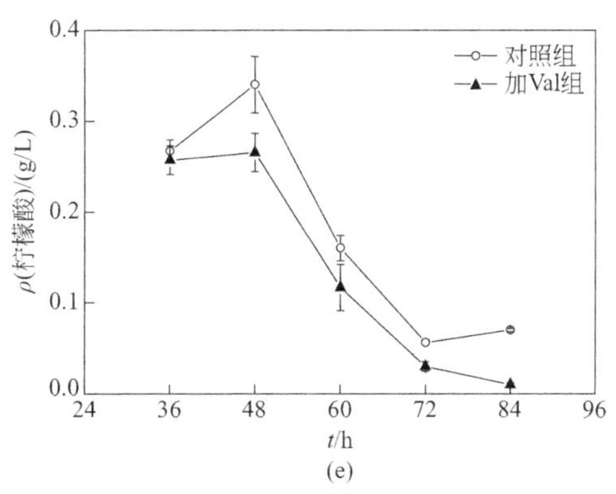

图 4-6 缬氨酸对 TCA 的影响

六、缬氨酸对胞外短链脂肪酸前体的影响

丙酮酸、乙酸、丙酸和 α-酮戊二酸是纳他霉素的合成单元（二碳和三碳）的主要来源；OAA 可以生成丙二酰 CoA 和甲基丙二酰 CoA，为纳他霉素合成提供前体。纳他霉素发酵至 36h 时加入 0.5g/L 缬氨酸，继续进行发酵，发酵过程中分别取培养 36h、48h、60h、72h 和 84h 的 *S. natalensis* HW-2 发酵液，在 4℃、10000r/min 离心 10min，上清液用 0.45μm 滤膜过滤，滤液保存待测。以上羧酸含量采用 HPLC 法测定，色谱条件：色谱柱 TSKgel ODS-100V 柱（4.6mm×250mm，5μm），温度 35℃，波长 210nm，流动相为体积分数 0.1% H_3PO_4(pH 2.3)：甲醇=98.5：1.5 (体积比)，流速 1mL/min。

研究发现，许多氨基酸的代谢产物是一些发酵微生物合成抗生素的前体，比如支链氨基酸的代谢产物有乙酰 CoA、丙酰 CoA、异戊酰基 CoA 与丁酰 CoA 等，这些是多烯大环内酯类合成的前体物质。纳他霉素是由Ⅰ型聚酮合成酶催化的通过乙酸-丙二酸途径合成的一种大环内酯类天然产物，乙酸、丙酸和丁酸等二碳和三碳物质为其前体。为研究缬氨酸对纳他霉素前体供应的影响，测定了细胞外短碳链有机酸含量的变化，结果如图 4-7 所示。

由图 4-7 可见，加入缬氨酸可使乙酸、α-酮戊二酸和丙酸的浓度先提高后降低，这 3 种酸的质量浓度均在 60h 达到最大值，分别比对照组提高 17%、15.6% 和 10.3%（图 4-7），而 60h 后 3 种酸的浓度与对照组无明显差异。结果表明，在 *S. natalensis* HW-2 发酵过程中添加缬氨酸可促进短链脂肪酸的产生，为纳他霉素的合成提供更多的前体物质。

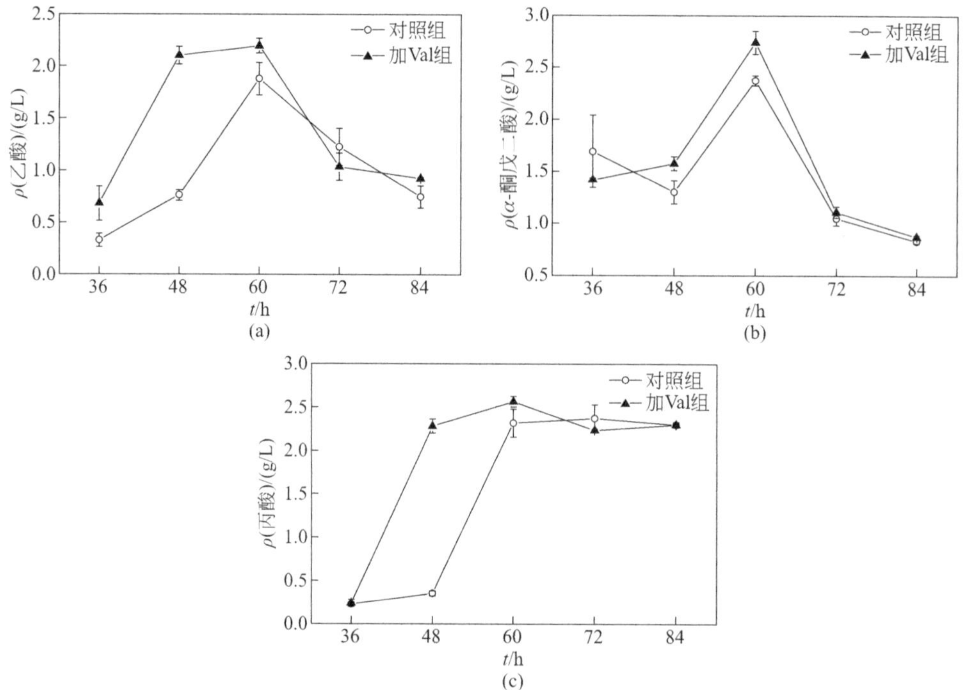

图 4-7　缬氨酸对乙酸（a）、α-酮戊二酸（b）和丙酸（c）质量浓度的影响

七、缬氨酸对乙酰辅酶 A 生成的影响

乙酰辅酶 A 是微生物体内重要的辅助因子之一，参与了包括抗生素合成、氨基酸代谢、脂肪酸代谢等在内的生化反应，乙酰辅酶 A 也是纳他霉素生物合成的重要前体物质之一。苹果酸脱氢酶（MDH）可催化苹果酸和烟酰胺腺嘌呤二核苷酸（NAD）生成草酰乙酸和烟酰胺腺嘌呤二核苷酸磷酸（NADH），CS 催化乙酰辅酶 A 和草酰乙酸产生柠檬酸和辅酶 A，利用苹果酸脱氢酶和 CS 的偶联反应，乙酰辅酶 A 含量和 NADH 的生成速率成正比，分光光度计 340nm 测定 OD 值，OD 值反映乙酰辅酶 A 含量的高低。

纳他霉素发酵至 36h 时加入 0.5g/L 缬氨酸，继续进行发酵。分别取培养 48h、60h、72h 和 84h 的 *S. natalensis* HW-2 发酵液，在 4℃、3000r/min 离心 10min，弃上清留沉淀，保存于－80℃待测。添加缬氨酸后，胞内乙酰辅酶 A 含量的变化如图 4-8 所示，乙酰辅酶 A 含量在 48～84h 时明显高于对照组，在 48h 时与对照组相比提高了 47.4％。因此，缬氨酸的添加促进了乙酰辅酶 A 的积累，为纳他霉素的合成提供更多的前体。

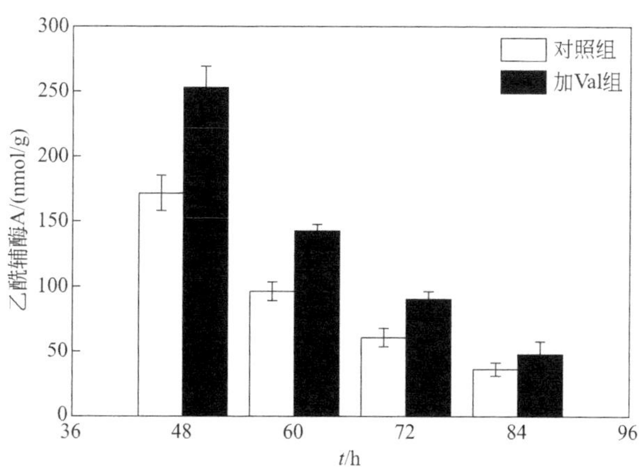

图 4-8　添加缬氨酸对乙酰辅酶 A 生成的影响

本文研究了 L-缬氨酸对纳他霉素的生物合成的影响，结果表明，在 36h 添加 0.5g/L L-缬氨酸，纳他霉素产量为 1.82g/L，比对照组高 80%。在发酵过程中，缬氨酸能抑制 *S. natalensis* HW-2 的生长，糖酵解速度加快，提高葡萄糖的利用率；PK、PEPC 和 PC 酶活性增强，CS 酶活力降低 33.6%，丙酮酸含量提高了 80.5%，导致 OAA 的先积累后降低，转化为丙二酰辅酶 A 和甲基丙二酰辅酶 A，为纳他霉素的合成提供了前体，且缓解了底物抑制。研究发现，发酵液中短链羧酸乙酸、丙酸和 α-酮戊二酸的含量先升高后减少，并结合乙酰辅酶 A 的浓度变化，说明这 3 种酸可能转化为乙酰辅酶 A、丙二酰辅酶 A 和甲基丙二酰辅酶 A 等物质，不仅使 *S. natalensis* HW-2 初级代谢得到加强，而且为纳他霉素的合成提供更多的前体物质。本研究在阐明缬氨酸对纳他霉素生物合成调控的基础上，为前体供应的代谢工程改造，促进纳他霉素积累提供充分的理论依据。

第三节　L-缬氨酸对 S. natalensis HW-2 转录水平的影响

为研究 *S. natalensis* HW-2 次级代谢产物纳他霉素生物合成的遗传基础，采用高通量测序技术对其菌体进行转录组分析。转录组广义上是指在特定时间和条件下，个体或组织中全部 RNA 的总和；狭义的转录组是指所有 mRNA 的总和。RNA-seq 技术是可以在转录组水平研究功能基因组的一种强大的工具，该技术可以评估每一个基因在不同样本中的表达水平，通过比较样本之间的 RNA 表达谱，可以识别差异表达的基因，或者可以解释所观察到的样本间的表型差异，通过与数据库的比对，还可以发现一些差异表达的基因所参与的生物学过程，揭示生物响应各种胁迫等的分子机理，已经在很多领域有所应用，如次生代谢物的研究、临床医学等方面。本实验通过添加分支氨基酸后可直接影响次生代谢产物的转录水平，为研究纳他霉素生物合成机制，在分子生物学水平对其进行探讨。

基于测序技术平台，对不加L-缬氨酸和加L缬氨酸的*S. natalensis* HW-2进行RNA-Seq测序，收集不同时间段的菌丝体，提取总RNA使用Illuminate HiSeq 4000测序，所得序列通过比对NCBI数据库形成整个基因组的转录谱进行数据分析。对转录组数据的正确性进行验证，随机选取若干个基因进行实时荧光定量PCR实验测定。对该研究*S. natalensis* HW-2转录组数据进行了挖掘，得到了纳他霉素等次生代谢生物合成相关的基因，为研究纳他霉素的分子生物学实验提供了大量的数据资源，也为后续研究奠定了基础。

一、取样时间确定

将生长于斜面培养基上成熟的*S. natalensis* HW-2孢子接于种子培养基中，28℃、200r/min培养，2d后将种子液按6%比例接入发酵培养基中，28℃、200r/min培养，在*S. natalensis* HW-2发酵进行到36h添加终浓度0.5g/L的缬氨酸，取48h，60h和84h的菌丝体，经液氮速冻保存到超低温冰箱中备用。

发酵36h时添加缬氨酸，对纳他霉素产量和细胞生物量的影响如图4-9所示。转录组测序的检测时间为对数期前期（48h）、对数后期（60h）和稳定期前期（84h）。

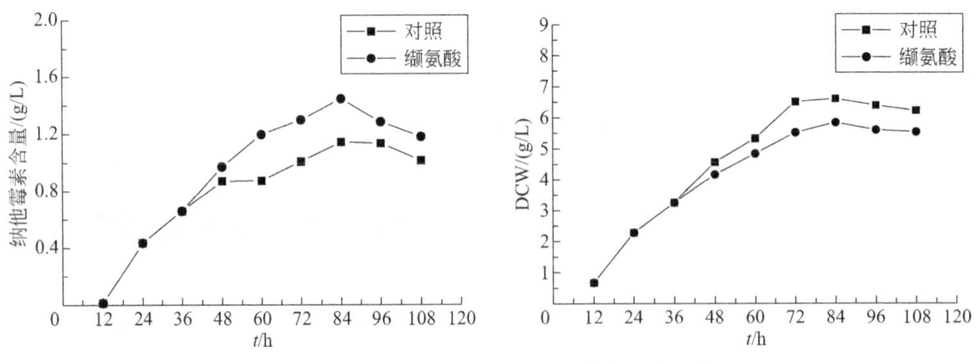

图4-9 缬氨酸对菌体生长和纳他霉素生产的影响

二、原始数据质量评估

采用Trizol法提取*S. natalensis* HW-2总RNA，进行转录组测序。Qubit2.0

检测提取的 RNA 浓度，采用琼脂糖凝胶检测 RNA 是否降解以及受基因组污染情况，以保证使用合格的样品进行转录组测序。

(1) 向菌体中加入 Trizol 试剂吹打混匀，使其裂解，在室温条件下放置 5～10min，目的是将核蛋白与核酸完全分离。

(2) 然后加入三氯甲烷 0.2mL，此时需剧烈震荡离心管 15s，静置 3min，12000r/min 4℃条件下离心 10min。

(3) 离心后小心吸取上层水相至 DEPC 处理并灭菌过的离心管中，吸取等体积的异丙醇加入，吹打混匀，室温静置 20min。

(4) 12000r/min 4℃离心 10min，弃上清。

(5) 75%乙醇加入 1mL 洗涤离心下的沉淀，12000r/min 4℃条件下离心 3min，弃去上清，室温放置 5～10min，使酒精挥发。

(6) 加入 40μL RNase-free 的去离子水，溶解提取到的 RNA。

(7) Qubit2.0 检测 RNA 浓度，利用琼脂糖凝胶电泳检测 RNA 完整性以及受基因组污染情况。将提取到的 RNA 溶液置于−80℃保存或立刻用于后续试验。

转录组测序及文库构建：使用上述检测合格的总 RNA 样本构建文库，Illumina Hiseq 得到的原始图像数据，经 CASAVA 碱基辨别分析整理转化为原始测序序列，被称为 raw data 或 raw reads，文件存储格式为 FASTQ 格式（即 fq），文件中包含测序序列（reads）的序列及测序质量信息。统计原始数据质量值等数据，并对样本测序的数据质量使用 FastQC 进行评估。测序得到的原始数据，包含带接头的、低质量的序列，出于保证信息分析质量的考虑，需要对原始数据进行过滤处理，从而得到过滤后的数据。从这些数据中随机抽取 10000 条序列，比对 NCBI 数据库，取 E 值$\leqslant 10^{-10}$并且相似度>90%，coverage >80%的比对结果，对其分布情况进行计算，进行污染检测。

基因转录水平的大小由转录本的丰度表示，丰度越高，基因转录表达水平越高。RNA-seq 通过定位并计数基因外显子区的测序序列（reads）来计算基因的表达水平。Reads 计数基因与真实表达水平成正比，与基因的长度和测序深度正相关。为了使不同基因、不同实验间估计的基因表达水平具有可比性，使用 TPM 的概念，TPM（transcripts per million）是计算在 RNA 池中某个转录本的比例。TPM 同时考虑了测序深度和基因长度以及样本对 reads 计数的影响。

转录序列原始数据 A1、A2、B1、B2、C1、C2 分别为 29167972、34016844、35051478、30386092、34641110、35628646，原始数据过滤后的 clean ratio 分别为 95.17%、95.63%、95.48%、94.83%、94.87%、94.99%。Q20 碱基比所占比例均在 90%以上，如表 4-1 所示，可见本实验测序数据质量合格，为后续实验奠定了基础。

表 4-1 数据统计结果

数据	A1	A2	B1	B2	C1	C2
原始读长	29167972	34016844	35051478	30386092	34641110	35628646
过滤后读长	27758148	32531416	33468360	28815106	33843614	32859700
质控率	95.17%	95.63%	95.48%	94.83%	94.87%	94.99%
Q20 碱基比	98.88%	98.93%	98.74%	98.63%	98.57%	98.66%

三、差异基因表达分析统计

差异表达分析：先采用 TPM 对 reads 数据进行标准化处理，之后用 DEGseq 进行差异分析，为了得到显著差异的基因，我们将筛选条件设为：Q 值<0.05且差异倍数$|\text{fold change}|>2$。表达差异分析可以通过多种表现形式呈现，主要有散点图、火山图和 MA 图。这几种呈现形式都能从宏观上展示不同组间差异基因的多少与上下调基因的个数。并对差异基因做 GO 功能注释和 KEGG Pathway 富集分析。

三个时期基因表达差异见表 4-2，差异基因火山图见图 4-10。发酵 48h 实验组较对照组中有 201 个基因上调，445 个基因下调；发酵到 60h 实验组中有 147 个基因上调，42 个基因下调；发酵到 84h 实验组中有 45 个基因上调，72 个基因下调。

表 4-2 不同时期基因差异表达情况

时间	所有基因	上调基因	下调基因
48h	7786	201	445
60h	7786	147	42
84h	7787	45	72

四、GO 富集分析

基因功能分类主要有两种：GO 和 KEGG 分类。GO 是基因功能的国际化分类标准体系，按照基因参与的生物过程、细胞组分和分子功能这三部分，将基因进行分类。GO 适用于每一个物种，可以对基因进行限定和描述。KEGG 是一种可以系统地分析基因产物在细胞中代谢途径和功能的数据库。在生物体内，各种基因相互协调行使生物学功能，KEGG 有助于深入分析基因表达中存在的显著性富集的合成通路注释。通过转录组测序数据，分析基因的转录水平差异，所得序列通过比对（有参考基因组）形成全基因组范围的转录谱。实验中参考基因为 *S. natalensis*

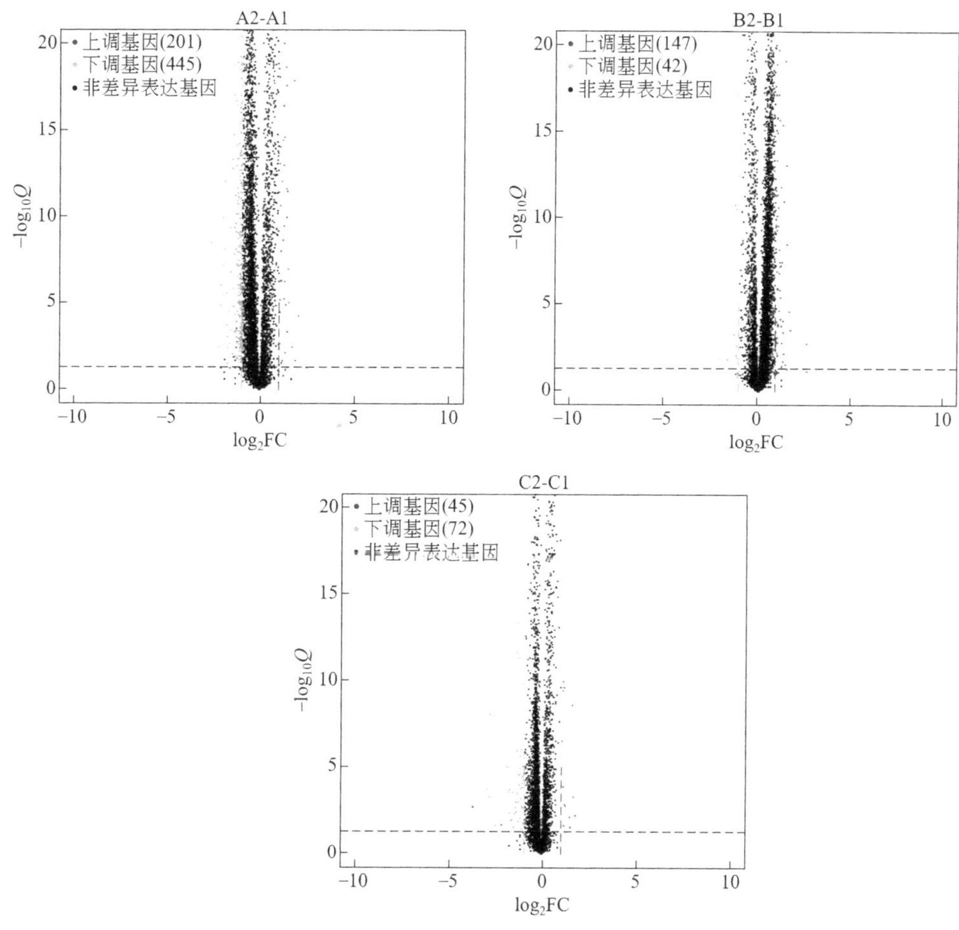

图 4-10　差异基因火山图

ATCC 27448 基因组数据库。本研究获得的转录组数据已上传至 NCBI 数据库，项目编号为 GSE116624。

通过分析添加 L-缬氨酸，在发酵进行的 48h、60h 和 84h 的 *S. natalensis* HW-2 差异表达基因的 GO 功能注释，结果见图 4-11。48h 时，有 2105 个 GO 条目注释到 46 个功能类别，三大类，生物过程（41.05%）、细胞组分（34.25%）和分子功能（24.7%），其中差异基因大多参与了催化活性、代谢过程、细胞过程、细胞组分、膜组分、生物调节等。60h 时，注释到 36 个功能类别，三大类，生物过程（43.52%）、细胞组分（32.19%）和分子功能（24.29%），其中差异基因大多参与了代谢过程、催化活性、细胞过程、细胞组分、膜组分、生物调节、对刺激的反应、转运活性等。84h 时，注释到 24 个功能类别，分为三大类，生物过程 (38.39%)、细胞组分 (35.07%) 和分子功能 (26.54%)，其中差异基因大多参与了催化活性、代谢过程、细胞过程、细胞运输、刺激反应等。

对 60h 的差异基因进行 GO 富集分析，结果见表 4-3。结果显示羧酸的生物合成、羧酸的分解代谢、氨基酸的生物合成、氨基酸的代谢、支链氨基酸的合成及代谢等出现了富集。

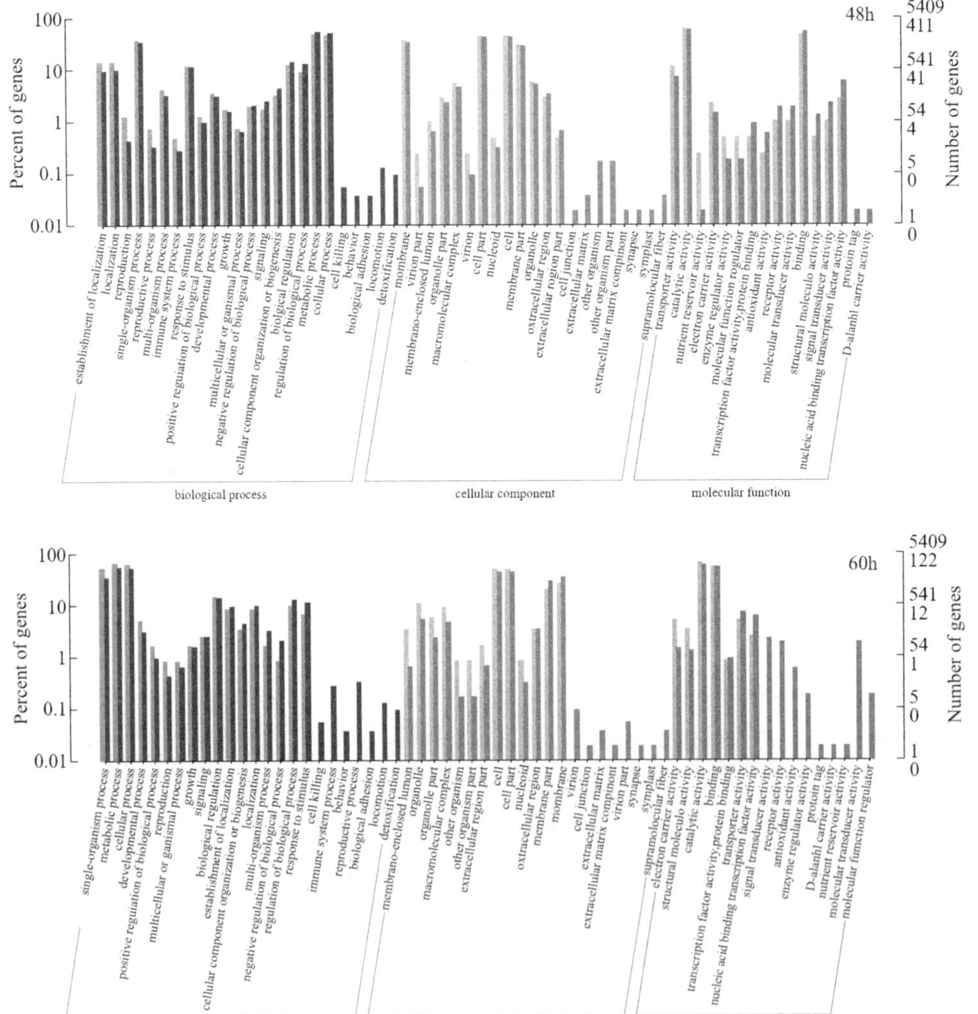

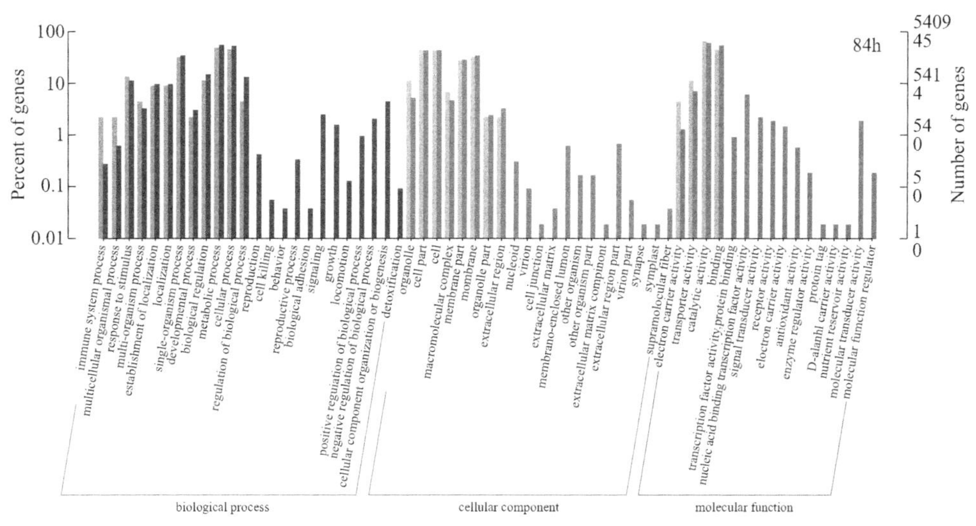

图 4-11　差异基因 GO 注释结果（见文后彩图）

表 4-3　GO 富集分析-生物过程（60h）

GO 名称	过程描述	*P* 值	*Q* 值
GO:1901605	α-氨基酸代谢过程	3.90×10^{-7}	0.000215
GO:1901607	α-氨基酸合成过程	9.80×10^{-6}	0.003244
GO:1901606	α-氨基酸分解过程	0.00024	0.041811
GO:0046395	羧酸分解过程	5.80×10^{-5}	0.012799
GO:0046394	羧酸生物合成过程	0.00035	0.055167
GO:0043436	酮酸代谢过程	1.70×10^{-7}	0.000141
GO:0019752	羧酸代谢过程	8.70×10^{-8}	9.60×10^{-5}
GO:0016054	有机酸分解过程	5.80×10^{-5}	0.012799
GO:0016053	有机酸合成过程	0.00043	0.061883
GO:0009081	分支氨基酸代谢过程	0.00012	0.023365
GO:0009082	分支氨基酸合成过程	0.00027	0.044685
GO:0006551	亮氨酸代谢过程	0.00055	0.075854
GO:0006082	有机酸代谢过程	2.90×10^{-7}	0.000192

五、KEGG 富集分析

对测序数据进行 KEGG 分析，添加 L-缬氨酸发酵到 48h、60h 和 84h 的 *S. natalensis*

HW-2 差异基因注释情况，结果见图 4-12。48h 时，差异基因参与 224 个通路，分为五大类，细胞过程 20，环境信息处理 43，遗传信息处理 7，代谢 144，有机体系统 10；60h 时，差异基因参与 113 个通路，分为五大类，细胞过程 3，环境信息处理 5，遗传信息处理 4，代谢 98，有机体系统 3；84h 时，差异基因参与 13 个途径，分为三大类，环境信息处理 4，遗传信息处理 2，代谢 7。

KEGG 富集分析，*S. natalensis* HW-2 发酵到 60h，过氧化物酶体，磷酸转移酶系统（PTS），氨基酸的生物合成，脂肪酸代谢，碳代谢，环状生物碱的生物合成，异喹啉生物碱生物合成，泛酸盐和辅酶 A 生物合成，原核生物的碳固定途径，C5 支链二元酸代谢，丁酸盐代谢，丙酸盐代谢，缬氨酸、亮氨酸和异亮氨酸生物合成及降解，细胞色素 P450，氧化磷酸化，酮体的合成与降解，戊糖磷酸途径等出现了富集。

KEGG Pathway 分析，发现添加 Val 后，*S. natalensis* HW-2 中基因表达情况发生较多变化。48h 双组分系统中有 8 个基因上调，5 个基因下调；糖酵解/糖异生途径，有 7 个基因下调；甘氨酸、丝氨酸和苏氨酸代谢途径，有 5 个基因下调，2 个基因上调；ABC 转运途径，有 22 个基因下调，3 个基因上调；氨基酸的生物合成途径，12 个基因下调，2 个基因上调；抗生素的生物合成途径，有 24 个基因下

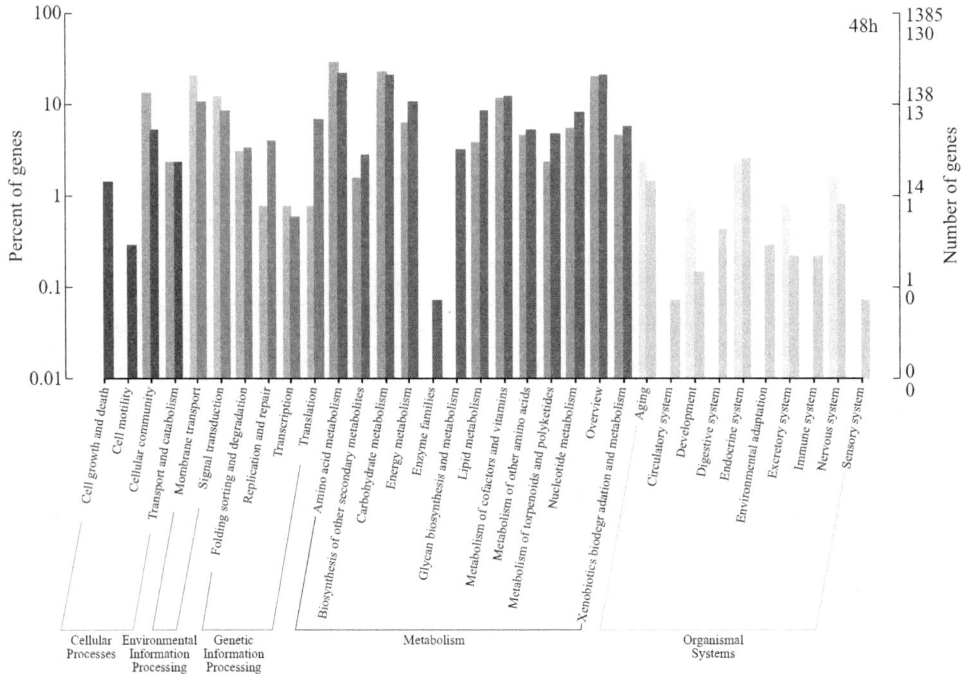

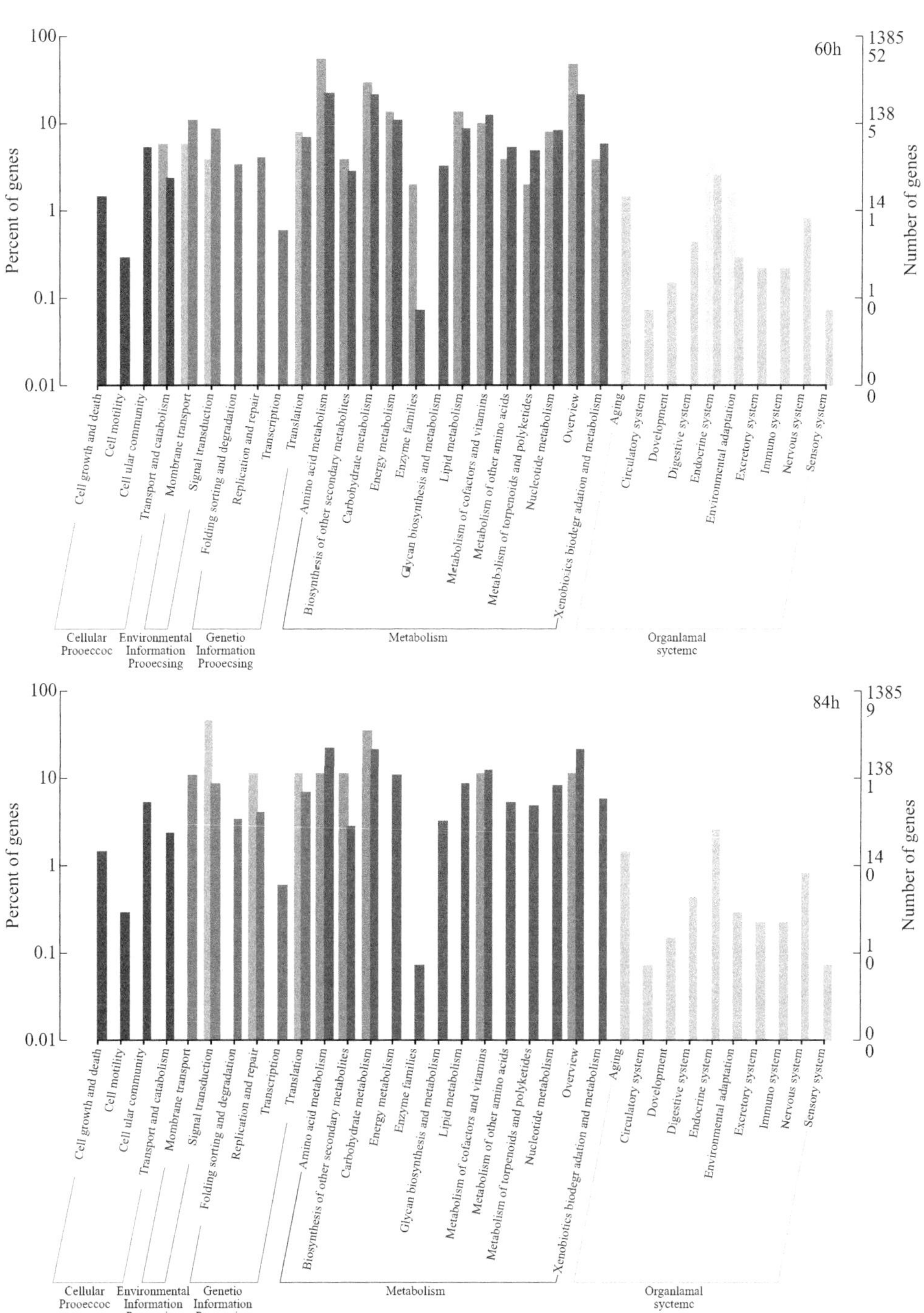

图 4-12　KEGG 通路注释（见文后彩图）

调，4 个基因上调；碳代谢途径，有 7 个基因下调，1 个基因上调。根据 Pathway 分析，氨基酸的代谢途径和生物合成途径出现基因差异较多，氨基酸降解中出现差异基因的途径：缬氨酸、亮氨酸和异亮氨酸代谢；甘氨酸、丝氨酸和苏氨酸代谢；丙氨酸、天冬氨酸和谷氨酸代谢；色氨酸代谢；酪氨酸代谢；精氨酸和脯氨酸代谢。氨基酸生物合成中出现差异基因的途径：赖氨酸生物合成和精氨酸生物合成。丙酸代谢、丁酸代谢和丙酮酸代谢途径等都出现了不同程度的基因变化。60h 基因的变化情况，双组分系统中有 5 个基因上调，1 个基因下调；精氨酸生物合成途径，有 8 个基因上调；甘氨酸、丝氨酸和苏氨酸代谢途径，3 个基因上调；ABC 转运途径，有 2 个基因上调；氨基酸的生物合成途径，1 个基因下调，14 个基因上调；抗生素的生物合成途径，有 1 个下调，17 个基因上调；碳源代谢途径，有 8 个基因上调。

对 KEGG 注释到的糖酵解途径、戊糖磷酸途径、TCA 循环和分支氨基酸的降解和生物合成，以及纳他霉素的生物合成等途径，出现的基因变化情况进行分析。碳的代谢流向决定 *S. natalensis* HW-2 在生成纳他霉素的过程进入中心代谢的入口，碳中心代谢网络包括糖酵解途径、戊糖磷酸途径、三羧酸循环（TCA）和乙醛酸循环。

糖酵解途径（EMP）和戊糖磷酸途径（PPP）通过改变碳流通量对纳他霉素的生物合成具有重要意义。转录组数据分析显示，糖酵解和戊糖磷酸途径相关的一些基因水平发生变化，表 4-4 显示在 48h 添加缬氨酸后，糖酵解途径有 8 个差异基因，60h 添加缬氨酸组相对 48h 添加缬氨酸组，有 8 个差异基因，这些基因编码糖酵解过程中的一些酶，通过基因差异变化，反映了酶活性的变化情况。48h 添加缬氨酸组与对照组相比磷酸烯醇丙酮酸羧化酶、葡萄糖-6-磷酸异构酶、丙酮酸脱氢酶（乙酰转移）E1 组分 α 亚基，α-酮酸脱氢酶 β 亚基，酮糖二磷酸醛缩酶，2-氧代酸脱氢酶亚基 E2，NAD（P）依赖性醇脱氢酶，6-磷酸-β-葡糖苷酶等相关基因都出不同程度的下调，糖酵解过程相关酶活的大小受基因转录水平的控制，差异基因反映了碳的流向。添加缬氨酸组在 60h 与 48h 相比，NAD（P）依赖性醇脱氢酶，6-磷酸-β-葡糖苷酶，6-磷酸果糖激酶醛脱氢酶，锌依赖性醇脱氢酶，PTS 乳糖转运蛋白亚基ⅡC 等基因转录水平发生上调，丙酮酸激酶和醛脱氢酶基因下调。戊糖磷酸途径中，48h 时添加缬氨酸组较对照组有两个基因发生下调，添加缬氨酸组，60h 相比 48h 有 2 个基因上调，1 个基因下调。

表 4-4　糖酵解途径相关基因转录水平

样品	基因	描述	$\log_2 FC$
A2/A1	SNA_RS33855	磷酸烯醇丙酮酸羧激酶	−1.21
	SNA_RS10330	葡萄糖-6-磷酸异构酶	−1.20
	SNA_RS02615	丙酮酸脱氢酶 E1 组分	−2.90

续表

样品	基因	描述	$\log_2 FC$
A2/A1	SNA_RS02620	α-酮酸脱氢酶	−2.74
	SNA_RS25380	酮糖二磷酸醛缩酶	−1.71
	SNA_RS02625	2-氧酸脱氢酶亚基	−1.89
	SNA_RS16665	NAD(P)依赖的乙醇脱氢酶	−1.42
	SNA_RS06300	6-磷酸-β-葡糖苷酶	−1.09
B2/A2	SNA_RS16665	NAD(P)依赖的乙醛脱氢酶	1.86
	SNA_RS32155	丙酮酸激酶	−1.08
	SNA_RS06300	6-磷酸-β-葡糖苷酶	1.30
	SNA_RS16550	6-磷酸果糖激酶	1.10
	SNA_RS17980	乙醛脱氢酶	1.05
	SNA_RS37725	Zn 依赖的乙醇脱氢酶	1.14
	SNA_RS34235	甜菜碱醛脱氢酶	−2.09
	SNA_RS05445	转运乳糖ⅡC 的 PTS 系统	1.16

磷酸戊糖途径是葡萄糖转化的过程，其产生作为还原当量的 NADPH 和作为核苷酸的必需部分的戊糖。该途径有两个不同的阶段。一种是不可逆的氧化阶段，其中葡萄糖-6-磷酸通过氧化脱羧转化为核酮糖-5-磷酸，并产生 NADPH。另一种是可逆的非氧化阶段，其中磷酸化的糖被相互转化以产生木酮糖-5-磷酸、核酮糖-5-磷酸和核糖-5-磷酸。磷酸戊糖途径和 EMP、TCA 相互补充、相互配合，增加碳源的利用。表 4-5 中显示在 48h，添加缬氨酸组相比对照组，有两个基因转录水平上调，其中 SNA _ RS10330 编码的葡萄糖-6-磷酸异构酶催化葡萄糖-6-磷酸盐和果糖-6-磷酸盐之间的互换，SNA _ RS25380 编码 1. 6-二磷酸果糖醛缩酶催化果糖 1,6-二磷酸裂解为磷酸二羟丙酮和 3-磷酸甘油，为生物代谢合成提供能量。

表 4-5 戊糖磷酸途径相关基因转录水平

样品	基因	描述	$\log_2 FC$
A2/A1	SNA_RS10330	6-磷酸葡萄糖异构酶	1.20
	SNA_RS25380	酮糖二磷酸醛缩酶	1.71
B2/A2	SNA_RS34230	脱氧核糖核酸醛缩酶	2.24
	SNA_RS20560	GMC 家族氧化还原酶	1.20
	SNA_RS16550	6-磷酸果糖激酶	1.10

TCA 循环途径中，KEGG 注释到的差异基因，表 4-6 中 48h 添加缬氨酸组与对照相比，有 6 个基因转录水平有差异，其中 5 个基因下调，1 个基因上调。

SNA _ RS33855 编码磷酸烯醇式丙酮酸脱氢酶，在 48h 基因下调，与前测其活性低于对照组相对应，SNA _ RS23405 编码异柠檬酸裂解酶，催化异柠檬酸裂解生成琥珀酸和乙醛酸，从而改变碳代谢的流向；SNA _ RS33610 编码琥珀酸脱氢酶，是 TCA 循环中唯一与内膜结合的酶，也是连接氧化磷酸化与电子传递的枢纽之一，可为多种原核细胞需氧和产能的呼吸链提供电子。

表 4-6 TCA 循环中相关基因转录水平（48h）

基因	描述	$\log_2$FC
SNA_RS33855	磷酸烯醇式丙酮酸羧激酶	−1.21
SNA_RS02615	丙酮酸脱氢酶复合体 E1 组分 α 亚基	−2.90
SNA_RS02620	α-酮酸脱氢酶 β 亚基	−2.74
SNA_RS02625	2-氧酸脱氢酶亚基	−1.89
SNA_RS33610	琥珀酸脱氢酶	1.02
SNA_RS23405	异柠檬酸裂解酶	−1.30

分支氨基酸的生物合成和降解中，KEGG 注释到的差异基因，如表 4-7 所示，有与分支氨基酸合成相关的乙酰乳酸合酶的大小亚基、异丙基苹果酸脱水酶大小亚基基因，与分支氨基酸降解相关的甲基巴豆酰辅酶 A 羧化酶、羟甲基戊二酰-辅酶 A 裂解酶、乙酰辅酶 A 的 C-酰基转移酶、甲基丙二酰辅酶 A 变位酶、烯酰辅酶 A 水合酶等基因。48h 添加缬氨酸组与分支氨基酸合成相关的基因绝大部分转录水平表现出不同程度的下调，表 4-7 中与分支氨基酸降解相关的基因，在 60h 均表现出不同程度的上调，加速降解，进而会使丙二酰辅酶 A、甲基丙酰辅酶 A 等纳他霉素合成的前体物质得到积累。乙酰乳酸合酶是催化分支氨基酸合成过程的第一个关键酶，它的酶活性能够决定碳元素流向分支氨基酸的程度，进而影响纳他霉素合成过程中的前体物质。生物体中，分支氨基酸会对乙酰乳酸合酶表现反馈抑制的作用。乙酰乳酸合酶由调节亚基和催化亚基两部分组成，其中催化亚基就有全酶催化机制，但是如果不含调节亚基，催化亚基只有部分全酶活性，如果提高调节亚基活性，其酶活会得到提高，支链氨基酸的反馈调节作用是与调节亚基结合，对支链氨基酸的敏感性也会提高。

表 4-7 分支氨基酸生物合成及降解相关基因转录水平

基因	描述	$\log_2$FC(48h)	$\log_2$FC(60h)
SNA_RS16290	烯酰辅酶 A 水合酶	−1.09	—
SNA_RS31695	乙酰乳酸合酶小亚基	1.58	1.88

续表

基因	描述	$log_2FC(48h)$	$log_2FC(60h)$
SNA_RS06945	2-异丙基苹果酸合酶	−1.39	1.98
SNA_RS31460	3-异丙基苹果酸脱水酶小亚基	−2.11	1.87
SNA_RS31465	3-异丙基苹果酸脱水酶大亚基	−2.04	1.66
SNA_RS31700	乙酰乳酸合酶大亚基	−1.04	1.87
SNA_RS05930	甲基巴豆酰-辅酶 A 羧化酶	—	1.39
SNA_RS05920	羟甲基戊二酰-辅酶 A 裂解酶	—	1.10
SNA_RS29375	乙酰辅酶 A 的 C-酰基转移酶	—	1.36
SNA_RS32205	甲基丙二酰辅酶 A 变位酶	—	2.47
SNA_RS32050	烯酰辅酶 A 水合酶	—	1.58

注：—表示差异不显著。

表 4-8 纳他霉素生物合成相关基因转录水平（60h）

基因	描述	log_2FC
SNA_RS21375	聚酮合酶Ⅰ(PKSI)	−0.02
SNA_RS02000	ABC 转运子(PimA)	0.59
SNA_RS22675	氨基转移酶(PimC)	0.43
SNA_RS05805	单加氧酶(PimD)	0.53
SNA_RS16480	细胞色素 P450(PimE)	0.44
SNA_RS14670	铁氧还蛋白还原酶(PimF)	0.62
SNA_RS07895	单加氧酶(PimG)	−0.08
SNA_RS35625	MFS 转运系统(PimH)	0.56
SNA_RS09665	硫酯酶(PimI)	0.31
SNA_RS22185	AMP 连接酶(PimJ)	0.13
SNA_RS15480	糖基转移酶(PimK)	0.32
SNA_RS13855	乙酰基转移酶(AT)	0.57
SNA_RS07750	半乳糖酸脱水酶(DH)	0.61
SNA_RS32700	酮脂酰 ACP 合成酶Ⅲ(KS)	0.08
SNA_RS05810	醛酮还原酶(KR)	0.77
SNA_RS07595	乙酰转运蛋白(ACP)	0.16

纳他霉素是由Ⅰ型聚酮合酶催化的多烯大环内酯类抗生素，Ⅰ型聚酮合酶由 *pimS0*～*pimS4* 编码内酯环骨架，再由 *pimC*、*pimG*、*pimD*、*pimJ*、*pimK* 和

pimI 编码的蛋白逐步对纳他霉素骨架进行修饰，然后基因 *pimA*、*pimB* 和 *pimH* 编码的蛋白，负责将合成的纳他霉素转运出细胞外，基因 *pimE*、*pimM* 和 *pimR* 编码转录调节子，负责调控纳他霉素合成基因的表达。表 4-8 为添加缬氨酸 60h 相关基因的转录水平，从表上可以看出与I型聚酮合酶相关的基因差异表达情况均不显著。

除了上述途径中基因转录水平有变化，对差异基因进行分析，发现有一部分家族转录调节因子的表达水平发生了变化。例如表 4-9 中所列 LuxR 家族转录调节因子、XRE 家族转录调节因子、WhiB 家族转录调节因子、ArsR 家族转录调节因子、LytR 家族转录调节因子、PadR 家族转录调节因子、GntR 家族转录调节因子、SsgA 家族转录调节因子、TetR 家族转录调节因子、LysR 家族转录调节因子等，其中 LuxR 家族转录调节因子调控细菌群体感应、糖酵解途径，控制细菌生物膜的形成、孢子的形成和抗生素产生的调控；WhiB 家族转录调节因子仅存在放线菌中，调控菌体生长发育和次级代谢；PadR 家族转录调节因子是脂肪酸降解的调节因子；GntR 家族转录调节因子在链霉菌中参与糖代谢的调节；SsgA 家族转录调节因子参与气生菌丝隔膜和孢子的形成；TetR 家族转录调节因子主要参与抗性、抗生素的合成和菌丝体形态的调控；LysR 家族转录调节因子为负调控因子，调控合成代谢、群体感应和毒力等方面。转录调节因子的调控作用机制，还需要进一步的研究验证。

表 4-9 家族转录调节子转录水平变化（48h）

基因	基因描述	$\log_2 FC$
SNA_RS21305	*LuxR* 家族转录调节因子	1.61
SNA_RS39250	*XRE* 家族转录调节因子	1.60
SNA_RS07810	*HoxN/HupN/NixA* 家族转运子	1.46
SNA_RS32765	*WhiB* 家族转录调节因子	1.38
SNA_RS23390	*ArsR* 家族转录调节因子	1.37
SNA_RS03905	*LytR* 家族转录调节因子	1.35
SNA_RS01960	*PadR* 家族转录调节因子	1.33
SNA_RS34600	*GntR* 家族转录调节因子	1.31
SNA_RS12720	*SsgA* 家族转录调节因子	1.27
SNA_RS05365	*SsgA* 家族转录调节因子	1.16
SNA_RS30615	*TetR/AcrR* 家族转录调节因子	1.12
SNA_RS00075	*LysR* 家族转录调节因子	−1.10
SNA_RS00940	*XRE* 家族转录调节因子	−1.13
SNA_RS40520	*TetR* 家族转录调节因子	−1.29

续表

基因	基因描述	log_2FC
SNA_RS23080	翼状螺旋家族转录调节因子	−1.47
SNA_RS25185	*GlxA* 家族转录调节因子	−1.71
*SNA_RS*04560	*XRE* 家族转录调节因子	−2.09

六、qRT-PCR验证

为了验证转录组测序的正确性，对发酵60h的*S. natalensis* HW-2进行荧光定量验证，选取的基因如表4-10所示。根据所验证基因的序列，设计特异性引物，见表4-11，以该菌株的16srRNA为内参基因，通过实时荧光定量PCR，做相对定量检测，采用$2^{-\Delta\Delta Ct}$法对数据进行相对定量分析。

表4-10　转录组测序基因的转录水平

基因	基因描述	log_2FC
SNA_RS31695	乙酰乳酸合酶小亚基	1.88
SNA_RS08040	铁氧化还原蛋白	1.72
SNA_RS13330	乙酰转运蛋白	1.55
SNA_RS31700	乙酰乳酸合酶大亚基	1.87
SNA_RS21305	LuxR 家族转录调节因子	−1.14
SNA_RS25995	SAM 依赖的甲基转移酶	−2.03
SNA_RS25990	4-羟基四氢二苯丙酸合酶	−2.30
SNA_RS10100	2-甲基异莰醇	−1.21
SNA_RS23020	L-苏氨酸 3-脱氢酶	1.05
SNA_RS17475	WhiB 家族转录调节因子	1.53

表4-11　引物信息

引物名称	引物序列	片段大小
SNA_RS05045-F SNA_RS05045-R	CCATGTTGAAGAGGAACTGCA TGGTCATCCTGCTGTGCTTC	90bp
SNA_RS31695-F SNA_RS31695-R	TCTTGAGCATCGCTTCCAG AGCTCGTCAACGTCCTCAA	213bp
SNA_RS31700-Fn SNA_RS31700-Rn	GACACAGCCCATCGCCTC GCAGACCCTCTTCTACAACCAG	157bp
SNA_RS21280-F SNA_RS21280-R	AGGTCTGCCAGCCTCTCC CGCAATGTCTGCCTCAACT	170bp

续表

引物名称	引物序列	片段大小
SNA_RS08040-F SNA_RS08040-R	AGAACGTACTGGCGGCG GGCGGGAACACCCTCTC	85bp
SNA_RS13335-F SNA_RS13335-R	CCTGGTCGGATGGTTTGAGT CGCTTCCTTGATGCGTTTT	80bp
SNA_RS13330-F SNA_RS13330-R	TGTGCGAGAAGATCGGTTTG ACCGCTGTTTGCCAGAATG	194bp
SNA_RS23020-F SNA_RS23020-R	GCGTACCAGGTCTCGAACAT CGACAACATGACCCACGG	141bp
SNA_RS17475-F SNA_RS17475-R	GTTCGCGGGGTGTTTTG GGAGCCCAAAGCCACCT	128bp
SNA_RS21305-F SNA_RS21305-R	TAGAGCCGTGCCGCCA GGTGACCAAACGCAAGAAGAT	99bp
SNA_RS25995-F SNA_RS25995-R	TCTACAGCAGGGAGTTCAAGC GCTTCATCTGTGCCATGTTTT	222bp
SNA_RS25990-F SNA_RS25990-R	GATGAACTCAACCTGCCCTACC TGCGGGATGATTCCGAGTT	233bp
SNA_RS10100-F SNA_RS10100-R	GGGCTCTTGAGTTCCTTGGT GCGATGCGTCAGTTCAACA	179bp
16srRNA-F 16srRNA-R	GAGCGAACAGGATTAGATACCC TCCTTTGAGTTTTAGCCTTGC	145bp

图 4-13 中显示荧光定量 PCR 数据与转录组数据基本一致，虽然其结果与转录分析在表达量上和变化程度上有一些差异，但也能说明此转录数据的可靠性。

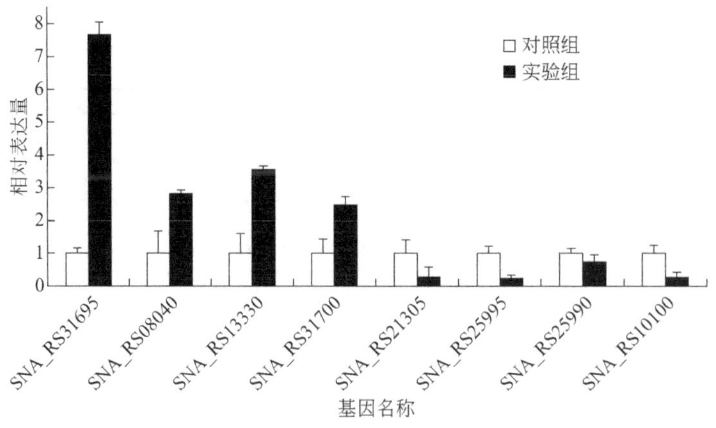

图 4-13 荧光定量 PCR 结果

七、总结

添加 L-缬氨酸后，对 *S. natalensis* HW-2 进行了转录组测序，分别选择了对照组和实验组的对数期前期（48h）、对数期后期（60h）和稳定期前期（80h）。RNA-Seq 转录组测序分析结果显示发酵 48h 实验组较对照组中有 201 个基因上调，445 个基因下调；发酵到 60h 实验组中有 147 个基因上调，42 个基因下调；发酵到 84h 实验组中有 45 个基因上调，72 个基因下调。

通过分析糖酵解途径、戊糖磷酸途径、TCA 循环、分支氨基酸生物合成与降解途径、与纳他霉素生物合成相关基因和转录调节因子等，对缬氨酸对纳他霉素生物合成机制进行研究，列出了这些途径中上调和下调的部分基因，差异基因为正调控或者负调控基因，还需后续实验验证。基因 *ilvH* 是乙酰乳酸合酶的小亚基，该亚基的主要功能是激活和反馈抑制作用。与 NCBI 数据库比对，乙酰乳酸合酶小亚基基因 *ilvH* 的 ID 为 SNA _ RS31695，根据 COG 注释，SNA _ RS31695 为乙酰乳酸合酶的小亚基的编码基因，后续对其功能进行验证。

第五章　纳他霉素原位吸附及发酵工艺优化

我国目前对纳他霉素的提取纯化与工业化生产方面的研究还属于起步阶段，产量与纯化技术与国外相比仍有很大差距。在发酵过程中大孔树脂的优良吸附性能对目标产物有着很好的富集作用，向发酵培养液中添加大孔吸附树脂，不仅能提高产物的回收率，而且能够减弱终产物的反馈抑制作用，是能够提高生物活性物质产量的方法。

微生物的发酵生产水平不仅取决于生产菌株本身，还需要合适的环境条件，两者相辅相成。微生物在生长代谢过程中，需要多种营养物质，营养物质的供应是微生物正常生长繁殖、新陈代谢、合成产物的重要基础。因此，培养基的成分的选择和配比直接关系到微生物的生长发育和发酵产物的形成。

本章首先以选育出来的高产菌株 DES-26 为生产菌株，建立纳他霉素发酵和分离耦合体系，分析利用大孔树脂原位吸附技术提高纳他霉素发酵产能的可行性，并获得最佳工艺参数，为纳他霉素的生产和提取分离提供新思路和理论基础。而后，通过对菌株 DES-26 发酵工艺的优化，获得最佳发酵工艺条件，充分发挥菌株的潜力，为其工业化生产奠定理论基础。

第一节　大孔树脂吸附动力学和原位吸附工艺

一、大孔树脂含水量测定

大孔树脂的含水量是树脂的主要理化性质之一，在树脂的使用和保存中，一定的含水量能够使树脂保持较好的吸附特性。不同树脂的物理性质及含水量见下表 5-1。

表 5-1　不同大孔吸附树脂的物理性质及含水量

树脂类型	表面性质	比表面积/(m^2/g)	平均孔径/Å	含水量/%
HPD600	极性	550～600	80	63.23
HPD100	非极性	550～650	90～100	52.10
HPD300	非极性	850～1000	50～60	52.36

续表

树脂类型	表面性质	比表面积/(m^2/g)	平均孔径/Å	含水量/%
D101	非极性	550～600	100～110	64.30
HPD450	非极性	800	150	50.04
NKA	非极性	570～590	500～550	54.7
XAD-16HP	非极性	800	150	52.3
AB-8	弱极性	480～520	130～140	61.20
HZ816	弱极性	850	570	49.6

二、树脂的吸附与解吸

1. 不同树脂对纳他霉素的吸附率、解吸率及吸附量的测定

（1）静态吸附试验　取预处理过的干树脂各 2g，分别加入装有 30mL 50mg/L 纳他霉素水溶液的三角瓶中，28℃、180r/min 摇床振荡吸附 12h。取 0.2mL 上清液加 1.8mL 甲醇，0.22μm 微孔滤膜过滤，测定纳他霉素的含量，分别根据式(5-1)、式(5-2) 计算树脂吸附量及吸附率。

$$Q=\frac{(C_0-C_1)V}{m} \tag{5-1}$$

$$\eta=\frac{C_0-C_1}{C_0}\times100\% \tag{5-2}$$

式中　Q——吸附量，μg/g 干树脂；

C_0——纳他霉素初始质量浓度，mg/L；

C_1——吸附后溶液中纳他霉素质量浓度，mg/L；

V——溶液体积，mL；

m——大孔树脂质量，g；

η——吸附率，%。

静态吸附试验可以从不同型号的树脂中，快速筛选出吸附能力强的树脂，但要找到优质树脂，还需进一步考察树脂的综合性能。

（2）静态解吸试验　选用甲醇作为纳他霉素的解吸剂，将充分吸附的大孔树脂过滤，用蒸馏水冲洗后滤干置于装有 30mL 甲醇的 150mL 三角瓶中，28℃、180r/min 振荡 12h，取样并测定解吸液中纳他霉素含量，根据式(5-3) 计算解吸率。

$$\eta'=\frac{WV}{Q}\times100\% \tag{5-3}$$

式中　W——解吸液中纳他霉素质量浓度，mg/L；

Q——吸附总量，μg；

V——解吸液总体积，mL；

η'——解吸率，%。

本实验采用模拟发酵液，模拟 9 种大孔树脂在发酵过程中的原位吸附分离过程。结果如表 5-2 所示，9 种树脂均有吸附作用，其中 HPD600、HZ816 和 AB-8 对纳他霉素的吸附量、吸附率和解吸率均处于较低水平；HPD100、HPD450 和 XAD-16HP 树脂的吸附量较高，均达到了 0.71mg/g 以上，但 HPD100 和 XAD-16HP 树脂的解吸率却相对较低；HPD300 吸附率较低，但解吸率最高达到了 95.22%。综合考虑三个因素，选用 HPD300 和 HPD450 两种树脂进行下一步研究。

表 5-2　不同树脂对纳他霉素的吸附率、解吸率及吸附量

树脂名称	吸附量/(μg/g)	吸附率/%	解吸率/%
HPD100	717.83	95.71	73.01
HPD300	626.03	83.47	95.22
HPD600	553.65	73.82	82.56
D101	689.48	91.93	86.45
HPD450	721.05	96.14	85.42
AB-8	538.88	71.85	88.09
NKA	692.4	92.32	75.59
HZ816	632.85	84.38	72.85
XAD-16HP	708.75	94.5	81.75

2. 树脂的吸附解吸动力学研究

(1) 静态吸附动力学曲线测定　以吸附率（%）为纵坐标，吸附时间为横坐标作图，得到 HPD300 和 HPD450 两种树脂的静态吸附动力学曲线。从图 5-1 可以看出，HPD300 和 HPD450 两种树脂在 2h 后对溶液中纳他霉素的吸附率均达到 80%，随着吸附时间的延长，吸附率逐渐增大，2h 内吸附过程快速进行，4h 后吸附率基本上不再变化，达到吸附平衡，表明这两种树脂对纳他霉素的吸附均是快速平衡型。其中 HPD450 型树脂吸附率较 HPD300 型树脂更大，达到了 96.1%。

(2) 静态解吸动力学曲线测定　采用甲醇作为解吸剂，对上述两种已吸附平衡的树脂进行解吸，每间隔 20min 取样，测解吸液中纳他霉素的浓度，连续测定 160min。以树脂解吸率（%）为纵坐标，解吸时间为横坐标作图，得到两种树脂的

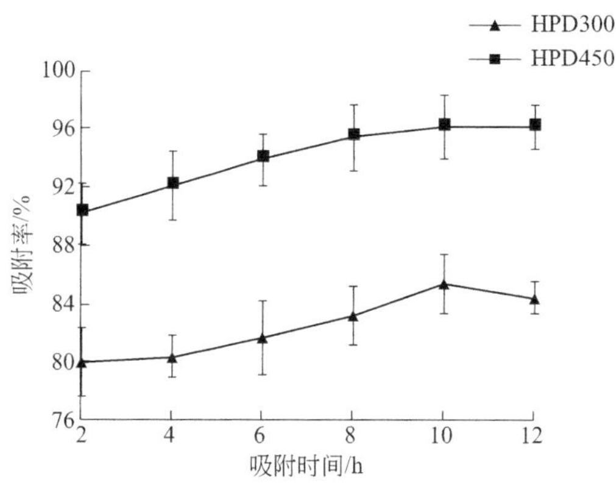

图 5-1 静态吸附动力学曲线

静态解吸动力学曲线，曲线见图 5-2。从图中可以看出，在起始阶段 HPD300 和 HPD450 树脂解吸率均快速增加，2h 后基本解吸完成，解吸液中纳他霉素的质量浓度基本不变，即解吸基本完成。在相同条件下，整个解吸时间内 HPD450 树脂解吸率一直高于 HPD300 树脂，高出约 10%。

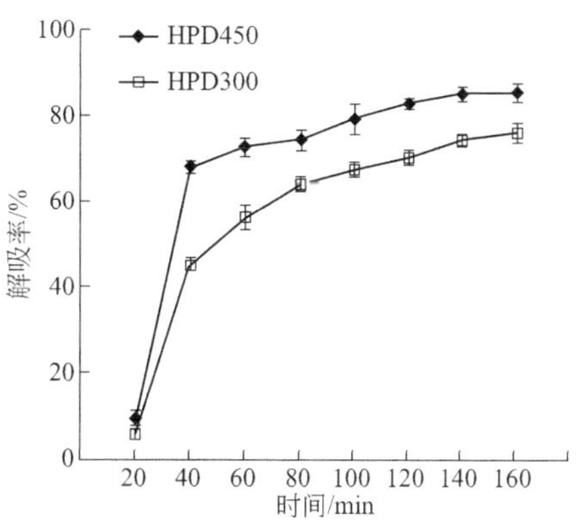

图 5-2 静态解吸动力学曲线

根据以上研究结果，HPD450 树脂的吸附率和解吸附率综合能力最高，为最优选择树脂，进行后续研究。

3. 静态吸附等温线的测定

测定纳他霉素初始浓度（mg/L）和大孔树脂吸附量（μg/L）的等温线。配置浓度为 30mg/L、50mg/L、70mg/L、90mg/L、110mg/L、130mg/L 的纳他霉素溶液各 30mL，分别置于装有 3g 大孔树脂的 250mL 三角瓶中，28℃、120r/min 振荡吸附 2h。取出充分吸附的大孔树脂置于装有 30mL 甲醇的 250mL 三角瓶中 180r/min、25℃摇床振荡解吸 2h，测定纳他霉素含量，根据纳他霉素解吸率求出大孔树脂的吸附量并作图。

温度在 25℃时，以纳他霉素的起始质量浓度对 HPD450 树脂吸附平衡后的吸附量作图，可得到纳他霉素质量浓度小于 150mg/L 时的 HPD450 树脂吸附等温线。结果如图 5-3 所示，随着纳他霉素初始浓度的增加，HPD450 树脂的吸附量也随之增加。HPD450 树脂的静态吸附等温线的 Langmuir 和 Freundlich 拟合曲线中相关系数（R^2）的值分别为 0.99562 和 0.957，两者 R^2 差别不大，但是 Freundlich 曲线的吸附强度远小于 1，说明 HPD450 树脂的吸附更符合 Langmuir 模型，是单分子单层吸附，最大吸附量为 10.027mg/g。

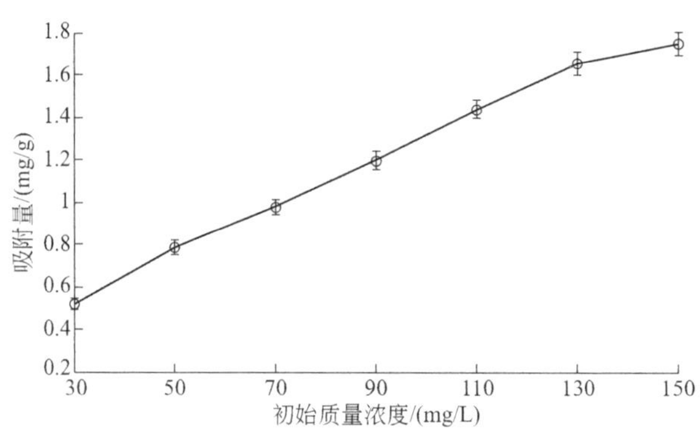

图 5-3 HPD450 树脂的吸附等温线

三、大孔树脂原位发酵工艺的优化

1. 树脂添加量优化

将优化获得的最佳大孔吸附树脂，按不同的添加量加入到发酵培养基中，按照初始发酵条件发酵，发酵结束后，取出大孔树脂，将大孔树脂解吸 12h，检测大孔树脂中纳他霉素的质量浓度，大孔树脂中纳他霉素含量最高的，即为最佳添加量。

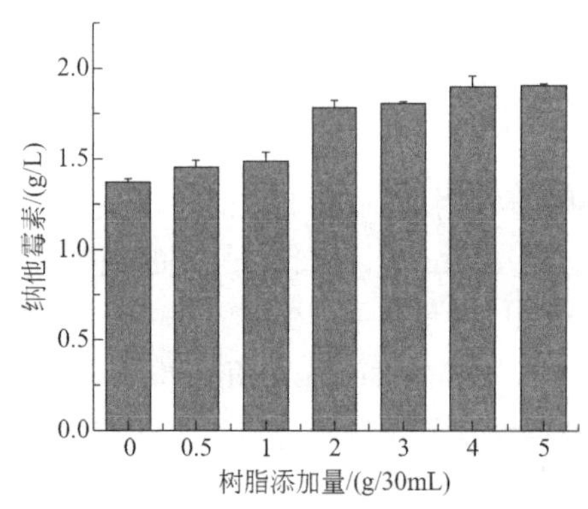

图 5-4 树脂添加量对纳他霉素合成的影响

比较了不同树脂添加量对发酵-分离耦合工艺的影响，结果如图 5-4 所示，纳他霉素的产量随着树脂添加量的增加而提高。当树脂的添加量 5g/30mL 时纳他霉素的浓度由最初的 1.37g/L 提高至 1.91g/L，纳他霉素的产量提高了 39.42%。添加量为 4g/L 时纳他霉素的浓度为 1.89g/L，纳他霉素的产量提高了 37.96%。就两者而言相差不大，从节约时间和成本来看，最佳添加量为 4g/30mL。

2. 树脂添加时间优化

选用最佳树脂添加量，按不同添加时间加入到发酵培养基中，按初始发酵条件进行原位吸附发酵，发酵完成后取出大孔树脂，解吸 12h，测定大孔树脂中纳他霉素质量浓度。通过树脂添加量与树脂添加时间两因素的优化，将树脂吸附过程与纳他霉素发酵过程耦合，选取最佳工艺条件。

在最佳添加量的基础上，研究了 HPD450 树脂添加时间对纳他霉素原位吸附的影响。由图 5-5 可以看出，在发酵 0～48h 时，添加时间随发酵时间成正比，在发酵 48h 时达到最高，纳他霉素的发酵产量达到 2.37g/L，比不添加树脂时提高了 65.73%；发酵 60h 和 72h 时添加，纳他霉素的产量却在下降。分析原因，大孔树脂的过早加入可能对纳塔尔链霉菌菌体的生长产生一定的影响，进而影响纳他霉素生物合成；加入过晚，可能发酵液中的其他次级代谢产物被大孔树脂吸附，影响了树脂对纳他霉素的吸附，从而减少了纳他霉素的吸附总量。

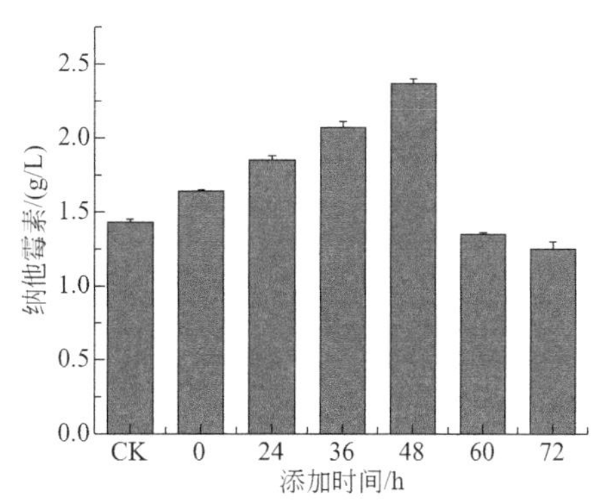

图 5-5　树脂添加时间对纳他霉素合成的影响

第二节　发酵培养基和发酵工艺优化

一、发酵培养基优化

1. 碳源种类及添加量对纳他霉素合成的影响

单一改变碳源种类，选取了葡萄糖、麦芽糖、蔗糖、乳糖、D-甘露醇、β-环糊精、糊精、可溶性淀粉、糖蜜、玉米淀粉、马铃薯淀粉、糯米粉、麸皮、燕麦粉、魔芋粉等多种碳源，添加量选取初始培养基中碳源添加量 30g/L，配制培养基，发酵 120h 后测定纳他霉素含量。根据上述试验结果，选取最佳碳源种类，按不同添加量配制培养基，测定纳他霉素含量，确定最佳碳源种类及碳源添加量。

本文选取了葡萄糖、麦芽糖、蔗糖、乳糖、D-甘露醇等 15 种不同碳源，初始浓度均为 30g/L，发酵培养 120h，测定纳他霉素产量。实验结果如图 5-6 所示，结果表明：当 D-甘露醇作为发酵培养基中的碳源时，纳他霉素的生物合成量最高，葡萄糖略低。由于目前 D-甘露醇单价较高，远高于葡萄糖，考虑到后续工业化生产中的经济成本，最终选择葡萄糖作为碳源。

分别选取 10g/L、15g/L、20g/L、25g/L、30g/L、35g/L、40g/L、45g/L 和

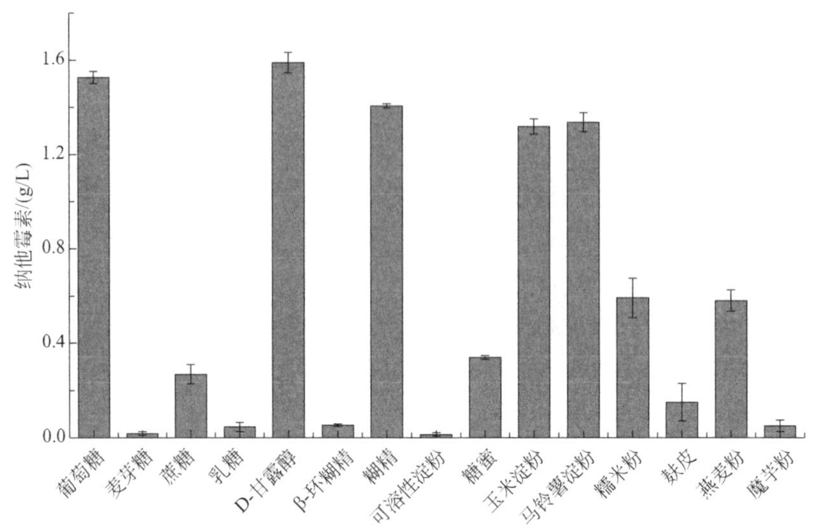

图 5-6　碳源种类对纳他霉素合成的影响

50g/L 葡萄糖作为碳源，研究葡萄糖添加量对纳他霉素合成的影响。结果如图 5-7 所示，与对照组 30g/L 时相比当葡萄糖的浓度为 35g/L 时，最有利于纳他霉素的生物合成，此时纳他霉素的产量最高。

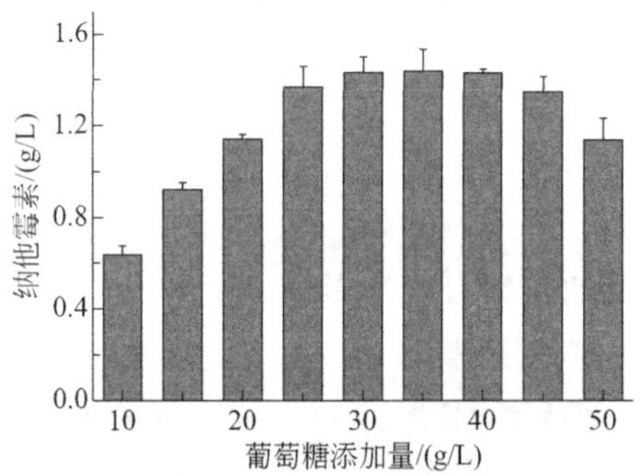

图 5-7　葡萄糖对纳他霉素合成的影响

2. 氮源种类及添加量对纳他霉素合成的影响

单一改变氮源种类，选取牛肉膏、胰蛋白胨、蛋白胨、酵母膏、尿素、硝酸钠、亚硝酸钠、硫酸铵、玉米浆等依次替代原发酵培养基中的酵母膏，并和牛肉膏作为复合氮源，考察对纳他霉素生物量的影响。

结果如图 5-8 所示，酵母膏作为氮源时产量最高。

分别添加 0g/L、0.5g/L、1.0g/L、1.5g/L、2.0g/L、2.5g/L、3.0g/L、3.5g/L、

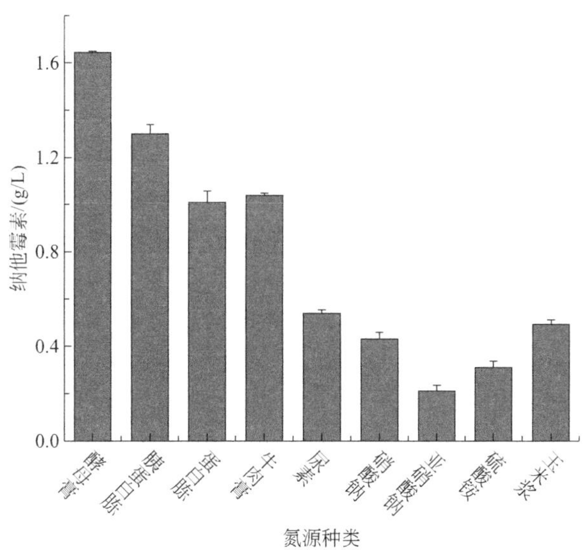

图 5-8 氮源种类对纳他霉素合成的影响

4.0g/L、5.0g/L 酵母膏作氮源，研究酵母膏添加量对纳他霉素合成的影响。结果如图 5-9 所示，与对照组 2.0g/L 相比，1.5g/L 时最有利于纳他霉素合成，此时纳他霉素产量最高。

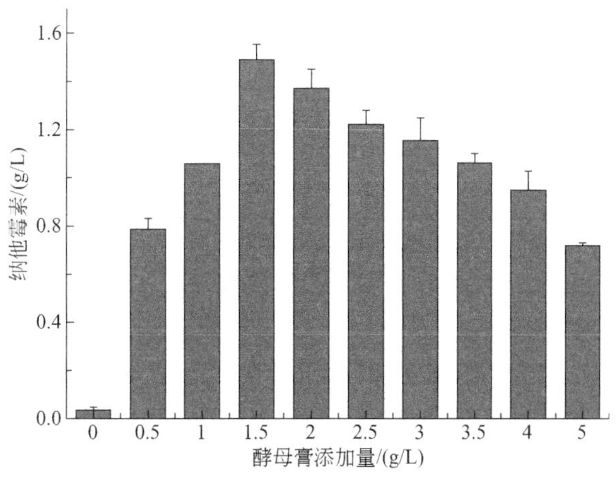

图 5-9 酵母膏对纳他霉素合成的影响

3. 金属离子种类及添加量对纳他霉素合成的影响

在初始发酵培养基中，按 0.2%添加量，分别添加硫酸镁、氯化锂、氯化钾、氯化钠、硫酸铜、硫酸锰、乙酸钡、碳酸钙、硫酸锌、硫酸亚铁、氯化钙等，配制培养基，发酵120h后测定纳他霉素含量。根据上述试验结果，选取最佳金属离子种类，按不同添加量配制培养基，测定纳他霉素含量，确定最佳金属离子种类及添加量。

选取11种不同含金属离子的无机盐，考察不同金属离子添加对纳他霉素生物合成的影响，结果如图5-10所示。结果表明，大多数金属离子都会抑制纳他霉素的合成，NaCl和$CaCO_3$的添加对纳他霉素合成有促进作用，但$CaCl_2$却没有促进作用，因此，对纳他霉素合成起到促进作用的并非Cl^+、Ca^{2+}。

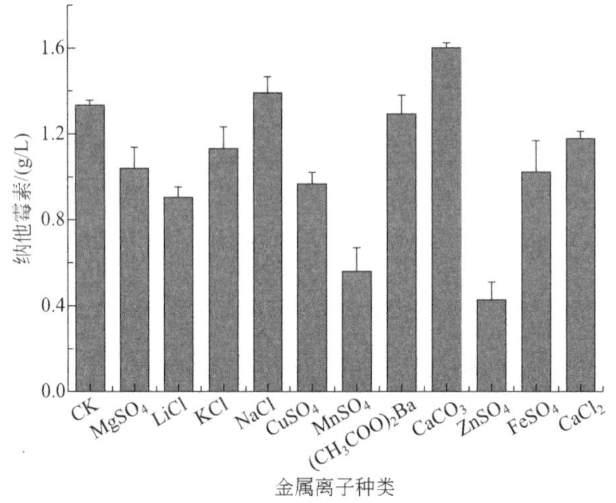

图5-10　金属离子种类对纳他霉素合成的影响

探究$CaCO_3$添加量对纳他霉素合成的影响，本实验分别以0.02%、0.05%、0.1%、0.2%、0.5%、1%、1.5%的比例加入$CaCO_3$进行发酵培养，结果如图5-11所示。

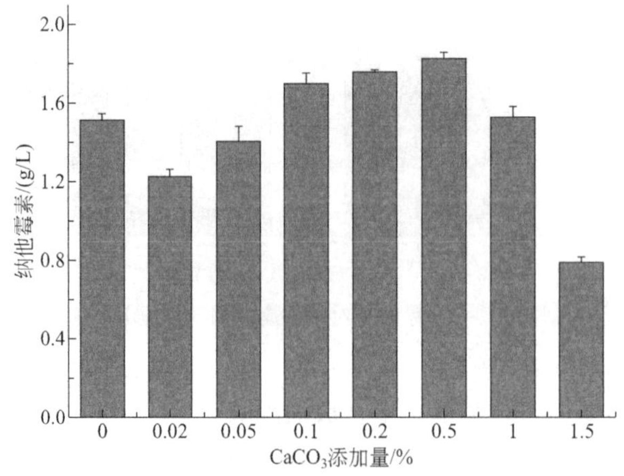

图5-11　$CaCO_3$对纳他霉素合成的影响

从图中可以看出，随着添加量的增加，纳他霉素产量成倒 U 形，添加量为 0.5%时，纳他霉素产量最高，产量了提高 20.6%。造成这种现象的原因可能是，在添加量较低时，$CaCO_3$ 还未到纳他霉素开始合成阶段就被消耗，反而影响了发酵液中的离子浓度。$CaCO_3$ 添加量过高时，$CaCO_3$ 颗粒在发酵过程中影响了菌体生长和菌丝形成，进而影响了纳他霉素的合成。

探究 NaCl 添加量对纳他霉素合成的影响，本实验分别以 0.005%、0.01%、0.02%、0.05%、0.1%、0.5%、1%的比例加入 NaCl 进行发酵培养，结果如图 5-12 所示。从图中可以看出，NaCl 添加量只有在添加量为 0.02%时对纳他霉素生长有促进作用，且作用明显。其他浓度时均有抑制作用，且当 NaCl 达到 1%时纳他霉素合成基本停止，推测 NaCl 可能作为某种信号因子参与到纳他霉素的生物合成调控中，刺激了某个基因或者某个通路。

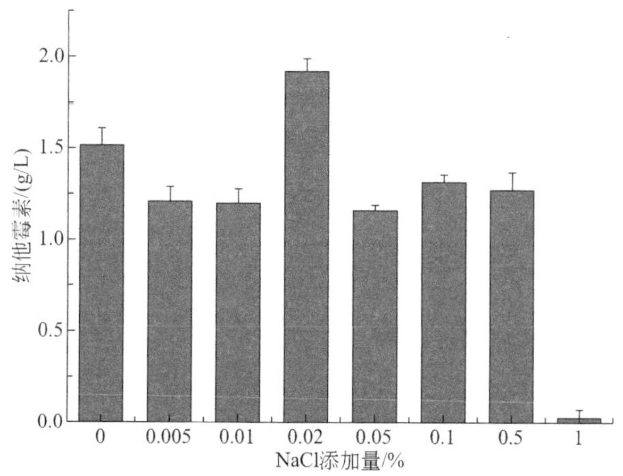

图 5-12　NaCl 对纳他霉素合成的影响

4. 磷酸盐种类及添加量对纳他霉素合成的影响

选取磷酸氢二钾和磷酸二氢钾，按不同添加量进行添加，研究磷酸盐对纳他霉素生物合成的影响。通过不同浓度磷酸二氢钾和磷酸二氢钾的添加，研究了磷酸盐的纳他霉素合成的影响。如图 5-13 所示，磷酸盐的添加严重影响了纳他霉素的生物合成，磷酸盐添加量越高纳他霉素产量越低。这也提醒我们在大规模发酵过程中要及时监控磷酸盐在发酵过程中的积累，防止磷酸盐积累造成的产能过低，对发酵企业造成经济损失。

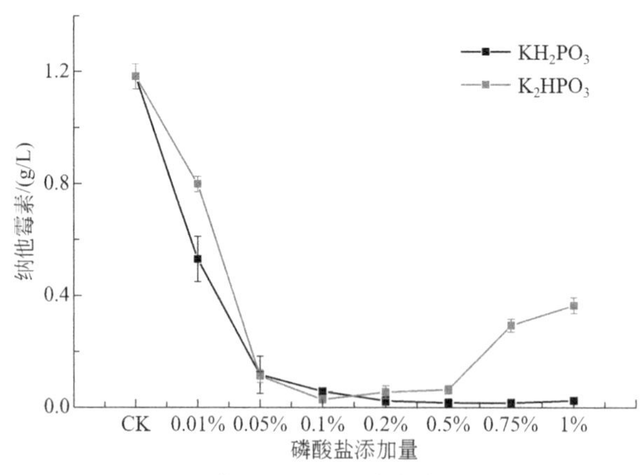

图 5-13 磷酸盐对纳他霉素合成的影响

5. 氧载体促进剂种类及添加量对纳他霉素合成的影响

在初始发酵培养基中，按 0.5%添加量，分别添加甲醇、乙醇、正丙醇、正丁醇、异戊醇、玉米胚芽油、调和油、大豆油、吐温 20、吐温 60、吐温 80、司班 80、PEG6000 等多种常见氧载体促进剂，配制培养基，其中易挥发试剂经过滤除菌分别加入到灭菌后的培养基中，发酵 120h 后测定纳他霉素含量。根据上述试验结果，选取氧载体促进剂种类，按不同添加量配制培养基，测定纳他霉素含量，确定最佳氧载体促进剂及添加量。由图 5-14 可知，正丁醇的添加完全抑制了纳他霉素产生菌的生长，异戊醇、吐温 80、PEG6000 的添加对纳他霉素合成的影响不大，调和油对纳他霉素合成有一定促进作用，使其产量提高了 3.29%。

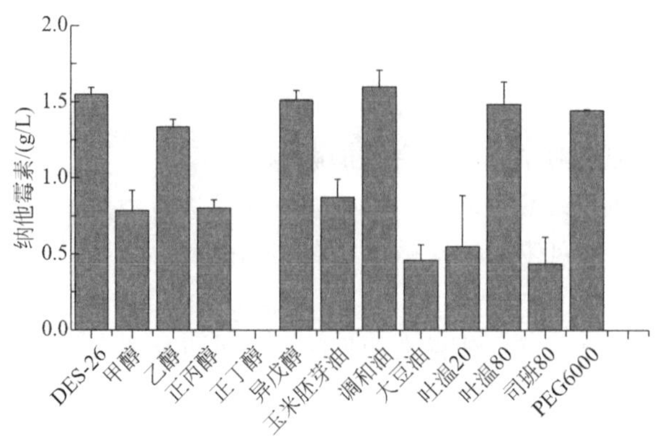

图 5-14 氧载体和促进剂对纳他霉素合成的影响

进而研究了调和油添加量对纳他霉素合成的影响，分别添加 0.05%、0.1%、

0.25%、0.5%、0.75%、1%、1.5%、2%的调和油，发酵120h，测定纳他霉素产量，结果如图5-15所示。由图可以看出，测量误差较大，跟调和油定量吸取时有误差有关。调和油添加量为1.5%时，纳他霉素产量最高，提高了16.67%。

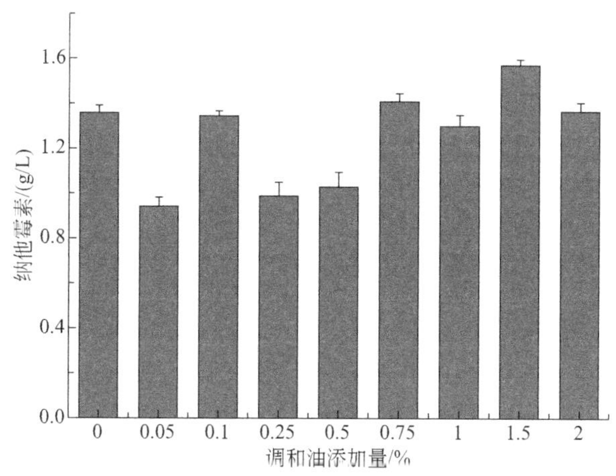

图5-15　调和油对纳他霉素合成的影响

6.接种量对纳他霉素合成的影响

在抗生素发酵过程中，接种量较大时可以缩短菌体增殖的时间，提高抗生素产量，但接种量过大时往往会导致菌体生长过快，发酵液黏度迅速增加，从而影响抗生素的合成；但接种量过小又会延长发酵周期，增加染菌机会，还会使菌丝体结块，形成小球，更不利于菌体生长增殖。因此，控制好接种量是保证发酵正常的重要因素。本实验按3%、4%、5%、6%、7%、8%、9%、10%的接种量进行试验，结果如图5-16所示。当接种量为9%时，纳他霉素产量达到最高，在10%时开始下降，所以最佳接种量为9%，产量达到2.15g/L。

二、响应面法优化发酵培养基组成

在单因素试验的基础之上，根据Box-Behnken设计原理，选择Design-Expert 8.0.6软件进行Box-Behnken试验设计，选择三个因素作为响应面的考察因素，每因素设计3水平（−1、0、1），用发酵液中纳他霉素的含量为响应值，进行响应面实验。

1.设计及结果

应用Design-Expert 8.0.6.1软件结合Box-Behnken试验设计原理，三因素选

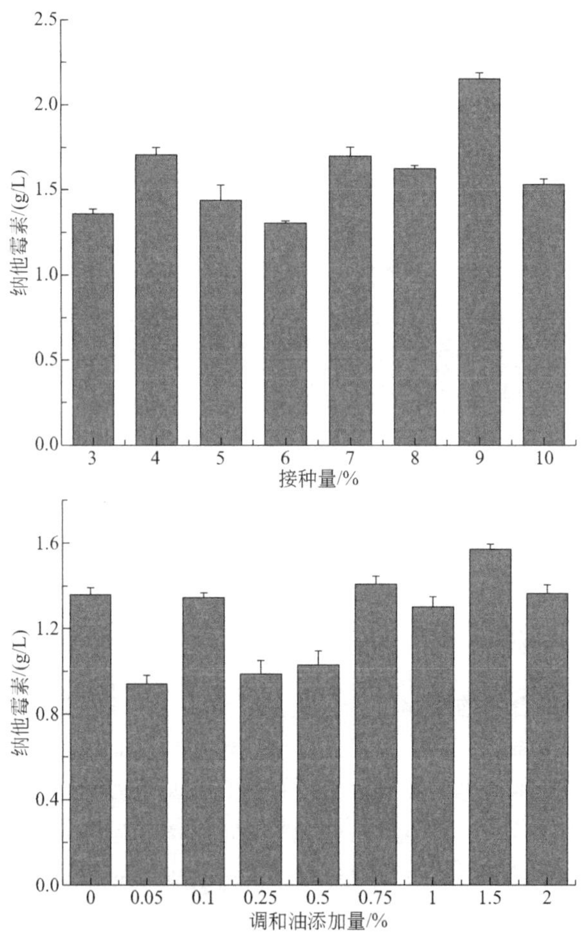

图 5-16　接种量对纳他霉素合成的影响

择调和油、氯化钠、碳酸钙，用发酵液中纳他霉素的含量为响应值，进行三因素三水平的 Box-Behnken 优化实验，试验设计和结果如表 5-3 所示。

表 5-3　响应面实验设计表及结果

序号	碳酸钙 F_1/(g/L)	氯化钠 F_2/(g/L)	调和油 F_3/(g/L)	纳他霉素/(g/L)
1	5.00	0.20	1.50	1.81
2	5.00	0.30	1.00	2.01
3	5.00	0.10	1.00	2.03
4	2.50	0.30	1.50	2.32

续表

序号	碳酸钙 F_1/(g/L)	氯化钠 F_2/(g/L)	调和油 F_3/(g/L)	纳他霉素/(g/L)
5	5.00	0.20	1.50	2.03
6	5.00	0.10	2.00	1.39
7	2.50	0.10	1.50	2.23
8	5.00	0.20	1.50	1.73
9	5.00	0.20	1.50	1.78
10	5.00	0.20	1.50	1.71
11	2.50	0.20	2.00	2.04
12	7.50	0.30	1.50	1.29
13	5.00	0.30	2.00	1.77
14	2.50	0.20	1.00	2.07
15	7.50	0.20	1.00	1.10
16	7.50	0.10	1.50	1.33
17	7.50	0.20	2.00	1.24

2. 模型的建立及显著性分析

通过 Design-Expert 8.0.6 软件获得响应值与变量之间的回归方程。根据表 5-3 结果，得到响应值与变量之间的方程为：

$$Y=1.81-0.46A+0.051B-0.095C-0.031AB+0.041AC$$
$$+0.100BC-0.10A^2+0.083B^2-0.096C^2$$

式中　Y——纳他霉素产量；

A、B、C——分别为碳酸钙、氯化钠、调和油的添加量。

对实验数据进行方差分析，结果见表 5-4。由方差分析结果可知，方程中 A 对纳他霉素产量影响极其显著（$P<0.01$）。结果表明，各因素对纳他霉素产量影响具有交互作用，根据 F 值可以判断出各因素影响程度大小为碳酸钙＞调和油＞氯化钠。模型差异性极显著，失拟项不显著，说明该模型能很好地模拟实验结果。相关系数 R^2 为 0.9069，说明该回归方程能很好地反映纳他霉素产量与三因素之间的关系。

表 5-4　回归方程的显著性检验及方差分析

来源	平方和	自由度	均方	F 值	P 值 Prob＞F	
模型	1.95	9	0.22	7.57	0.0071	显著

续表

来源	平方和	自由度	均方	*F* 值	*P* 值 Prob>*F*	
A	1.70	1	1.70	59.37	0.0001	显著
B	0.021	1	0.021	0.72	0.4252	
C	0.072	1	0.072	2.53	0.1560	
AB	3.779×10^{-3}	1	3.779×10^{-3}	0.13	0.7273	
AC	6.618×10^{-3}	1	6.618×10^{-3}	0.23	0.6456	
BC	0.040	1	0.040	1.38	0.2779	
A^2	0.044	1	0.044	1.54	0.2542	
B^2	0.029	1	0.029	1.00	0.3495	
C^2	0.038	1	0.038	1.34	0.2850	
残差	0.20	7	0.029			
失拟项	0.14	3	0.045	2.83	0.1703	不显著
纯误差	0.064	4	0.016			
总离差	2.15	16				

3. 各因素交互作用的响应面分析

各因素交互作用对纳他霉素产量的曲面图见图 5-17，结合建立的回归方程可知，碳酸钙与氯化钠、碳酸钙与调和油、氯化钠与调和油之间均有交互作用但交互并不显著，对纳他霉素生物合成有一定程度的影响但影响不显著。

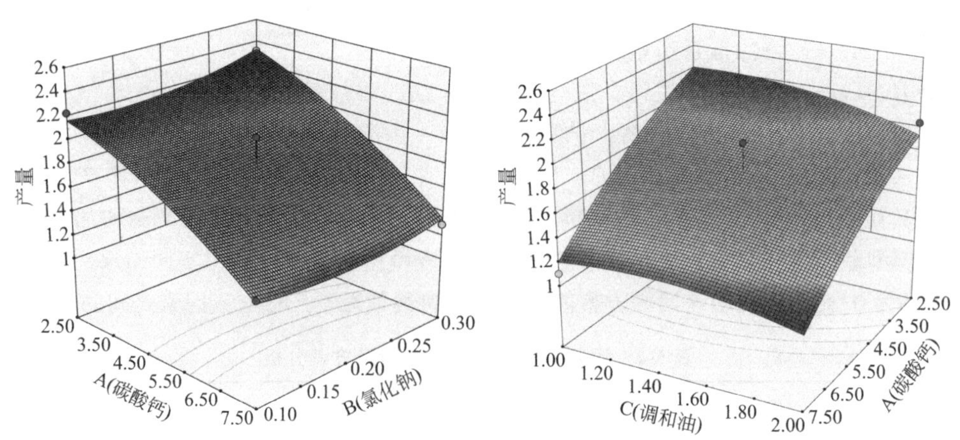

图 5-17 各因素交互作用对纳他霉素生物合成影响的曲面图

4. 模型验证试验

通过软件模拟分析确定最佳纳他霉素的发酵培养基为：在原始培养基基础上，添加碳酸钙 2.5g/L、氯化钠 0.3g/L、调和油 1.41g/L，纳他霉素产量为 2.34g/L。为了检验模拟方程的可靠性，并考虑到实际操作问题，将条件修正为碳酸钙 2.5g/L，氯化钠 0.3g/L，调和油 1.4g/L，在修正后的条件下进行 3 次重复验证，得到纳他霉素的产量平均为 2.34g/L，与预测值相符。

第六章 纳他霉素高产菌株的选育

在抗生素生产工业中使用的生产菌株大多是以野生菌株为出发菌株，经过多次改良选育或基因工程技术改造，获得突变菌株，使突变菌株的发酵产量和生产性能得到大幅度，使菌株能更好地适应工业化生产，降低生产成本，更具工业应用价值。目前，通过常规诱变育种筛选突变菌株仍是一种经济有效的方法，它不仅能显著提高抗生素产量，提高工厂产能，而且不需要大量投入经济成本，从而降低产品成本。

本研究采用传统物理诱变手段-紫外诱变，传统化学诱变手段-硫酸二乙酯（DES）诱变，及新型诱变技术-常温室压等离子体（ARTP）诱变三种诱变方法，对纳他霉素的生产菌株 *S. natalensis* HW-2 进行复合诱变，并通过链霉素抗性筛选方法，对纳他霉素突变菌株进行筛选，对获得的高产菌株进行遗传稳定性检测，最终获得遗传稳定性高的优良菌株。

第一节 纳他霉素生产菌株的诱变

一、纳塔尔链霉菌的诱变

孢子悬液的制备：将出发菌株在固体培养基上活化，28℃培养 7～10d 至孢子长满平板，用无菌水冲洗下孢子，倒入提前灭菌好的含玻璃珠的 50mL 三角瓶中，180r/min 摇床振荡 20min，使孢子充分打碎。经 8 层无菌纱布过滤，血球计数板计数，适当稀释孢子悬液，使孢子数在 10^8 个/mL 左右。

1. 紫外诱变

取出发菌株孢子悬液梯度稀释至 10^{-1}、10^{-2}、10^{-3}，将三个梯度孢子悬液分别均匀涂布于提前配置好的固体培养基平板上，在距离紫外灯 30cm 处照射 0s、15s、20s、30s、45s、60s。照射时打开培养皿上盖，充分照射，照射前后需保持周围环境黑暗，避免“光复活效应”。28℃培养 6～8d，记录每个平板的菌落数，以出发菌株的菌落数作对照。

(1) 链霉素最小致死浓度确定

① 最小抑菌浓度的确定 配置 20g/L 的链霉素溶液作为母液，过滤除菌，不同体积加入到一定体积灭菌后未凝固的固体培养基中，摇匀，配置成含不同浓度链霉素的平板。将孢子悬液分别涂布于提前配置好的平板上，28℃培养 5d。观察不同浓度平板上的菌落情况，未长菌落的链霉素最低作用浓度，即确定链霉素对该菌的最小抑制浓度（MIC，minimum inhibitory concentration）。

② 链霉素抗性平板筛选 将诱变后的孢子悬液梯度稀释原液、10^{-1} 液、10^{-2} 液、10^{-3} 液，均匀涂布于链霉素（Streptomycin）最小抑菌浓度（MIC）抗性平板，28℃培养 6～8d。

为确定菌株 *S. natalensis* HW-2 链霉素最小致死浓度，设置抗性平板中链霉素浓度为 0μg/mL、0.2μg/mL、0.4μg/mL、0.6μg/mL、0.8μg/mL、1.0μg/mL、1.2μg/mL，观察菌株生长状况。从表 6-1 中可以看出，链霉素浓度在 0.6μg/mL 时菌株生长较少，0.8μg/mL 时菌落数为 0，确定 0.8μg/mL 为 *S. natalensis* HW-2 的最小致死浓度。

表 6-1 链霉素浓度对 *S. natalensis* HW-2 生长的影响

链霉素浓度/(μg/mL)	生长情况(＋越多生长情况越好)
0	＋＋＋
0.4	＋
0.6	＋
0.8	0
1	0
1.2	0

(2) 紫外照射时间确定 取 1mL 发酵液和 9mL 甲醇混合，28℃、220r/min，摇床振荡培养 2h，10000r/min 离心 10min，上清液过 0.22μm 微孔滤膜，采用高效液相色谱（HPLC，high performance liquid chromatography）法测定，色谱条件：YMC-Pack ODS C18 色谱柱（250mm×4.6mm），流动相为 V(甲醇)∶V(水)＝75∶25，流速 0.6mL/min，检测波长 $\lambda=304$nm。

分别根据式(6-1)～式(6-3)计算总突变率、正突变率、负突变率。

$$R_{\mathrm{M}}=\frac{M}{T}\times 100\% \tag{6-1}$$

$$R_{\mathrm{P}}=\frac{P}{T}\times 100\% \tag{6-2}$$

$$R_N=\frac{N}{T}\times100\% \tag{6-3}$$

式中 R_M——总突变率，%；

R_P——正突变率，%；

R_N——负突变率，%；

T——挑选菌落总数；

M——突变菌总数（选取产量变化5%以上的菌株）；

P——纳他霉素产量大于出发菌株105%的突变菌总数；

N——纳他霉素产量小于出发菌株95%的突变菌总数。

出发菌株 *S. natalensis* HW-2 紫外诱变致死率曲线如图 6-1 所示，结果表明，致死率随紫外照射时间的增加而变大。紫外诱变突变率见图 6-2，30s 时正突变率最高，此时致死率在 90%～95%之间。因此选取 30s 为最佳紫外照射时间。

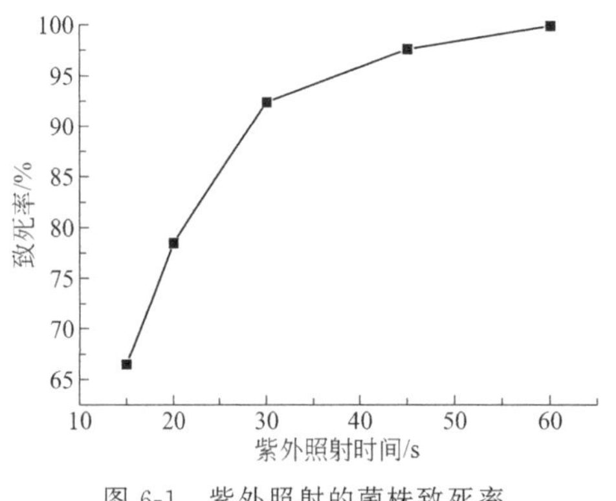

图 6-1 紫外照射的菌株致死率

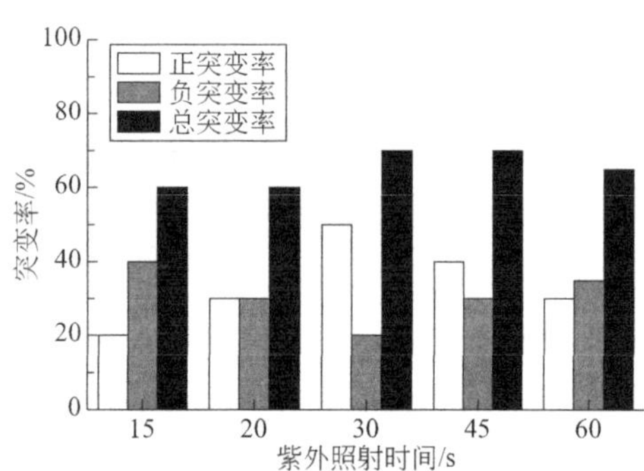

图 6-2 紫外照射的突变率

(3) 遗传稳定性检测 筛选链霉素抗性平板中长出的较大菌落，接种到斜面富集培养 6～8d，即为Ⅰ代菌株；转接Ⅰ代菌株，斜面培养，即为Ⅱ代菌株；转接Ⅱ代菌株，斜面培养，即为Ⅲ代菌株。分别发酵培养，测定产量。对比三代菌株的纳他霉素产量以检验遗传稳定性，去除回复突变菌株。

经抗性筛选及产量测定，与出发菌株 *S. natalensis* HW-2 相比，有 8 株突变菌株产量提高显著。分别测定了 8 株菌株传代三代的纳他霉素产量，确定其遗传稳定性。结果如图 6-3 所示，结果表明，菌株 UV-24 遗传稳定性相对较好，产量相对较高，最高可达 1.32g/L，并最终维持在 1.1～1.2g/L，较出发菌株相比提高了 48.31%。因此，选取菌株 UV-24 作为 ARTP 诱变的出发菌株。

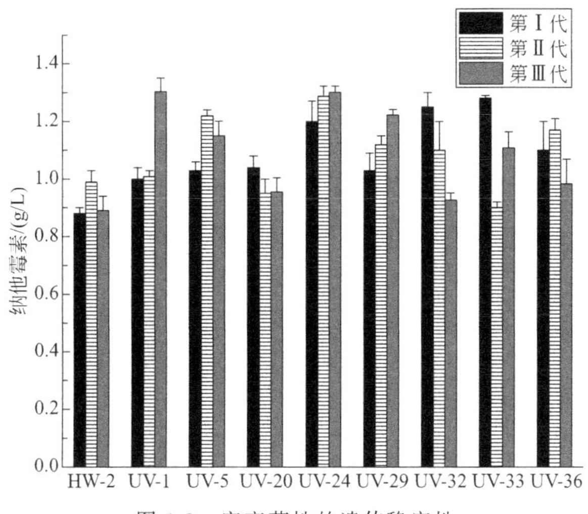

图 6-3　突变菌株的遗传稳定性

2. ARTP 诱变

取出发菌株孢子悬液 10μL 均匀涂到无菌金属诱变片上，将装有金属诱变片的平皿转移至提前灭菌的 ARTP 等离子诱变仪工作室中。工作电压 100W，照射距离为 2mm，工作气流 10L/min，设置照射时间 0s、15s、25s、30s、40s、50s。将处理过的诱变片于装有 1mL 生理盐水的离心管中充分混匀，稀释涂布，每个时间设置三个平行，28℃培养 6～8d，记录每个平板的菌落数，以出发菌株的菌落数作对照，计算致死率、突变率。

（1）链霉素最小致死浓度确定　为确定菌株 UV-24 的链霉素最小致死浓度，设置抗性平板中链霉素浓度为 0μg/mL、300μg/mL、320μg/mL、340μg/mL、360μg/mL、380μg/mL，观察菌株生长状况。从表 6-2 中可以看出，链霉素浓度在 360μg/mL 时菌株生长较少，380μg/mL 时菌落数为 0，确定 380μg/mL 为菌株 UV-24 的最小致死浓度。

表 6-2　链霉素浓度对 UV-24 生长的影响

链霉素浓度/(μg/mL)	生长情况(＋越多生长情况越好)
0	＋＋＋
300	＋＋＋
320	＋＋
340	＋＋
360	＋
380	0

（2）ARTP处理时间确定　出发菌株UV-24 ARTP诱变致死率和突变率如图6-4和图6-5所示，结果表明，致死率随ARTP处理时间的增加而变大，40s时达到93.54%，此时正突变率最高，达到60%。因此，选取40s为ARTP最佳处理时间。

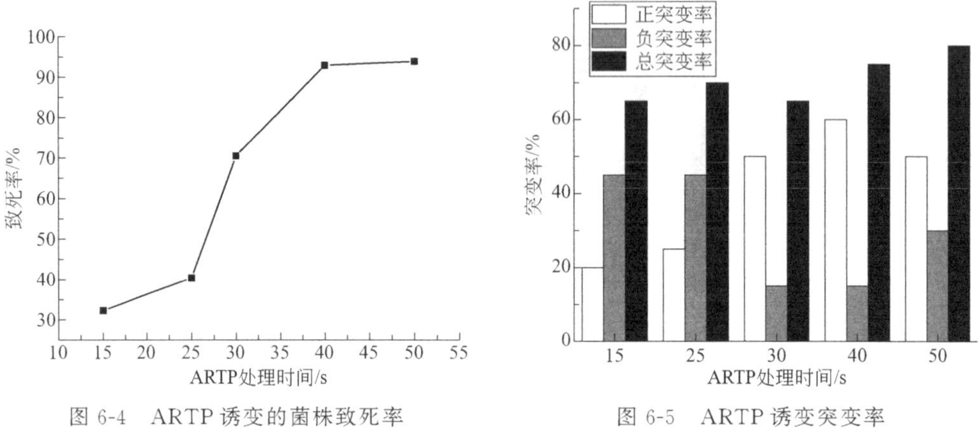

图6-4　ARTP诱变的菌株致死率　　　图6-5　ARTP诱变突变率

（3）遗传稳定性检测　经抗性筛选及产量测定，与出发菌株UV-24相比，有9株突变菌株产量提高显著。分别测定了9株菌株传代三代的纳他霉素产量，确定其遗传稳定性。结果如图6-6所示，结果表明，菌株AR-30遗传稳定性相对较好，产量相对较高，最终稳定在1.3～1.4g/L，较出发菌株相比提高了20.6%。因此，选取菌株AR-30作为下一步DES诱变的出发菌株。

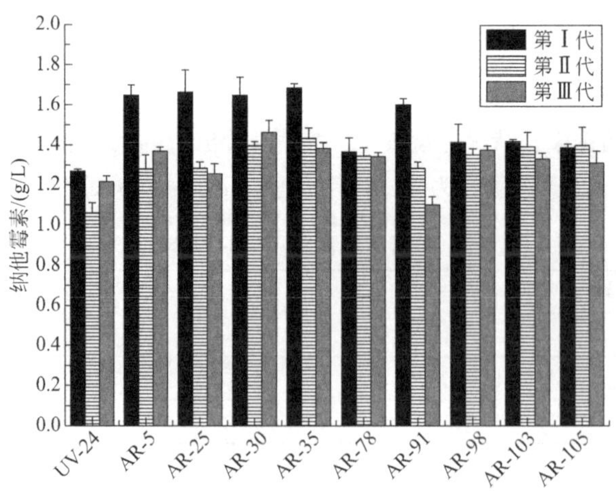

图6-6　突变菌株的遗传稳定性

3. DES 诱变

吸取 1mL 适当稀释后的单孢子悬液于 50mL 的三角瓶中，加入 9mL 磷酸缓冲液，再加入 0.1mL 硫酸二乙酯（DES），使 DES 终浓度为 1%，28℃恒温摇瓶处理，诱变时间 0min、20min、40min、60min。取 2mL 处理过的孢子悬液，用 1mL 的 25%的硫代硫酸钠终止反应。将处理过的孢子悬液梯度稀释至 10^{-1}、10^{-2}、10^{-3} 涂布，每个时间设置三个平行，28℃培养 6～8d，记录每个平板的菌落数，以出发菌株的菌落数作对照，计算致死率、突变率。

（1）链霉素最小致死浓度确定　从 UV-24 菌株的链霉素最小致死浓度检测发现，经诱变后菌株对链霉素的抗性大大增加，对 AR-30 菌株进行最小致死浓度确定预实验时发现，当链霉素浓度增加至 2000μg/mL 时，菌株仍然生长旺盛。最终，放弃链霉素抗性筛选方法，选择自然筛选方法。

（2）DES 诱变时间确定　出发菌株 AR-30 的 DES 紫外诱变致死率、突变率如图 6-7 和图 6-8 所示，结果表明，致死率随 DES 诱变时间的增加而变大，80min 时正突变率最高，但此时致死率接近 100%，存活率过低，不利于菌株选育。因此，最终选取 40min 为 DES 诱变最佳时间。

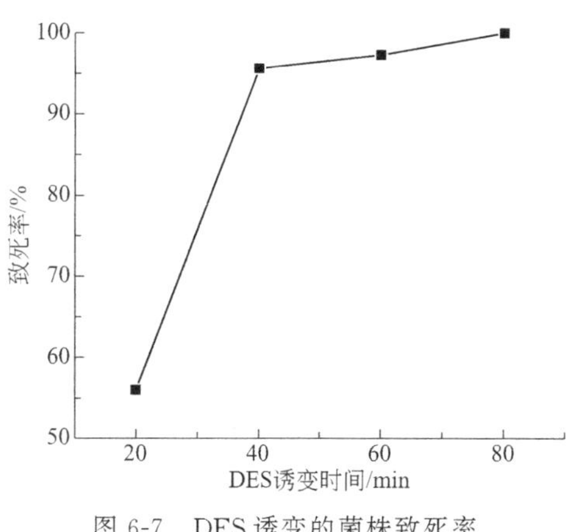

图 6-7　DES 诱变的菌株致死率

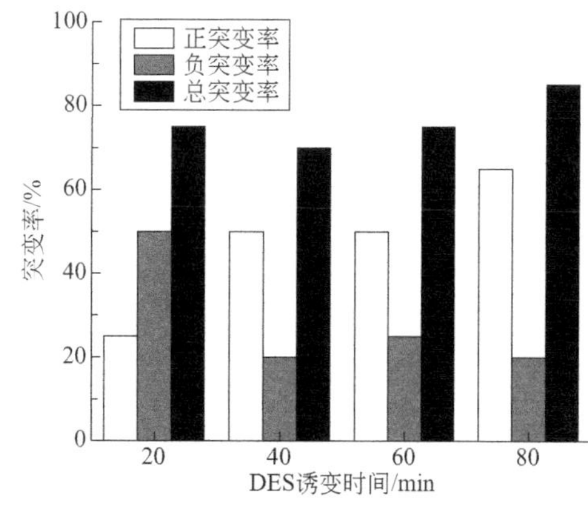

图 6-8　DES 诱变突变率

（3）遗传稳定性检测　经抗性筛选及产量测定，与出发菌株 AR-30 相比，有 5 株突变菌株产量提高显著。分别测定了 5 株菌株传代三代的纳他霉素产量，确定其遗传稳定性。结果如图 6-9 所示，结果表明，菌株 DES-26 遗传稳定性相对较好，产量相对较高，最高可达 1.64g/L，并最终稳定在 1.5～1.6g/L，较出发菌株 AR-30 相比提高了 9.3%，较初始菌株提高了 86.36%。因此，选取菌株 DES-26 作为下一步试验的试验菌株。

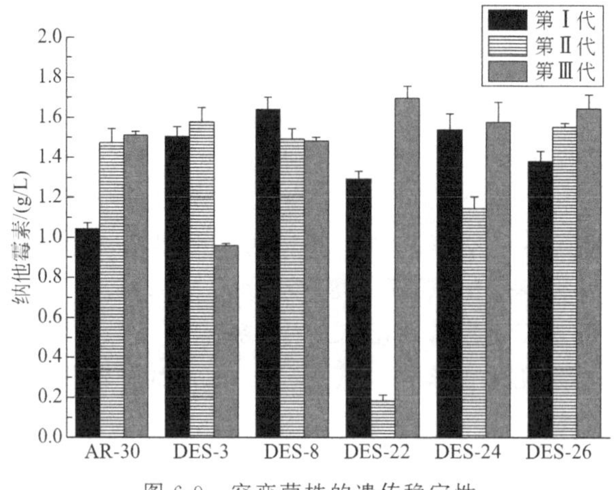

图 6-9 突变菌株的遗传稳定性

二、突变菌株的发酵过程曲线

以初始菌株 *S. natalensis* HW-2 为对照组，诱变菌株 DES-26 为试验组，测定发酵曲线。细胞生物量曲线测定：细胞生物量（dry cell weight，DCW）的测定采用干重法。残糖曲线测定：残糖曲线采用 3,5-二硝基水杨酸法（DNS），比色法测定还原糖含量。pH 曲线测定：采用雷磁 pHS-25 型 pH 计测定。

从图 6-10(a) 可以看出，试验组细胞干重在 16h 前快速增加，而后增速放缓，32h 前细胞干重高于对照组，32h 后生物量低于对照组，试验组生物量 80h 达到最大，对照组 96h 达到最大，说明试验组菌体生长早于对照组。发酵过程中液体 pH 变化如图 6-10(b)，呈现先降低后升高的变化趋势，72h 后试验组 pH 有一个突然升高的阶段，即对应了生物量的变化，又对应了产量的积累阶段，说明了 pH 对纳他

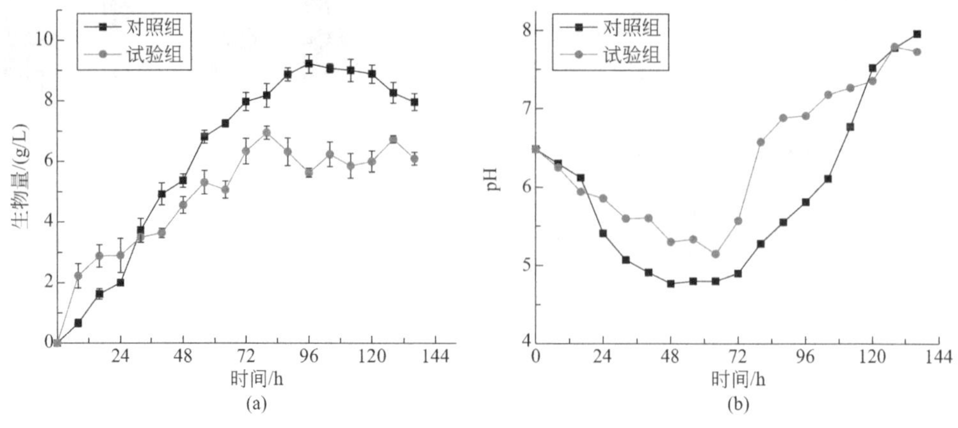

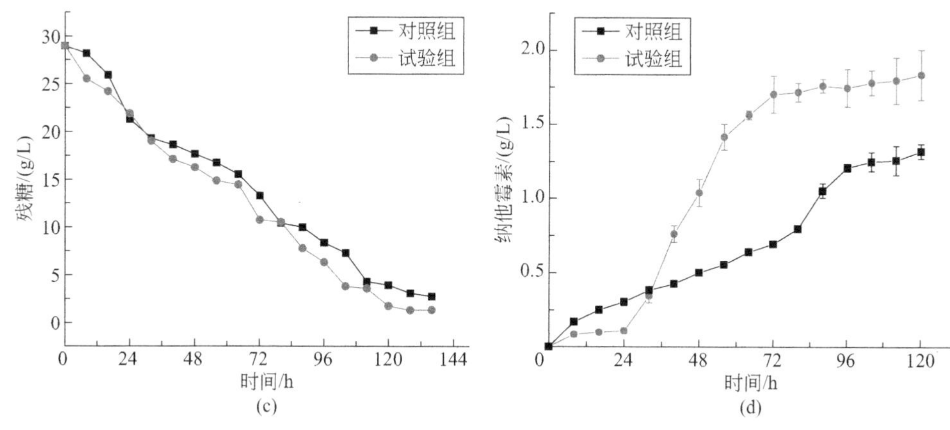

图 6-10 突变菌株 DES-26 发酵过程曲线

霉素生物合成有一定的关系。图 6-10(c) 显示残糖量变化趋势一致，试验组整体残糖量略低于对照组，葡萄糖利用率略高于对照组。由图 6-10(d) 纳他霉素产物合成曲线可知，对照组纳他霉素的快速积累主要集中在前 96h，而试验组的快速积累期在前 72h。结果表明，诱变使菌株葡萄糖利用率略微提高，菌株生长受到抑制，纳他霉素发酵周期缩短。

第二节 差异菌株的转录组学分析

为研究纳他霉素高产菌株 DES-26 纳他霉素生物合成提高的遗传基础，采用第二代高通量测序技术对诱变前后菌株进行转录组测序。自二十世纪五十年代纳他霉素首次发现以来，已有不少文章报道其各项生理生化特性、发酵培养、工业化应用等。目前为止，国内纳他霉素发酵水平取得很大进展，但与国际相比，仍有很大差距，商业化推广受到限制。随着人们对纳他霉素合成基因的研究，研究者可以通过对相关基因定向改造，构建工程菌株的方式来提高纳他霉素生产性能。但纳他霉素的合成是一个庞大的合成代谢系统，具有多个分支通路，纳他霉素生物合成的基因调控仍有多处不明确。

基于 Illumina HiseqXTen 二代测序平台，对诱变前后两株纳塔尔链霉菌进行原核有参转录组测序。通过转录组学分析，对差异基因进行 GO 富集分析和 KEGG Pathway 富集分析，比较试验组与对照组间的基因差异表达情况，分析突变菌株高产纳他霉素的分子机制和代谢途径调控。

一、测序数据质量评估

样品制备：将斜面培养基上成熟的 *S. natalensis* HW-2 和 DES-26 新鲜孢子分别接于种子培养基中，28℃、220r/min 培养，2d 后将种子液按 6%比例接入发酵培养基中，28℃、220r/min 培养，取 48h 和 72h 的菌丝体，离心弃去上清，将收集的菌体经液氮速冻后保存于－80℃超低温冰箱中备用。根据比较试验组（DES-26）和对照组（*S. natalensis* HW-2）的纳他霉素产量曲线和生物量曲线，选择 48h 和 72h 作为转录组测序取样时间。将试验组和对照组两个时间点的样品分别命名为 TA、TB、CA、CB。每个时间点取三个平行，共 12 个样品。

总 RNA 提取：采用 Trizol 法提取样品总 RNA，进行转录组测序。Qubit2.0 检测提取的 RNA 浓度，采用琼脂糖凝胶检测 RNA 是否降解以及受基因组污染情况，以保证使用合格的样品进行转录组测序。具体实验方法见参考文献。

转录组测序：12 个样品的转录组测序委托上海生工生物技术有限公司完成，参考菌株选用模式菌株 ATCC27448^{T}。试验流程如图 6-11 所示。

对测序得到的原始数据中可能含有不合格的 reads，所以要先对其进行过滤，主要包括含接头的 reads、reads 尾部质量 Q 值小于 20 的碱基、含 N 碱基的 reads、低质碱基（$Q<20$）、reads 长度低于 35 的 reads 本身及其配对的 reads，最后得到的数据为 clean reads，可用于数据分析，数据分析流程如图 6-12 所示。

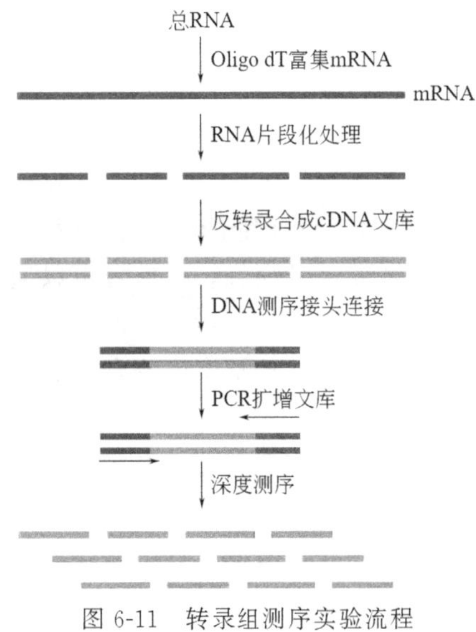

图 6-11　转录组测序实验流程

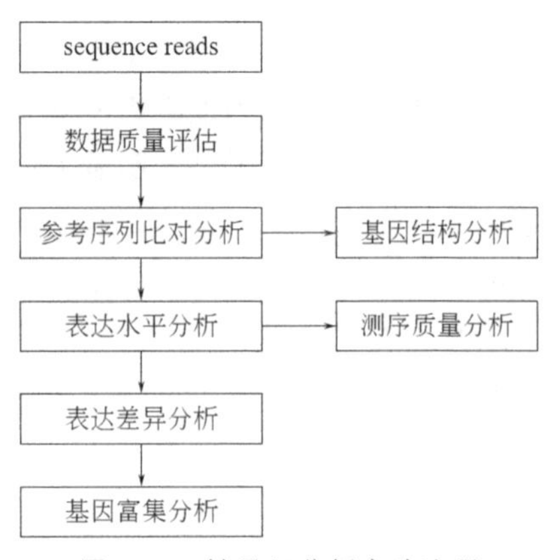

图 6-12　转录组分析实验流程

转录序列数据统计结果见表 6-3 所示，原始数据 TA1、TA2、TA3、CA3、CA2、CA1、TB2、CB2、CB3、CB1、TB1、TB3 分别为 35658380、36606736、35421446、43219544、40693712、49196866、38084330、38555828、39253968、36657938、30686750、35495592，原始数据过滤后的质控率分别为 93.62%、93.90%、94.29%、94.49%、95.07%、94.56%、94.94%、94.51%、94.43%、93.83%、94.88%、94.77%。Q20 碱基比所占比例均在 90%以上，可见本实验测序数据质量合格，为后续实验奠定了基础。

表 6-3　数据统计结果

样品	原始读长	过滤后读长	质控率	Q20 碱基比
CA1	49196866	46519926	94.56%	98.86%
CA2	40693712	38689180	95.07%	98.98%
CA3	43219544	40838490	94.49%	98.99%
CB1	36657938	34396256	93.83%	98.82%
CB2	38555828	36440078	94.51%	98.81%
CB3	39253968	37068248	94.43%	98.84%
TA1	35658380	33385092	93.62%	98.91%
TA2	36606736	34373068	93.90%	98.87%
TA3	35421446	33400038	94.29%	98.87%
TB1	30686750	29116162	94.88%	98.91%
TB2	38084330	36158202	94.94%	98.94%
TB3	35495592	33639706	94.77%	98.89%

二、基因水平表达分析

基因转录表达水平由转录本的丰度表示，丰度越高，基因转录表达水平越高。RNA-seq 分析中，基因的表达水平取决于定位到基因组区域或基因外显子区的 reads 数量。Reads 数量越高，基因的真实表达水平越高，reads 数量还与基因的长度和测序的深度成正比。为了比较不同基因、不同实验间基因表达水平，人们还提出了 TPM（transcripts per million）的概念，TPM 是指某个转录本在 RNA 池中的比例。TPM 同时考虑了测序深度和基因长度以及样本对 reads 计数的影响，使不同基因、不同实验间估计的基因表达水平具有可比性。TPM 计算公式如下：

$$\mathrm{TPM}=\frac{n_{\mathrm{r}}\times \mathrm{read}_{1}\times 10^{6}}{g_{1}\times T}$$

$$T=\sum_{g=i}^{G}\left(\frac{n_{\mathrm{r}}\times \mathrm{read}_{1}}{g_{1}}\right)i$$

差异表达分析：采用 DEGseq 进行差异分析，为了得到显著差异的基因，将筛选条件设为：Q 值≤0.001 且差异倍数｜fold change｜≥2。表达差异分析有多种表现形式，包括散点图、火山图等。并对差异基因做 GO 功能注释，KEGG 富集分析。

图 6-13 用两种统计方法展示了试验组与对照组不同样本间的基因表达水平。从图 6-13(a) 为基因表达水平小提琴图，可以查看任一样品的基因表达量离散分布，还可直观比较不同样品的整体基因表达水平。所有样品中的基因表达分布相似，说明各样本基因表达水平分布相近。从图 6-13(b) 基因表达量密度曲线可得出

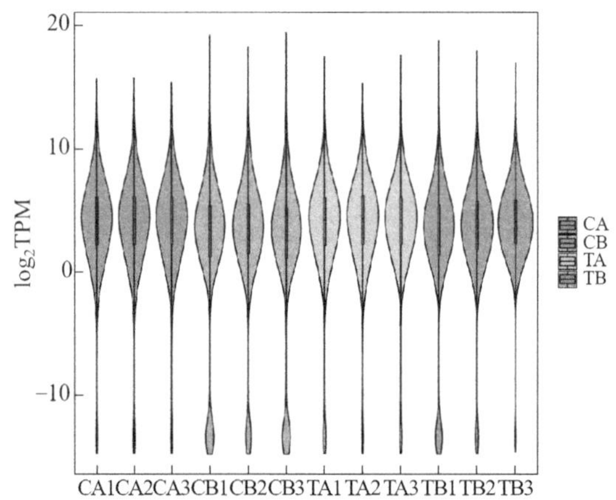

(a) 基因表达量小提琴图(横轴为样本名称，纵轴为log_2TPM值，每个图形的宽度反映处于该表达水平下的点的数目)

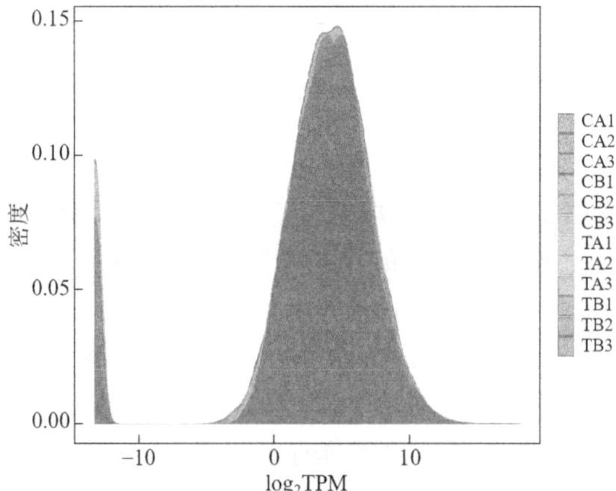

(b) 基因表达量密度曲线图(横轴为log_2TPM值，该数值越高，表示基因表达量越高；纵轴为对应相对密度值，即为横轴表达量的基因数/表达基因的总数。图中每个颜色代表一个样本，每个区域的面积均为1，密度曲线的峰值表示整个样本基因表达量最集中的区域)

图 6-13　基因表达水平分布图（见文后彩图）

相似结论。

生物学重复是任何生物学实验所必需的，样品间基因表达水平相关性是检验实验可靠性和样本选择是否合理的重要指标。相关系数越接近 1，表明样品之间表达模式的相似度越高。样本间重复性见图 6-14，样本间重复性良好。

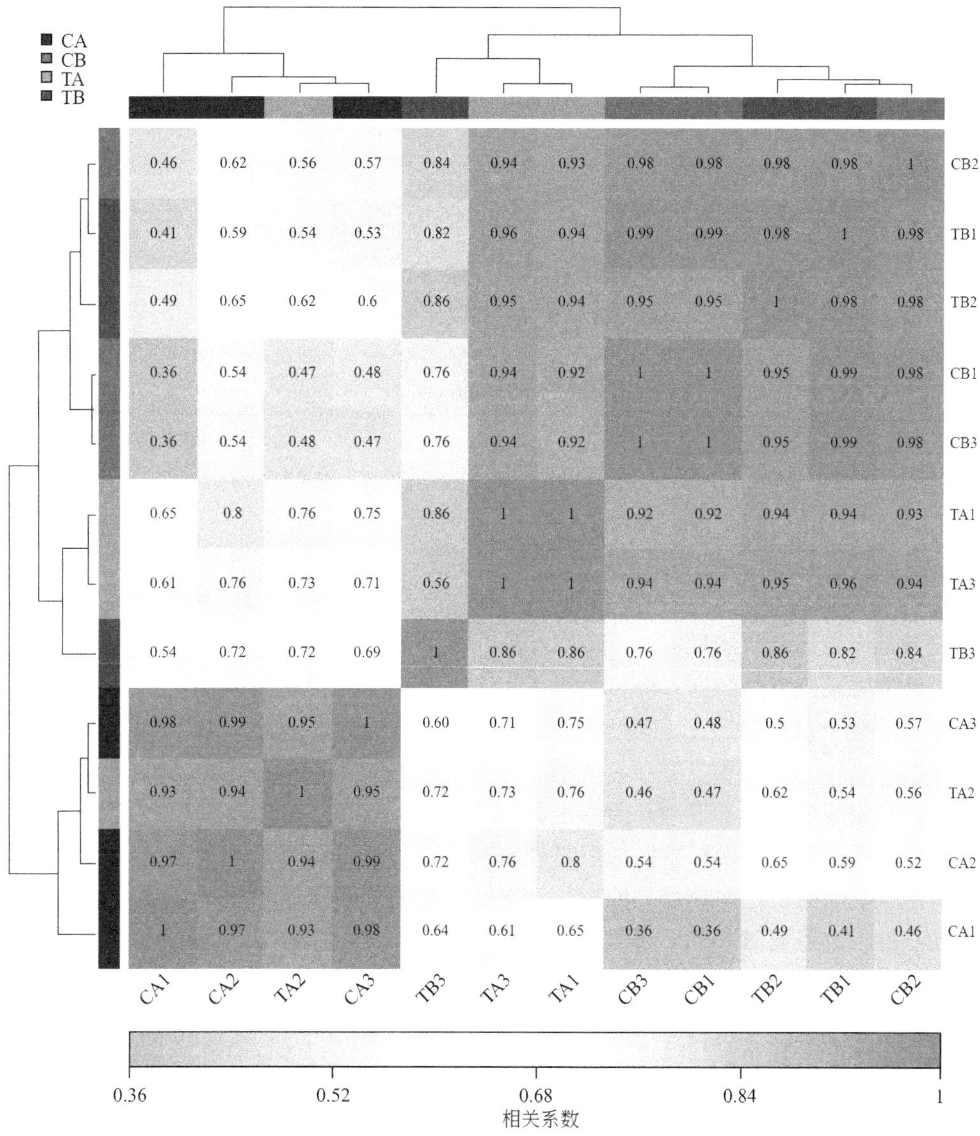

图 6-14 样本间相关性分析热图（颜色块代表相关性指数值，颜色越灰表示样本间相关性指数越低，颜色越黄则相关性指数越高，见文后彩图）

共表达 Venn 图通过统计样本中共有的和特异的表达基因（TPM>0）数目，反映了样本中的表达基因数目组成相似性及重叠情况。见图 6-15 所示，12 个样本间共有基因 6368 个，特异基因均小于 5 个，表达基因数目组成相似。

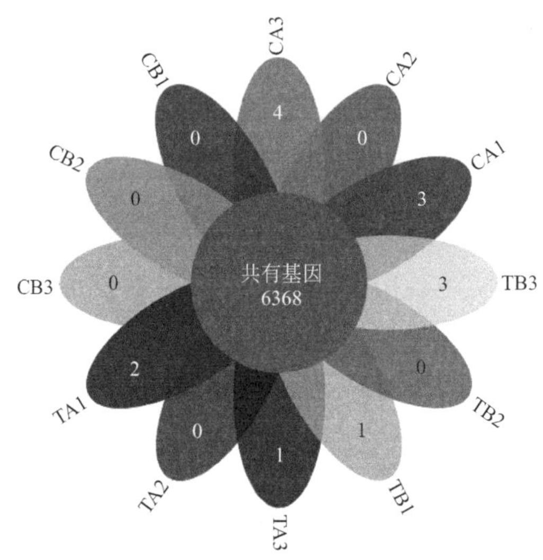

图 6-15　共表达 Venn 图

三、差异基因表达分析

1. 差异基因表达分析统计

通过转录组测序数据，分析基因表达水平差异，所得序列通过比对（有参考基因组）形成全基因组范围的转录谱。参考基因为 *S. natalensis* ATCC 27448^{T} 基因组数据库（NCBI 下载）。基因差异表达分析有多种表现形式呈现，从宏观上展示组间差异基因的多少与上下调基因的个数。

火山图反映了两组样本间的显著性差异，通过火山图可以观察到基因和转录本在两组样本间的表达差异倍数的变化情况，宏观上展示了基因上下调情况。两时期差异基因火山图见图 6-16。发酵 48h 实验组较对照组中有 130 个基因上调，165 个基因下调；发酵到 72h 实验组中有 516 个基因上调，344 个基因下调。

差异基因 Venn 图反映了两组样本间差异基因的关系。通过 Venn 图可以看出差异基因重叠间的交集，观察出各组样本间的差异基因分布情况，结果见图 6-17。

差异基因热图可以直观展示两组样本间的表达量数据差异变化情况。通过差异基因热图可以清晰地看出样本间的差异基因数据与变化情况，结果见图 6-18，72h 差异基因数量多于 48h，72h 上调基因数量高于下调基因数量。

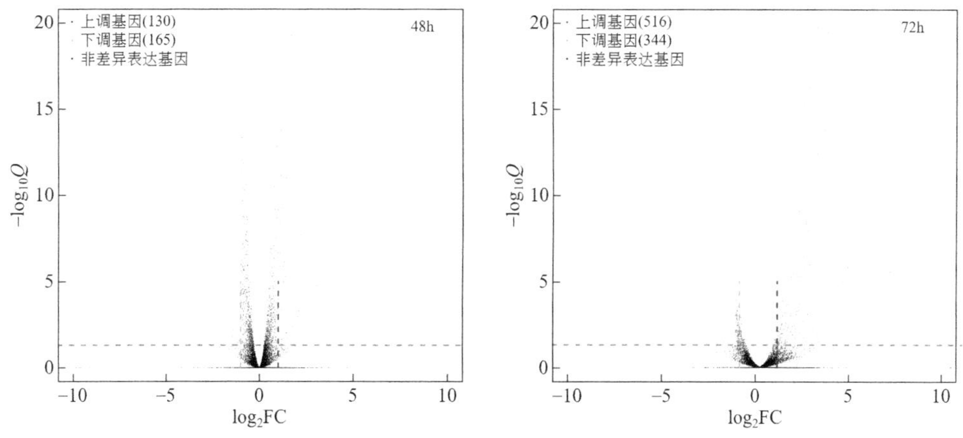

图 6-16　差异基因火山图（见文后彩图）

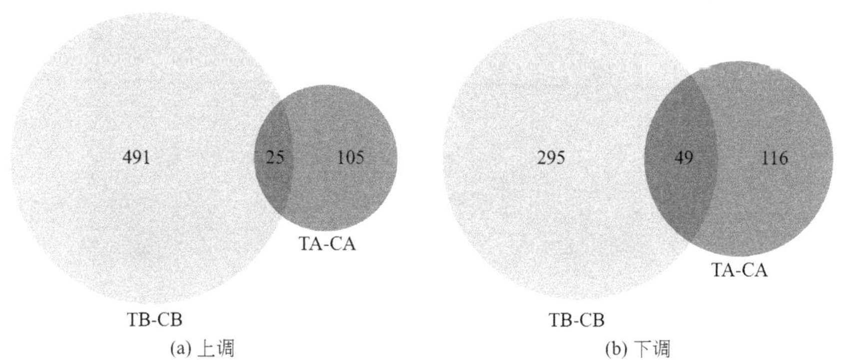

图 6-17　差异基因 Venn 图（不同比较组用不同颜色表示，图中数字代表特异或共有的差异表达基因数。重叠区表示不同比较组共有的差异表达基因数，非重叠区表示不同比较组之间特有的差异表达基因数）

2. 差异基因的 GO 功能注释

对两株菌株在发酵 48h 和 72h 的转录组差异表达基因进行 GO 功能注释，结果如图 6-19 所示。48h 时，有 2105 个 GO 条目注释到 58 个功能类别，三大类，生物过程（38.12%）、细胞组分（34.34%）和分子功能（27.54%），其中差异基因大多参与了代谢过程、细胞过程、细胞组分。膜组分、催化活性等；72h 时，有 3061 个 GO 条目注释到 58 个功能类别，三大类，生物过程（34.11%）、细胞组分（36.65%）和分子功能（29.24%），其中差异基因大多参与了代谢过程、细胞过程、膜组分、细胞组分、催化活性等。

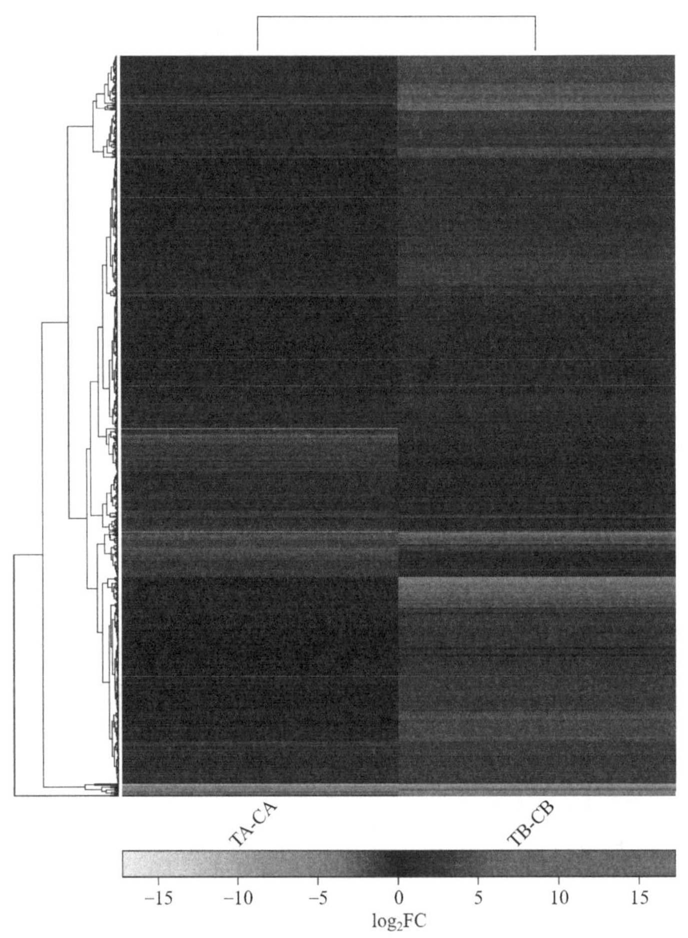

图 6-18　基于 log_2FC 绘制的差异基因热图（图中每行代表一个基因，每列代表一个比较组，红色表示上调表达，绿色表示下调表达，颜色越红表示上调倍数越高，颜色越绿表示下调倍数越高，见文后彩图）

3. 差异基因的 KEGG 代谢通路分析

对两株菌株在发酵 48h 和 72h 的转录组差异表达基因进行 KEGG 分析。发酵 48h 和 72h 的纳塔尔链霉菌差异基因成功分别注释到 19 和 25 条通路上（图 6-20）。

如图 6-20 所示，48h 时有 102 个差异基因参与 5 大类 KEGG 途径。涉及差异基因最多的是代谢（metabolism，72），如氨基酸代谢、碳水化合物代谢、核苷酸代谢等。第二类途径涉及环境信息处理（enviromental information processing，14），如膜转运、信号转导。第三类途径是细胞过程（cellular processes，9），如细

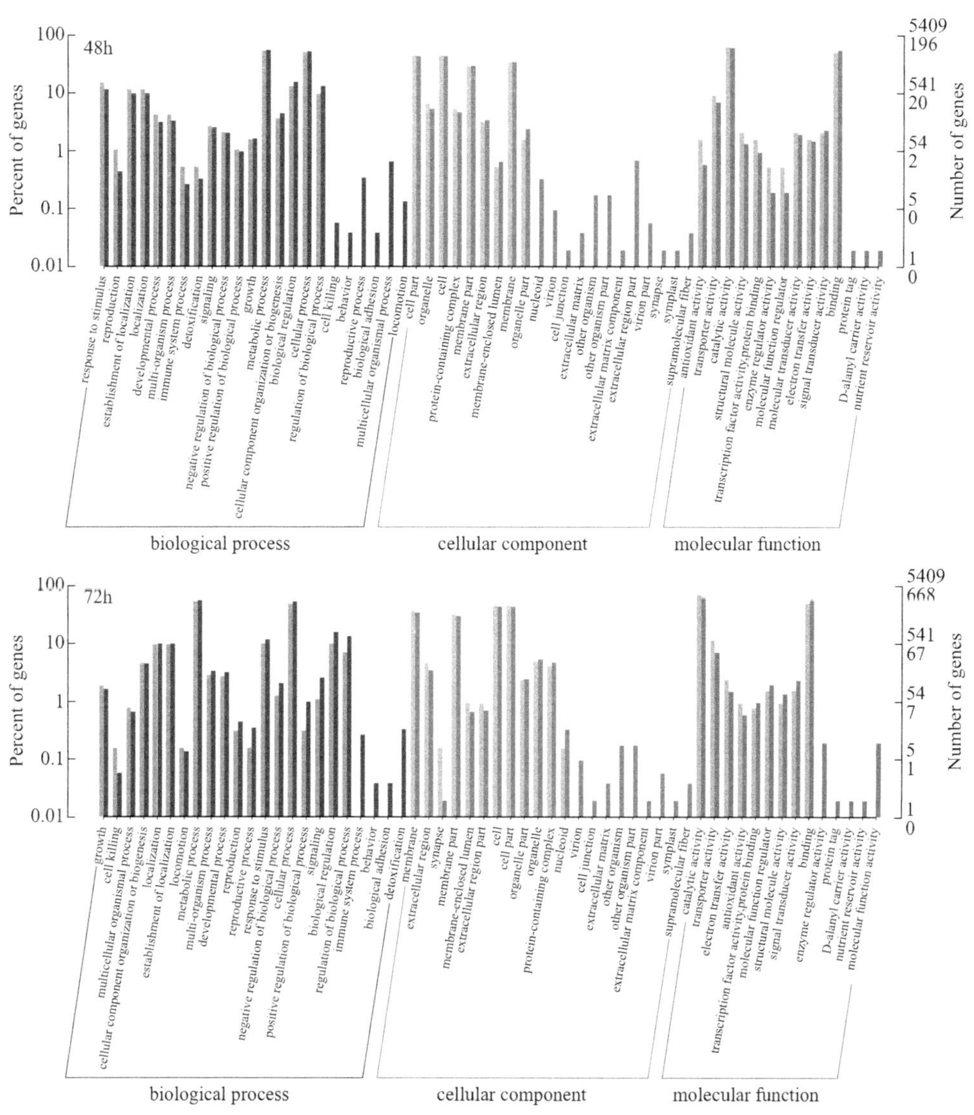

图 6-19 GO 注释结果（见文后彩图）

胞群落。第四类途径是遗传信息处理（genetic information processing，6），如翻译。最后一个途径涉及有机系统（organismal systems，1），如老化。

如图 6-20 所示，72h 时有 333 个差异基因参与 5 大类 KEGG 途径。涉及差异基因最多的是代谢（metabolism，233），如氨基酸代谢等。第二类途径涉及环境信息处理（enviromental information processing，42），如膜转运等。第三类途径是遗传信息处理（genetic information processing，29），如翻译等。第四类途径是细胞过程

(cellular processes，9)，如细胞群落等。最后一个途径涉及有机系统（organismal systems，10)，如内分泌系统，老化等。

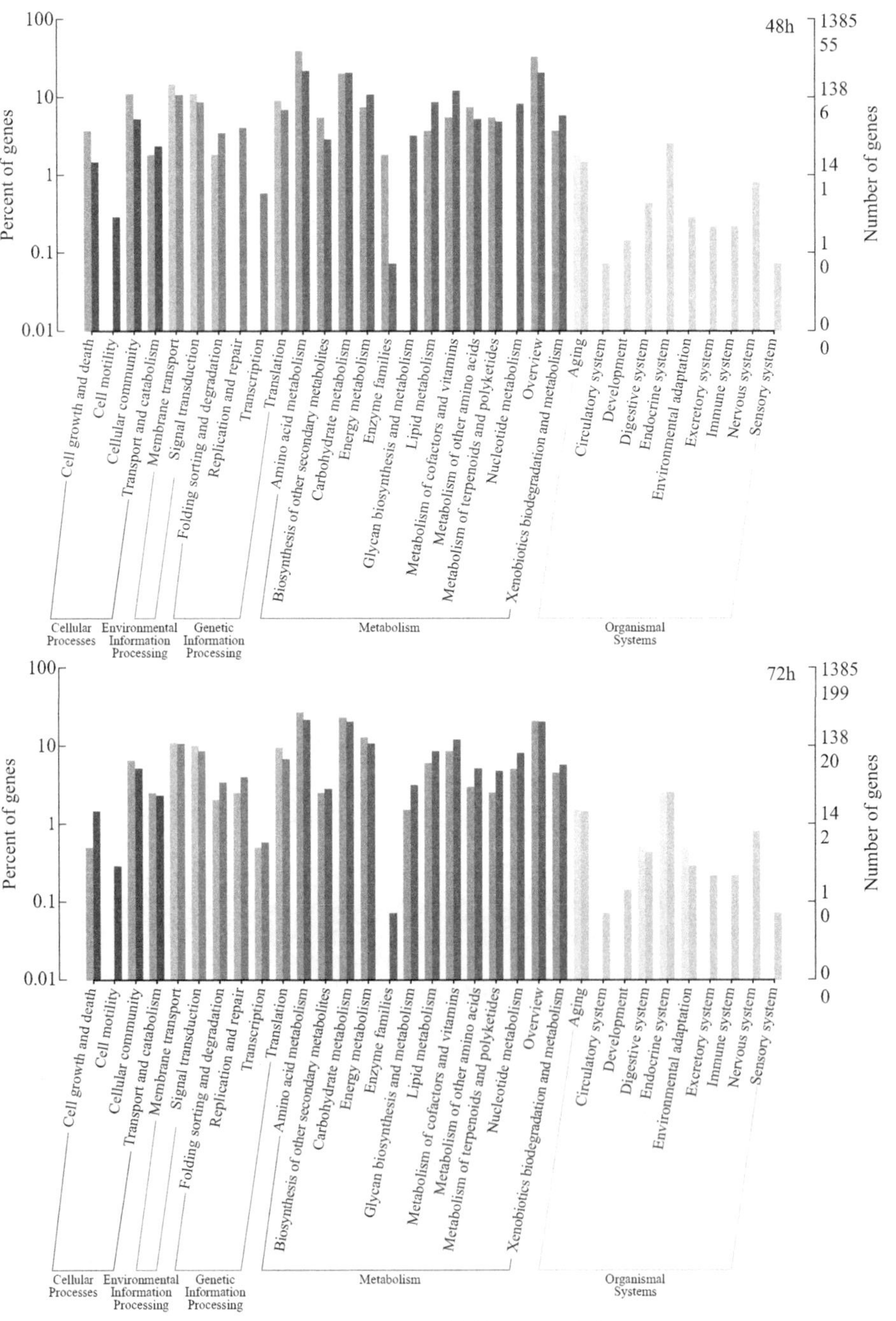

图 6-20　KEGG 注释结果（见文后彩图）

4. GO 富集和 KEGG 富集分析

(1) KEGG 富集分析　选取差异基因富集数目在前 30 个的 KEGG 进行分析，如图 6-21 所示。发酵到 48h，缬氨酸、亮氨酸和异亮氨酸生物合成，2-氧代羧酸代谢，氨基酸的生物合成，细胞色素 P450，赖氨酸生物合成，精氨酸和脯氨酸代谢，甘氨酸、丝氨酸和苏氨酸的代谢等途径出现了富集。

发酵 72h，氨酰生物合成、磷酸肌醇代谢、核黄素的新陈代谢、组氨酸代谢、果糖和甘露糖代谢、维生素 B_6 的新陈代谢、氧化磷酸化、氨基糖和核苷酸糖代谢、丁酸甲酯新陈代谢、精氨酸生物合成、双组分系统等代谢途径出现富集。

(2) GO 富集分析　对 72h 的差异基因进行 GO 富集分析，表 6-4 结果显示氨基酸的代谢、氨基酸的生物合成、氨基酸代谢过程、氨基酸的激活、天冬氨酸家族氨基酸生物合成、天冬氨酸家族氨基酸代谢、羧酸生物合成、肌醇分解和代谢、有机酸生物合成、有机氮化合物代谢等出现了富集。

表 6-4　GO 富集分析-生物过程

GO ID	描述	P 值	Q 值
GO:1901607	α-氨基酸生物合成过程	2.00×10^{-5}	0.016
GO:1901605	α-氨基酸代谢过程	4.60×10^{-6}	0.008
GO:0043038	氨基酸活化	0.00045	0.094
GO:0009067	天冬氨酸家族氨基酸生物合成过程	0.00021	0.063
GO:0009066	天冬氨酸家族氨基酸代谢过程	0.00015	0.063
GO:0046394	羧酸生物合成过程	0.00023	0.063
GO:0043603	胞内氨的代谢过程	0.00023	0.063
GO:0008652	胞内氨基酸生物合成过程	1.60×10^{-5}	0.016
GO:0006520	胞内氨基酸代谢过程	2.60×10^{-7}	0.001
GO:0019310	肌糖催化过程	0.00012	0.063
GO:0006020	肌糖代谢过程	0.00016	0.063
GO:0016053	有机酸生物合成过程	0.00011	0.063
GO:1901564	有机氮化合物代谢过程	0.0002	0.063
GO:0043039	tRNA 氨酰化	0.00045	0.094
GO:0006418	蛋白翻译的 tRNA 氨酰化	0.00045	0.094

对 KEGG 注释的途径中，糖酵解途径、戊糖磷酸途径、TCA 循环和脂肪酸代谢，以及纳他霉素的生物合成等途径的基因差异表达情况进行分析。糖酵解途径中，48h 无差异基因，72h 有 3 个差异基因，SNA _ RS08770（编码丙酮酸脱氢酶）

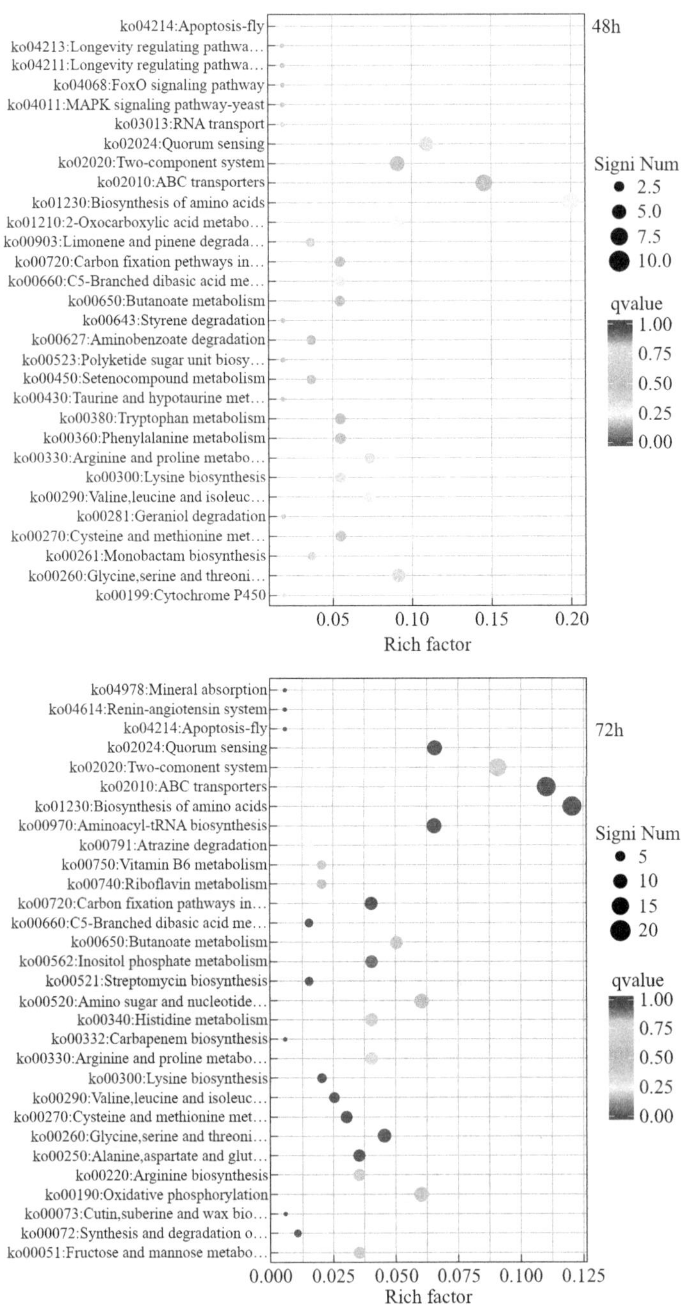

图 6-21　KEGG 富集分析（见文后彩图）

和 SNA _ RS09620（编码丙酮酸激酶）上调，SNA _ RS17980（编码醛脱氢酶）下调，基因表达水平差异变化从分子水平上反映了酶活性的变化。丙酮酸激酶作为糖酵解的关键酶，丙酮酸激酶基因表达上调说明催化磷酸烯醇式丙酮酸转化生成丙酮酸的能力提高。

四、突变菌株的主要代谢通路的变化

1. TCA 循环和戊糖磷酸途径

TCA 循环途径中，KEGG 注释到的差异基因见图 6-22。在 48h，SNA _ RS09435（编码琥珀酸脱氢酶）和 SNA _ RS09430（编码富马酸还原酶铁硫亚基）基因上调。琥珀酸脱氢酶是细胞能量代谢的重要酶类，其活性变化可反映细胞的能量代谢状况。在 72h，SNA _ RS34990（编码异柠檬酸脱氢酶），该酶作为 TCA 循环中的关键酶，催化异柠檬酸氧化脱羧生成 α-酮戊二酸。SNA _ RS34530、SNA _ RS09430、SNA _ RS34520、SNA _ RS34525 均编码琥珀酸脱氢酶或其亚基，SNA _ RS34520 同时编码细胞色素 b556 亚基，以上四个基因的转录水平上调。

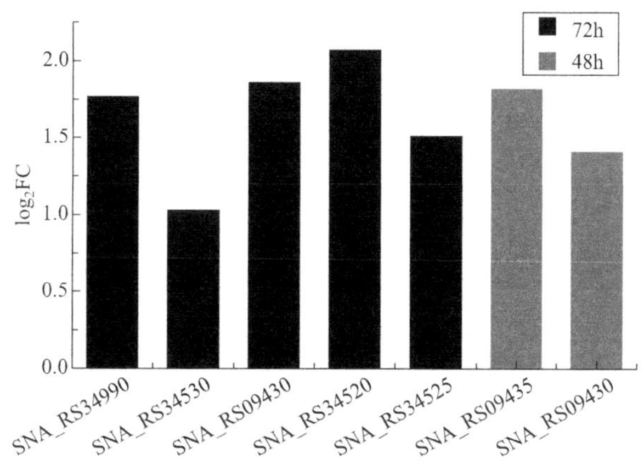

图 6-22 TCA 循环中相关基因转录水平

[黑色表示 72h 差异基因；灰色表示 48h 差异基因。SNA _ RS34990 编码异柠檬酸脱氢酶（NADP（+））；SNA _ RS34530 编码琥珀酸脱氢酶黄蛋白亚基；SNA _ RS09430 编码琥珀酸脱氢酶/富马酸还原酶铁硫亚基；SNA _ RS34520 编码琥珀酸脱氢酶，细胞色素 b556 亚基；SNA _ RS34525 编码琥珀酸脱氢酶；SNA _ RS09435 编码琥珀酸脱氢酶]

戊糖磷酸途径中，两时间点试验组较对照组的差异表达基因共 3 个，也均为上调。48h，基因 SNA _ RS34475（编码葡萄糖酸激酶）上调；72h，基因 SNA _ RS13075（编码核酮糖-磷酸 3-差向酶）、SNA _ RS06470（编码核糖-5-磷酸-异构酶）上调。

2. 脂肪酸代谢

脂肪酸代谢包括脂肪酸生物合成和脂肪酸降解两部分。脂肪酸合成途径见图 6-23，72h，SNA _ RS21325、SNA _ RS21330（编码I型聚酮合酶）上调；SNA _ RS06360（编码酰基-ACP 脱氢酶）下调。48h，SNA _ RS06360 下调。

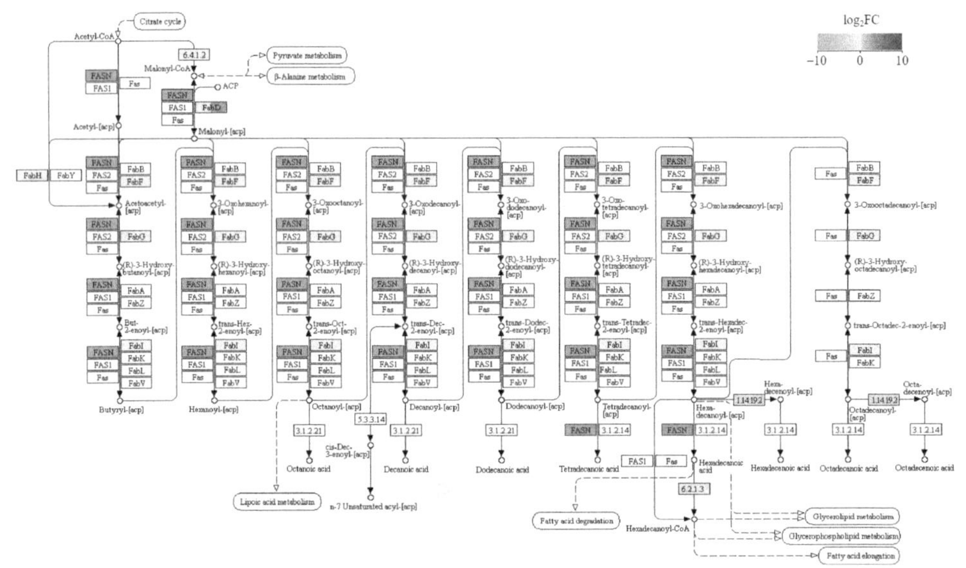

图 6-23　脂肪酸合成途径（72h，见文后彩图）

脂肪酸降解途径见图 6-24，72h，SNA _ RS25310（编码羟酰 CoA 脱氢酶）下调；SNA _ RS32250、SNA _ RS25315（编码乙酰 CoA 酰基转移酶）下调。48h，SNA _ RS24780（编码烯酰 CoA 水合酶）下调。

3. 纳他霉素合成途径

纳他霉素是由I型聚酮合酶催化的多烯大环内酯类抗生素，纳塔尔链霉菌中含有纳他霉素合成基因簇。图 6-25 为两个时间点试验组较对照组的基因差异表达情况。48h 时，纳他霉素相关合成基因差异不显著，但 72h 时 *pimB*、*pimC*、*pimD*、*pimE*、*pimI*、*pimK*、*pimR* 等基因表达上调，*pimF* 基因表达下调。表明诱变对I型聚酮合酶相关基因的表达具有较大影响，*pim* 基因簇的变化一定程度上提高了纳他霉素产量。

通过 GO 富集分析和 KEGG 代谢通路分析，诱变对主要代谢通路的影响见图 6-26。糖酵解途径、戊糖磷酸途径、TCA 循环发现三个代谢途径均有关键酶基因上调，说明突变菌株的糖利用能力加大；糖酵解途径中的丙酮酸激酶丙酮酸脱氢

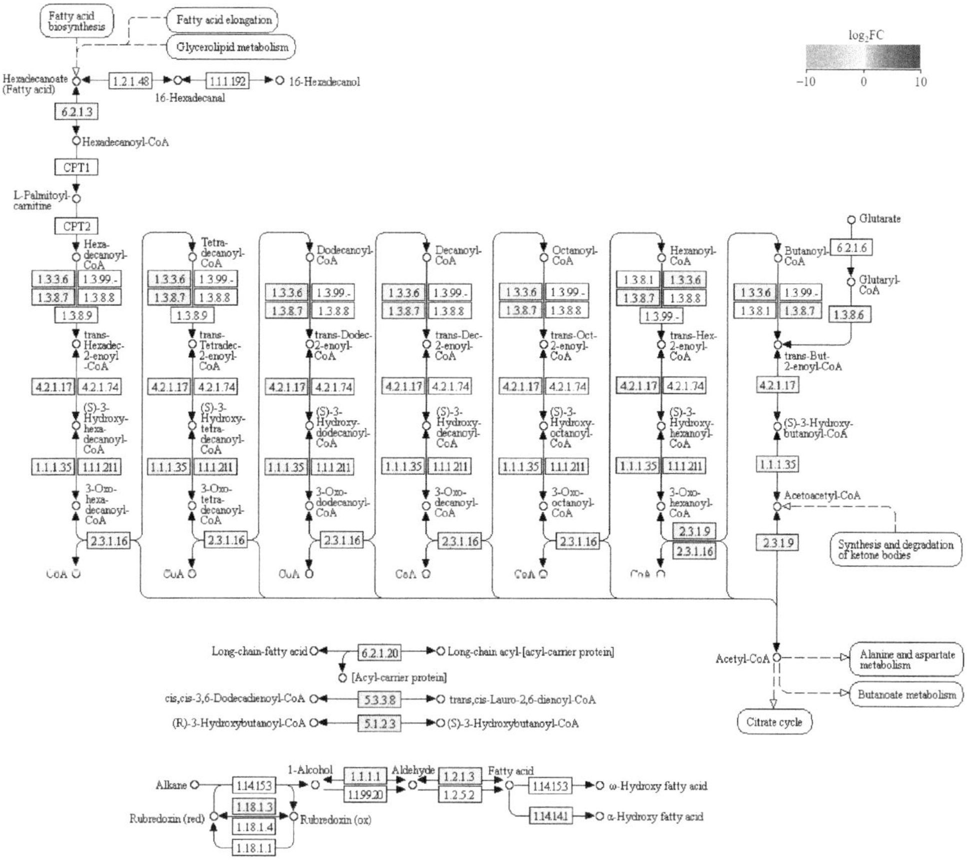

图 6-24　脂肪酸降解途径（72h，见文后彩图）

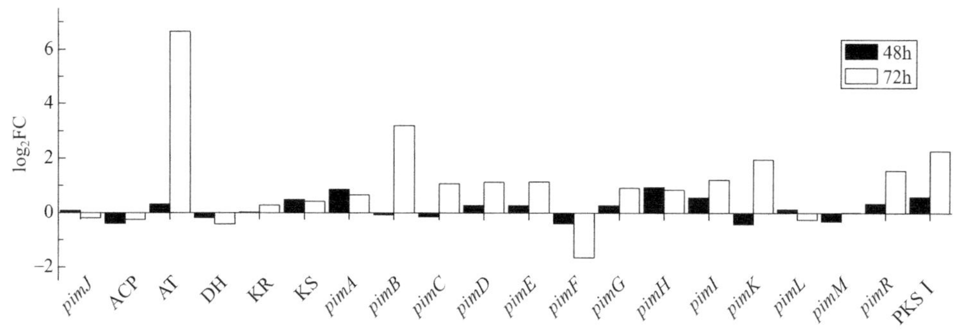

图 6-25　纳他霉素生物合成相关基因转录水平

酶系表达水平的上调，加大乙酰辅酶 A 的生物合成，增加了纳他霉素合成的前体浓度；PKSⅠ和 AT 的上调，促进了纳他霉素骨架环的合成；*pimB*、*pimC*、*pimD*、 *pimE* 和 *pimI* 等基因表达水平的上调，使纳他霉素骨架结构的后修饰能力提高；*pimR* 基因表达上调，使纳他霉素生物的合成途径得到更完善的调节。突变菌株 *S. natalensis* DES-26 的代谢通路的变化，使纳他霉素的合成能力得到提高。

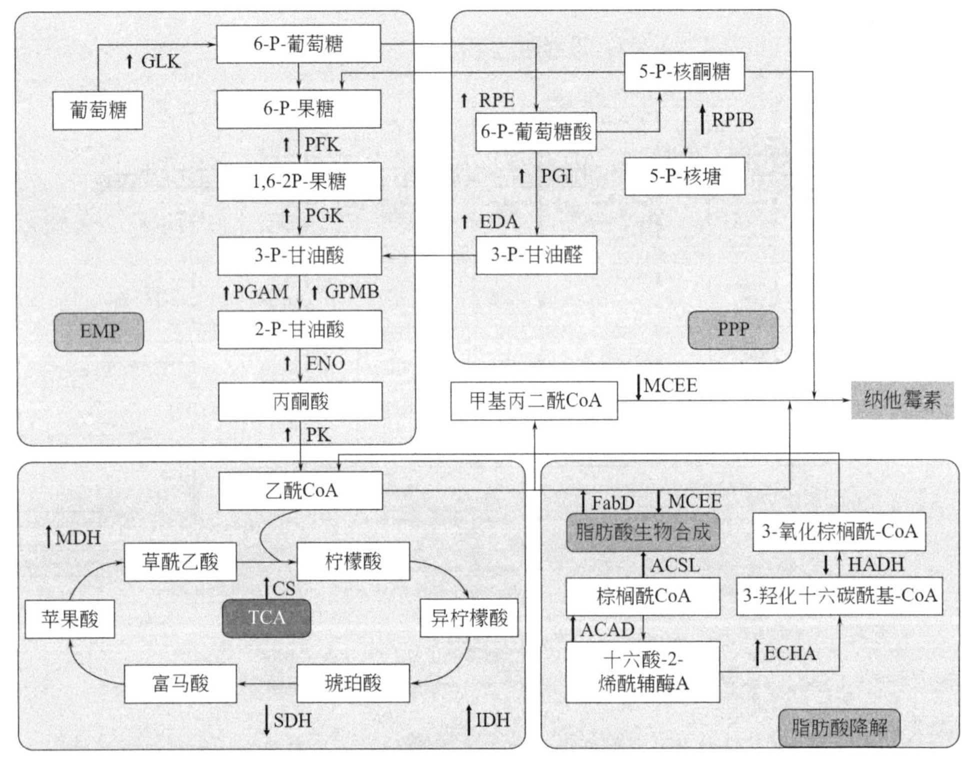

图 6-26 诱变对代谢途径影响（72h）

五、qRT-PCR 验证

为了验证差异表达基因序列的可靠性，制备一个 72h 的样品，包括对照组和试验组。根据所验证基因的序列，设计特异性引物，见表 6-5，以该菌株的 16srRNA 做内参基因。通过实时荧光定量 PCR，对所选择的基因采用 $2^{-\Delta\Delta Ct}$ 法对数据进行相对定量分析，比较荧光定量所得的结果与 RNA-seq 结果之间的差别大小。

表 6-5 基因序列的特异性引物

引物名称	引物序列	片段大小
16srRNA-F 16srRNA-R	5′GTCGTCAGCTCGTGTCGTG 3 5′AGTCTCCTGTGAGTCCCCATC 3′	107bp

续表

引物名称	引物序列	片段大小
SNA_RS12695-F SNA_RS12695-R	5′　CCCTGGACCCGTAACGAA　3′ 5′　GGACGACGAAGACATTGGAG　3′	169bp
SNA_RS05920-F SNA_RS05920-R	5′　CATGGGCTGCGACGAAC　3′ 5′　CGTAGGTGTCGTGGAAGTGC　3′	137bp
SNA_RS21325-F SNA_RS21325-R	5′　GCGCTGTTTGCCATTGAG　3′ 5′　CGTCAGCGAGAACACCCC　3′	129bp
SNA_RS08770-F SNA_RS08770-R	5′　TTCGGTATGGAGTCGCTGTT　3′ 5′　CGTCGGTGGCTTCCTTGT　3′	109bp
SNA_RS13180-F SNA_RS13180-R	5′　GGCACGAGAAGGTGATGGA　3′ 5′　CGCCCTGGCAGACGTAGT　3′	213bp
SNA_RS07640-F SNA_RS07640-R	5′　TCTGATCTCCGCCGTTCG　3′ 5′　GCCGATATGGGTTTTCACG　3′	247bp

为了验证转录组测序的准确性，收集发酵 72h 的样品进行荧光定量 PCR 验证，选取了 6 个基因进行荧光定量验证，结果如图 6-27 所示，荧光定量 PCR 数据与转录组数据基本一致，虽然其结果与转录分析在表达量上和变化程度上有一些差异，但也能说明此转录数据的可靠性。

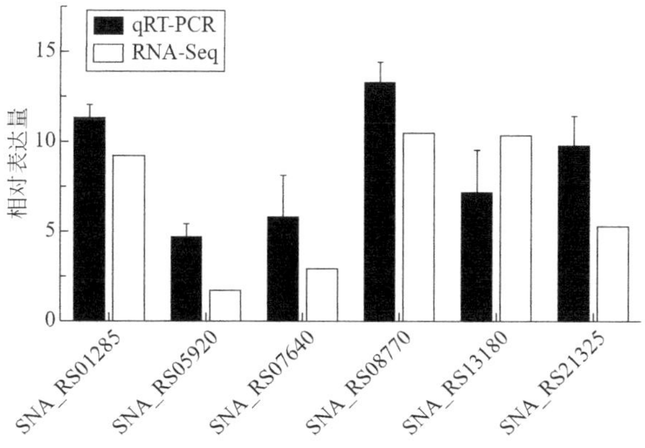

图 6-27　荧光定量 PCR 验证

参考文献

[1] 卜美玲. 纳他霉素高产菌株的诱变选育及发酵工艺的优化［D］. 洛阳：河南科技大学，2012.

[2] 蔡秀云. 纳他霉素高产菌株的选育及发酵工艺的优化［D］. 杭州：浙江工业大学，2009.

[3] 蔡秀云，朱小容，包如胜，等. 纳他霉素高产菌株的诱变选育［J］. 食品与发酵工业，2011，37（11）：108-112.

[4] 蔡元锋，贾仲君. 基于新一代高通量测序的环境微生物转录组学研究进展［J］. 生物多样性，2013，21（4）：401-410.

[5] 常越，闫嵩，刘振鹏，等. 筛选调控植物黄芪皂苷含量诱导子的研究简［J］. 中华中医药杂志，2016（8）：3227-3230.

[6] 成堃，于同立，孙海云. 纳他霉素的研究与应用［J］. 江苏调味副食品，2006，23（1）：16-18.

[7] 戴素琴. 大肠杆菌-链霉菌穿梭型 BAC 载体的构建及功能验证［D］. 合肥：安徽大学，2013.

[8] 丁小娟. 嗜酸乳杆菌 β-葡萄糖苷酶及其与槲皮素糖苷底物作用研究［D］. 贵阳：贵州大学，2019.

[9] 段永波，鲁放，崔婷婷，等. 非生物诱导子茉莉酸甲酯和水杨酸对半夏悬浮细胞中生物碱代谢的影响［J］. 中国中医药信息杂志，2017，24（1）：87-90.

[10] 费娜. 阴沟肠杆菌在人体代谢综合征中的作用研究［D］. 上海：上海交通大学，2013.

[11] 冯林慧，李迎秋. 纳他霉素和乳酸链球菌素复配在食品中的应用［J］. 中国调味品，2019，2：190-193.

[12] 古绍彬，龚慧，杨彬，等. 真菌诱导子在发酵工业中的应用现状及展望［J］. 生物工程学报，2013，29（11）：1558-1572.

[13] 关欣，郭迎迎，张雨桐，等. 纳他霉素在食品检测中的研究新进展［J］. 吉林农业，2019（21）：75.

[14] 郝艳捧，关志成，王黎明，等. 大气压空气辉光放电［J］. 电工电能新技术，2005，24（2）：69-72.

[15] 何艳玲，邬建国，路福平，等. 间歇补料分批发酵提高纳他霉素产量［J］. 药物生物技术，2002（04）：224-226.

[16] 胡景，储炬，谌颉，等. 前体氨基酸 avermectin 生物合成的影响［J］. 中国抗生素，2004，29（7）：388-390.

[17] 胡志萍. 纳他霉素的防霉效果及其在肉鸡生产中的应用研究［D］. 南京：南京农业大学，2015.

[18] 黄文福，张萍，牛春，等. 林肯链霉菌高产菌株选育研究［J］. 中国抗生素杂志，2017，42（08）：647-651.

[19] 寇美辰，唐欣影，魏宝东，等. PI 因子结构类似物对恰塔努加链霉菌发酵产纳他霉素的影响［J］. 食品工业科技，2017，38（17）：45-49.

[20] 雷德柱，黄永健. 新型生物防霉剂纳他霉素在液体饲料中的应用 [J]. 食品与机械，2015，31 (4)：67-69.

[21] 冷宏云. 观察纳他霉素滴眼剂治疗真菌性角膜炎的临床效果 [J]. 世界最新医学信息文摘，2016，A5：124.

[22] 李勃，冯光利，王长晔. 纳他霉素产业发展现状及前景分析 [J]. 保鲜与加工，2011 (2)：49-53.

[23] 李春晓. 肿瘤转移相关基因1 (MTA1) 对mRNA可变剪接调控的作用研究 [D]. 北京：清华大学，2016.

[24] 李东，孙健. 生物食品抗真菌剂—纳他霉素 [J]. 中国食品添加剂，1995，4：26-27.

[25] 李荷迪，金志华，张海光，等. 纳他霉素产生菌原生质体的制备、再生及紫外诱变 [J]. 工业微生物，2008，38 (3)：43-46.

[26] 李善振. 恰塔努加链霉菌磷酸双组份系统功能研究 [D]. 浙江大学，2011.

[27] 李柯欣，江燕竹，覃平，等. 纳他霉素在月饼中抑菌防腐的研究 [J]. 中国食品添加剂，2016 (3)：138-142.

[28] 李玉梅，李书娴，李向上，等. 第三代测序技术在转录组学研究中的应用 [J]. 生命科学仪器，2018，16 (Z1)：114-121.

[29] 李桢林，江维，王永红，等. Val、Ile及Leu对必特螺旋霉素生物合成的影响 [J]. 中国抗生素，2007，32 (11)：660-668.

[30] 李周. 链霉菌源次级代谢物的产生、分离和结构鉴定 [D]. 上海：东华大学，2011.

[31] 梁景乐. 纳他霉素高产菌株空间育种、工艺优化及工业放大研究 [D]. 杭州：浙江大学，2007.

[32] 梁玲玲. 几株基因工程链霉菌的构建 [D]. 天津：天津大学，2010.

[33] 林桂真，叶蕊芳，程林同，等. 常压室温等离子体诱变高产去甲金霉素金色链霉菌 [J]. 中国医药工业杂志，2014，45 (11)：1026-1031.

[34] 刘变芳，岳田利，李卓，等. 纳他霉素高产菌株的诱变选育 [J]. 西北农业学报，2010，19 (8)：180-184.

[35] 刘慧. 利迪链霉菌A02高产纳他霉素工程菌的选育 [D]. 新乡：河南师范大学，2014.

[36] 刘慧娟，陈猛. 抗生素发酵工艺研究 [J]. 化工管理，2016，11：224-225.

[37] 刘惠娟，梁建萍. 不同诱导子对黄芪有效成分积累的影响 [J]. 山西农业科学，2017，45 (3)：394-397.

[38] 刘静. 亮氨酸应答调控因子Lrp调控抗生素生物合成的分子机制及应用 [D]. 合肥：安徽大学，2017.

[39] 刘俊梅. 紫外线和硫酸二乙酯复合诱变选育PHB高产菌株 [J]. 微生物学通报，2016，43 (10)：2242-2248.

[40] 刘坤. 生物防腐剂纳他霉素产生菌发酵工艺的研究 [D]. 哈尔滨：黑龙江大学，2008.

[41] 刘宁. 纳他霉素菌种选育与发酵工艺研究 [D]. 杭州：浙江大学，2005.

[42] 刘冉. 诱导子调控红松细胞合成松多酚机制的研究 [D]. 哈尔滨：东北林业大学，2015.
[43] 刘树立，王春艳，邹忠义. 纳他霉素的研究现状及其在肉类工业中的应用 [J]. 肉类研究，2007 (11)：8-11.
[44] 刘婷，吴道澄. 食品中纳他霉素的使用及其分析方法 [J]. 中国调味品，2012，37 (11)：13-15.
[45] 刘钇君. 阿维菌素前体代谢工程的研究 [D]. 济南：齐鲁工业大学，2015.
[46] 柳青. 玫瑰孢链霉菌支链 α 酮酸脱氢酶基因功能研究 [D]. 重庆：西南大学，2015.
[47] 卢诗瑶. 纳他霉素高产菌株选育及分离纯化研究 [D]. 北京：中国科学院大学，2016.
[48] 卢诗瑶，孙立洁，袁丽霞，等. 纳他霉素在纳塔尔链霉菌中的合成及其调控机制的研究进展 [J]. 生物技术通报，2016，32 (5)：26-33.
[49] 鲁江，刘云，贺经. 伏立康唑角膜基质内注射联合纳他霉素滴眼治疗真菌性角膜炎的疗效评估 [J]. 湖南师范大学学报：医学版，2017 (5)：73-76.
[50] 陆文伟. 全局转录调控因子 CodY 在嗜热链球菌中的调控机制研究 [D]. 济南：山东大学，2014.
[51] 骆健美. 纳他霉素高产菌株选育、发酵条件优化、发酵动力学及溶解度的研究 [D]. 杭州：浙江大学，2005.
[52] 骆健美，金志华，岑沛霖. 褐黄孢链霉菌纳他霉素发酵条件优化 [J]. 高校化学工程学报，2006，20 (1)：68-73.
[53] 毛贵元. 红雪茶及其多糖降脂保肝作用的实验研究 [D]. 南宁：广西医科大学，2012.
[54] 齐震. 新型低毒匹马霉素衍生物的基因工程创制及其定向高产 [D]. 上海：上海交通大学，2017.
[55] 乔香君. 前体及诱导子对纳他霉素生物合成的影响及发酵工艺研究 [D]. 洛阳：河南科技大学，2016.
[56] 任杰，邱春强，朱伟，等. 几种主要防腐剂抑菌性和肉品保鲜的作用研究 [J]. 肉类工业，2016 (7)：52-56.
[57] 任艳丽，许锬，钟娟，等. 添加氨基酸对捷安肽素发酵的影响 [J]. 广东农业科学，2012，39 (12)：109-113.
[58] 史强. 真菌代谢产物中促进纳他霉素合成的诱导子的研究 [D]. 无锡：江南大学，2010.
[59] 孙春杰. 高产纳他霉素基因工程菌株的构建 [D]. 天津：天津科技大学，2016.
[60] 孙梦蕾. 基于转录组技术揭示红鳍东方鲀的渗透压调节机制 [D]. 大连：大连海洋大学，2017.
[61] 孙志豪. 恰塔努加链霉菌纳他霉素生物合成途径特异性调控机制研究 [D]. 杭州：浙江大学，2013.
[62] 汤定明. 生物防腐剂纳他霉素的特性及在肉制品中的应用 [J]. 肉类工业，2007，1：35-37.
[63] 王春艳，刘树立. 纳他霉素的研究概况及其在食品工业中的应用 [J]. 中国食品添加剂，2007 (2)：169-173.

［64］ 王大红，韦兰兰，张帅滢，等. 基于响应面法的纳他霉素生产菌株发酵培养基优化［J］. 精细化工，2017，34（11）：1233-1238.

［65］ 王大红，原江锋. 大孔树脂对喹乐霉素的静态吸附［J］. 精细化工，2012，29（07）：670-672.

［66］ 王大红，张帅滢，宋鹏辉，等. 纳他霉素复合涂膜剂对板栗的保鲜效果［J］. 江苏农业学报，2018，34（03）：679-684.

［67］ 王黎黎. 基于 RNA-Seq 数据的差异表达分析研究［D］. 南京：南京航空航天大学，2016.

［68］ 王丽丽. 诱导子对雨生红球藻虾青素含量的影响及其分子机理的初步研究［D］. 宁波：宁波大学，2009.

［69］ 王淼. 高产纳他霉素基因工程菌株的构建及其发酵条件优化［D］. 济南：山东大学，2015.

［70］ 王卫华. 高表达耐热链霉菌 acyB 基因及其固定化发酵生产 AIV 研究［D］. 天津：天津大学，2014.

［71］ 王鑫，高瑞. 头孢他啶滴眼液治疗铜绿假单胞菌性角膜炎的临床观察［J］. 河北医药，2017，39（20）：3139-3141.

［72］ 王亚洲. 纳他霉素产生菌的选育及其胞外调控的研究［D］. 洛阳：河南科技大学. 2015.

［73］ 王亚洲，古绍彬，刘胜男，等. 生物防腐剂纳他霉素生物合成途径及调控机制的研究进展［J］. 中国食品添加剂，2015（1）：150-156.

［74］ 王亚洲，古绍彬，刘胜男，等. 真菌诱导子对纳他霉素生物合成的影响［J］. 中国食品添加剂，2015（2）：63-68.

［75］ 王耀耀，朱研研，付美红，等. 那他霉素产生菌的 ARTP 诱变育种及发酵工艺优化［J］. 中国医药工业杂志，2016，47（8）：999-1004.

［76］ 王宗瑞，赵广荣. 匹马菌素的生物合成研究进展［J］. 中国抗生素杂志，2012，37（10）：728-732.

［77］ 王艳. 纳他霉素产生菌的选育及发酵工艺优化［D］. 福州：福建农林大学，2012.

［78］ 王玉，李政，吴疆，等. 生物防腐剂的研究进展［J］. 食品研究与开发，2012，33（6）：222-225.

［79］ 汪谭俊. 恰塔努加链霉菌中纳他霉素转运网络及其调控机制研究［D］. 杭州：浙江大学，2016.

［80］ 魏宝东. 生物防腐剂纳他霉素高产菌株选育、发酵工艺及分离提取技术研究［D］. 沈阳：沈阳农业大学，2006.

［81］ 邬建国，王敏，杨东靖，等. 高产纳他霉素的褐黄孢链霉菌选育［J］. 中国抗生素杂志，2004，29（6）：332-334.

［82］ 吴进. 不同诱导物对液体培养的猪苓菌丝中甾体和多糖成分生产的影响［D］. 咸阳：西北农林科技大学，2012.

［83］ 夏伟，熊玉萍，朱畇昊，等. 真菌诱导子对怀地黄组培苗生长及次生代谢产物合成的影响［J］. 中国实验方剂学杂志，2017（3）：25-29.

[84] 徐宝兴，王艳芬，孙冬梅，等.纳他霉素的特性及研究进展［J］.安徽农业科学，2014，22：7426-7428.

[85] 徐明生，陈锦屏，上官新晨.鱼精蛋白对黑曲霉细胞内的琥珀酸脱氢酶和苹果酸脱氢酶的影响［J］.食品科学，2005（04）：48-51.

[86] 闫红杰.纳他霉素滴眼剂治疗真菌性角膜炎的临床效果［J］.山西医药杂志，2019，48（01）：43-45.

[87] 阎永贞，魏晓东，那可，等.纳他霉素产生菌的诱变育种及其发酵条件的优化［J］.中国抗生素杂志，2013，38（5）：332-338.

[88] 阎永贞，周绪霞，李卫芬，等.纳他霉素抑菌机理及其在食品中的应用［J］.食品工业科技，2010（4）：365-367.

[89] 杨东靖，陈冠群，陈巍，等.链霉素抗性突变——纳他霉素高产菌株的选育研究［J］.微生物学通报，2003（04）：29-32.

[90] 杨瑞馥.高通量测序技术在微生物学研究中的应用［C］.黄山：中国微生物学会学术年会，2010，14-16.

[91] 阳辉，张新芳，冉瑞金，等.纳他霉素滴眼剂治疗真菌性角膜炎的疗效评估［J］.中华医院感染学杂志，2016，26（13）：3055-3057.

[92] 叶龙飞，王金海，张景红.联合诱导子提高药用植物代谢产物产量的研究进展［J］.广东化工，2014，41（10）：207-208.

[93] 曾繁旭，乔建军.多烯大环内酯类抗生素的研究进展［J］.中国抗生素杂志，2014，39（3）：171-181.

[94] 张琳浩.埃博霉素生物合成的胞外诱导机制分析［D］.济南：齐鲁工业大学，2017.

[95] 张鹏，李鑫，李江阔，等.1-MCP结合纳他霉素对富士苹果贮后货架品质和芳香物质的影响［J］.食品科学，2016，37（20）：234-240.

[96] 张鹏，叶盛德，朱艳华，等.纳他霉素复配丙酸钙对油菜冰箱贮藏期的品质及风味物质的影响［J］.北方园艺，2018（2）.

[97] 张帅滢，韦兰兰，张颖，等.纳他霉素高产菌株选育及发酵工艺优化［J］.河南科技大学学报：自然科学版，2016，37（4）：81-86.

[98] 张艳敏.褐黄孢链霉菌生产纳他霉素的研究［D］.济南：齐鲁工业大学，2016.

[99] 张艳敏，董学前，刘建军.纳他霉素生产菌株选育研究进展［J］.山东食品发酵，2015（03）：38-41.

[100] 张颖.分支氨基酸促进纳他霉素生物合成的代谢调控研究［D］.洛阳：河南科技大学，2019.

[101] 张玉然，杨海麟，辛瑜，等.添加辅酶前体及流加诱导物提高黄嘌呤氧化酶发酵产率［J］.食品与生物技术学报，2014，33（04）：349-354.

[102] 赵化侨.等离子体化学与工艺［M］.合肥：中国科学技术大学出版社，1993.

[103] 赵枭健.纳他霉素纳米分散体系的制备、相互作用及应用研究［D］.杭州：浙江工商大

学，2019.

[104] 郑凤娥，孟宪军，李颖畅，等. 纳他霉素产生菌的诱变育种研究 [J]. 食品工业科技，2008 (08)：159-160；172.

[105] 郑迎莹，王大红，徐鹏，等. 纳他霉素的大孔树脂原位吸附动力学研究 [J]. 食品与机械，2019，35 (12)：42-46.

[106] 周佳蕾，方圆，陈建伟. 诱导子对药用植物毛状根活性次生代谢物生成的影响 [J]. 植物学研究，2017，6 (3)：139-148.

[107] 朱峰. 链霉菌 Snea253 杀线虫活性产物的代谢调控及微生态影响研究 [D]. 沈阳：沈阳农业大学，2016.

[108] 朱惠，金志华，岑沛霖. 纳他霉素产生菌基因组重排育种 [J]. 中国抗生素杂志，2006，31 (12)：739-742.

[109] 朱艳华，张鹏，李江阔，等. 纳他霉素复配丙酸钙对冰箱贮藏绿芦笋保鲜效果的影响 [J]. 保鲜与加工，2017 (2)：19-24.

[110] 朱玉婷. 怀菊花响应黑斑病病原菌相关基因的转录组学分析 [D]. 新乡：河南师范大学，2017.

[111] 朱聿元，李红梅，周露. 高效液相色谱-紫外检测法测定糕点中纳他霉素的含量 [J]. 绿色科技，2017 (20)：196-197.

[112] Abdelmohsen U R，Grkovic T，Balasubramanian S，et al. Elicitation of secondary metabolism in actinomycetes [J]. Biotechnology Advances，2015，33 (6)：798-811.

[113] Anton N，Mendes MV，Martin JF，et al. Identification of *PimR* as a Positive Regulator of Pimaricin Biosynthesis in *Streptomyces natalensis* [J]. Journal of Bacteriology，2004，186 (9)：2567-2575.

[114] Anton N，Santos-Aberturas J，Mendes MV，et al. *PimM*，a PAS domain positive regulator of pimaricin biosynthesis in *Streptomyces natalensis* [J]. Microbiology，2007，153 (9)：3174-3183.

[115] Aparicio J F，Caffrey P，Gil J A，et al. Polyene antibiotic biosynthesis gene clusters [J]. Applied Microbiology & Biotechnology，2003，61 (3)：179-188.

[116] Aparicio J F，Fouces R，Mendes M V，et al. A complex multienzyme system encoded by five polyketide synthase genes is involved in the biosynthesis of the 26-membered polyene macrolide pimaricin in *Streptomyces natalensis* [J]. Chemistry and Biology，2000，7 (11)：895-905.

[117] Aparicio JF，Molnár I，Schwecke T，et al. Organization of the biosynthetic gene cluster for rapamycin in *Streptomyces hygroscopicus*：Analysis of the enzymatic domains in the modular polyketide synthase [J]. Gene，1996，169 (1)：16.

[118] Atta H M，El-Sehrawi M H，Awny N M，et al. Cirramycin-B Antibiotic Production By Streptomyces Cyaneus-AZ-13Zc：Fermentation. Purification and Biological Activities [J].

New York Science Journal，2011，4 (2)：35-42.

[119] Baars TL，Petri S，Peters C，et al. Role of the V-ATPase in regulation of the vacuolar fission fusion equilibrium [J]. Molecular Biology of the Cell，2007，18 (10)：3873-3882.

[120] Bahabadi SE，Sharifi M，Safaie N，et al. Increased lignan biosynthesis in the suspension cultures of Linum album by fungal extracts [J]. Plant Biotechnology Reports，2011，5 (4)：367-373.

[121] Beites T，Rodríguez-García A，Moradas-Ferreira P，et al. Genome-wide analysis of the regulation of pimaricin production in *Streptomyces natalensis* by reactive oxygen species [J]. Applied Microbiology and Biotechnology，2014，98 (5)：2231-2241.

[122] Benjamini Y，Hochberg Y. Controlling the false discovery rate：a practical and powerful approach to multiple testing [J]. J Roy Statist Soc Ser B，1995，57：289-300.

[123] Benjamini Y，Yekutieli D. The control of the false discovery rate in multiple testing under dependency [J]. Ann Statist，2001，29：1165-1188.

[124] Bentley S D，Chater K F，Cerdeño-Tárraga A M，et al. Complete genome sequence of the model actinomycete Streptomyces coelicolor A3 (2) [J]. Nature，2002，417 (6885)：141-147.

[125] Bhatta R S，Chandasana H，Rathi C，et al. Bioanalytical method development and validation of natamycin in rabbit tears and its application to ocular pharmacokinetic studies [J]. Journal of Pharmaceutical and Biomedical Analysis，2011，54 (5)：1096-1100.

[126] Boer ED，Labots H，Stolk-Horsthuis M，et al. Sensitivity to natamycin of fungi in factories producing dry sausage [J]. Fleischwirtschaft，1979，59 (12)：1868-1869.

[127] Borodina I，Siebring J，Zhang J，et al. Antibiotic overproduction in *Streptomyces coelicolor* A32 mediated by phosphofructokinase deletion [J]. Journal of Biological Chemistry，2008，283 (37)：25186-25199.

[128] Brakhage A A. Regulation of fungal secondary metabolism. [J]. Nature Reviews Microbiology，2013，11 (1)：21-32.

[129] Brakhage A A，Schroeckh V. Fungal secondary metabolites -strategies to activate silent gene clusters [J]. Fungal Genetics & Biology，2011，48 (1)：15-22.

[130] Buch A，Skytte C E. Treatment of vaginal candidosis with natamycin and effect of treating the partner at the same time [J]. Acta Obstet Gynecol Scand，2011，61 (5)：393-396.

[131] Caffrey P，Aparicio J F，Malpartida F，et al. Biosynthetic engineering of polyene macrolides towards generation of improved antifungal and antiparasitic agents [J]. Current Topics in Medicinal Chemistry，2008，8 (8)：639-653.

[132] Carolina P. Ollé Resa，Lía N. Gerschenson，Jagus R J . Starch edible film supporting natamycin and nisin for improving microbiological stability of refrigerated argentinian Port Salut cheese [J]. Food Control，2016，59：737-742.

[133] Chiang Y M, Chang S L. Recent advances in awakening silent biosynthetic gene clusters and linking orphan clusters to natural products in microorganisms [J]. Current Opinion in Chemical Biology, 2011, 15 (1): 137-143.

[134] Chiang Y M, Lee K H, Sanchez J F, et al. Unlocking Fungal Cryptic Natural Products [J]. Natural Product Communications, 2009, 4 (11): 1505-1510.

[135] Chu Y, Corey DR. RNA sequencing: Platform selection, experimental design, and data interpretation [J]. Nucl Acid Therap, 2015, 22 (4): 271.

[136] Crowley S, Mahony J, Sinderen D. Current perspectives on antifungal lactic acid bacteria as natural bio-preservatives. Trends in Food Science & Technology, 2013, 33 (2): 93-109.

[137] Cui H, Ni X, Shao W, et al. Functional manipulations of the tetramycin positive regulatory gene ttmRIV to enhance the production of tetramycin A and nystatin A1 in *Streptomyces ahygroscopicus* [J]. Journal of Industrial Microbiology and Biotechnology, 2015, 42 (9): 1273-1282.

[138] Dashti Y, Grkovic T, Abdelmohsen U R, et al. Production of induced secondary metabolites by a co-culture of sponge-associated actinomycetes, Actinokineospora sp. EG49 and Nocardiopsis sp. RV163 [J]. Marine Drugs, 2014, 12 (5): 3046-3059.

[139] Dezfulian M H, Foreman C, Jalili E, et al. Acetolactate synthase regulatory subunits play divergent and overlapping roles in branched-chain amino acid synthesis and Arabidopsis development [J]. BMC Plant Biology, 2017, 17 (1): 1-13.

[140] Du YL, Li SZ, Zhou Z, et al. The pleitropic regulator *AdpAch* is required for natamycin biosynthesis and morphological differentiation in *Streptomyces chattanoogensis* [J]. Microbiology, 2011, 157 (5): 1300-1311.

[141] Eisenschink MA, Millis JR, Olson PT. Fermentation process for producing natamycin with additional carbon and nitrogen. United States Patent US19940262804. 20 Jun 1994.

[142] Elsayed EA, Farid MA, El-Enshasy HA. Enhanced natamycin production by *Streptomyces natalensis* in shake-flasks and stirred tank bioreactor under batch and fed-batch conditions [J]. BMC Biotechnology, 2019, 19 (1): 1-13.

[143] Elsayed E A, Farid M A F, Enshasy H A E. Improvement in natamycin production by Streptomyces natalensis, with the addition of short-chain carboxylic acids [J]. Process Biochemistry, 2013, 48 (12): 1831-1838.

[144] Farid M A, El-Enshasy H A, El-Diwany A I, et al. Optimization of the cultivation medium for Natamycin production by *Streptomyces netalensis* [J]. Journal of Basic Microbiology, 2000, 40 (3): 157-166.

[145] Feng Z, Lin Y. Marinamide, a novel alkaloid and its methyl ester produced by the application of mixed fermentation technique to two mangrove endophytic fungi from the South China Sea [J]. 科学通报：英文版, 2006, 51 (12): 1426-1430.

[146] Fente C A, Vázquez B I, Franco C M, et al. Distribution of fungal genera in cheese and dairies. Sensitivity to potassium sorbate and natamycin [J]. Archiv Für Lebensmittelhygiene, 1995, 46 (3): 49-72.

[147] Filip C, Griffin D C, Jessica L, et al. Recognition of Membrane Sterols by Polyene Antifungals Amphotericin B and Natamycin, A 13C MAS NMR Study [J]. Frontiers in Cell and Developmental Biology, 2016, 4 (57): 1-12.

[148] Fleming A. On the antibacterial action of cultures of a penicillium, with special reference to their use in the isolation of B. influenzae. 1929 [J]. Bulletin of the World Health Organization, 1929, 10 (8): 780-790.

[149] Ge J, Wang C, Huang S, et al. Biosynthesis regulation of natamycin production from *Streptomyces natalensis* HDMNTE-01 enhanced by response surface methodology [J]. Prep Biochem Biotechnol, 2017, 47 (9).

[150] Gill J A, Martin J F. Polyene antibiotics [M]. NY: Marcel Dekker Press. 1997: 551-576.

[151] Goodwin S, Mcpherson JD, Mccombie WR. Coming of age: Ten years of next-generation sequencing technologies [J]. Nat Rev Genet, 2016, 17 (6): 333-351.

[152] Hafner EW, Holley BW, Holdom KS, et al. Branched-chain fatty acid requirement for avermectin production by a mutant *Streptomyce avermitilis* lacking branched-chain 2-oxo acid dehydrogenase activity [J]. The Journal of Antibiotics, 1991, 44 (3): 349-356.

[153] Herman M A, She P, Peroni O D, et al. Adipose Tissue Branched Chain Amino Acid (BCAA) Metabolism Modulates Circulating BCAA Levels [J]. Journal of Biological Chemistry, 2010, 285 (15): 11348-11356.

[154] Hertweck C. Hidden biosynthetic treasures brought to light [J]. Nature Chemical Biology, 2009, 5 (7): 450-452.

[155] Jesus F. Aparicio, Eva G. Barreales, Tamara D. Payero, et al. Biotechnological productionand application of the antibiotic pimaricin: biosynthesis and its regulation. Appl Microbiol Biotechnol, 2016, 100: 61-78.

[156] Jiang B Y, Hwang Y I, Choi S U. Effects of pimM and pimR on the increase of natamycin production in *Streptomyces natalensis* [J]. Journal of the Korean Society for Applied Biological Chemistry, 2011, 54 (1): 141-144.

[157] Kalavathy C M, Parmar P, Kaliamurthy J, et al. Comparison of topical itraconazole 1% with topical natamycin 5% for the treatment of filamentous fungal keratitis. [J]. Cornea, 2005, 24 (4): 449-452.

[158] Kawai K, Wang G, Okamoto S, et al. The rare earth, scandium, causes antibiotic over production in Streptomyces, spp [J]. Fems Microbiology Letters, 2007, 274 (2): 311-315.

[159] Kells P M, Ouellet H, Santos-Aberturas J, et al. Structure of cytochrome P450 *PimD*

suggests epoxidation of the polyene macrolide pimaricin occurs via a hydroperoxoferric intermediate [J]. Chemistry and Biology, 2010, 17 (8): 841-851.

[160] Kim G L, Lee S, Luong T T, et al. Effect of decreased BCAA synthesis through disruption of ilvC gene on the virulence of *Streptococcus pneumoniae* [J]. Archives of Pharmacal Research, 2017 (Suppl 2): 921-932.

[161] Koontz J L, Marcy J E, Barbeau W E, et al. Stability of Natamycin and Its Cyclodextrin Inclusion Complexes in Aqueous Solution [J]. Journal of Agricultural and Food Chemistry, 2003, 51 (24): 7111-7114.

[162] Laskownicka Z, Pasyk K, Porebska A, et al. Pimaricin (natamycin) in the treatment of superficial fungal infections in children. [J]. Acta Pādiatrica, 2010, 60 (4): 456-460.

[163] Leeuwen, Golovina EA, Dijksterhuis J. The polyene antimycotics nystatin and filipin disrupt the plasma membrane, whereas natamycin inhibits endocytosis in germinating conidia of *Penicillium discolor* [J]. Journal of Applied Microbiology, 2009, 106 (6): 1908-1918.

[164] Li M, Chen S, Li J, et al. Propanol addition improves natamycin biosynthesis of *Streptomyces natalensis* [J]. Applied Biochemistry and Biotechnology, 2014, 172 (2): 3424-3432.

[165] Liang J, Xu Z, Liu T, et al. Effects of cultivation conditions on the production of natamycin with *Streptomyces gilvosporeus* LK-196 [J]. Enzyme Microb Technol, 2008, 42 (2): 145-150.

[166] Liu S, Yu P, Yuan P, et al. Sigma factor WhiG ch, positively regulates natamycin production in *Streptomyces chattanoogensis* L10 [J]. Applied Microbiology and Biotechnology, 2015, 99 (6): 2715-2726.

[167] Lockhart DJ, Winzeler EA. Genomics, gene expression and DNA arrays [J]. Nature, 2000, 405 (6788): 827-836.

[168] Madhusudhan K T, Huang N, Braswell E H, et al. Binding of L-branched-chain amino acids causes a conformational change in BkdR [J]. Journal of Bacteriology, 1997, 179 (1): 276-279.

[169] Malecha M A. Fungal keratitis caused by Scopulariopsis brevicaulis treated successfully with natamycin [J]. Cornea, 2004, 23 (2): 201-203.

[170] Marmann A, Aly A H, Lin W, et al. Co-cultivation-a powerful emerging tool for enhancing the chemical diversity of microorganisms [J]. Marine Drugs, 2014, 12 (2): 1043-1065.

[171] Martín JF, Aparicio JF. Enzymology of the polyenes pimaricin and candicidin biosynthesis. [J]. Methods in Enzymology, 2009, 459 (09): 215-242.

[172] Mayer A. Membrane fusion in eukaryotic cells [J]. Annual Review of Cell & Developmental Biology, 2002, 18 (1): 289-314.

[173] Mendes M V, Tunca S, Anton N, et al. The two-component phoR-phoP system of streptomyces natalensis: inactivation or deletion of pho Preduces the negative phosphate regulation of

pimaricin biosynthesis. Metabolic Engineering, 2007, 9 (2): 217-227.

[174] Molognoni L, Valese A C, Lorenzetti A, et al. Development of a LC-MS/MS method for the simultaneous determination of sorbic acid, natamycin and tylosin in Dulce de leche [J]. Food Chemistry, 2016, 211: 748-756.

[175] Moody S C. Microbial co-culture: harnessing intermicrobial signaling for the production of novel antimicrobials [J]. Future Microbiology, 2014, 9 (5): 575-578.

[176] Mortazavi A, Williams B A, McCue K, et al. Mapping and quantifying mammalian transcriptomes by RNA-Seq [J]. Nat Methods, 2008, 5 (7): 621-628.

[177] Munn AL. Molecular requirements for the internalisation step of endocytosis: Insights from yeast [J]. Biochimica et Biophysica Acta, 2001, 1535 (3): 236-257.

[178] Nair R, Roy I, Bucke C, et al. Quantitative PCR study on the mode of action of oligosaccharide elicitors on penicillin G production by Penicillium chrysogenum [J]. Journal of Applied Microbiology, 2009, 107 (4): 1131-1139.

[179] Nützmann H W, Reyes-Dominguez Y, Scherlach K, et al. Bacteria-induced natural product formation in the fungus Aspergillus nidulans requires Saga/Ada-mediated histone acetylation [J]. Proceedings of the National Academy of Sciences of the United States of America, 2011, 108 (34): 14282-14287.

[180] Ochi K, Hosaka T. New strategies for drug discovery: activation of silent or weakly expressed microbial gene clusters [J]. Applied Microbiology & Biotechnology, 2013, 97 (1): 87-98.

[181] Oliveira T M D . Development and evaluation of antimicrobial natamycin-incorporated film in gorgonzola cheese conservation [J]. Packaging Technology and Science, 2010, 20 (2): 147-153.

[182] Onaka H, Mori Y, Igarashi Y, et al. Mycolic acid-containing bacteria induce natural-product biosynthesis in Streptomyces species [J]. Applied & Environmental Microbiology, 2011, 77 (2): 400-406.

[183] Pedersen J C. Natamycin as a fungicide in agar media [J]. Appl Envir Microbiol, 1992, 58 (3): 1064-1066.

[184] Pettit R K. Mixed fermentation for natural product drug discovery [J]. Applied Microbiology & Biotechnology, 2009, 83 (1): 19-25.

[185] Pettit RK. Small-molecule elicitation of microbial secondary metabolites [J]. Microbial Biotechnology, 2011, 4 (4): 471-478.

[186] Radman R, Saez T, Bucke C, et al. Elicitation of plants and microbial cell systems [J]. Biotechnol Appl Biochem, 2003, 37 (1): 91-102.

[187] Recio E, Aparicio J F, Rumbero A, et al. Glycerol, ethylene glycol and propanediol elicit pima ricin biosynthesis in the PI-factor-defective strain Streptomyces natalensis npi287 and

increase polyene production in several wild-type actinomycetes [J]. Microbiology, 2006, 152: 3147-3156.

[188] Regenberg B, Düring-Olsen L, Kielland-Brandt MC, et al. Substrate specificity and gene expression of the amino-acid permeases in *Saccharomyces cerevisiae* [J]. Current Genetics, 1999, 36 (6): 317-328.

[189] Resa C P O, Gerschenson L N, Jagus R J. Starch edible film supporting natamycin and nisin for improving microbiological stability of refrigerated argentinian Port Salut cheese [J]. Food Control, 2016, 59: 737-742.

[190] Robinson M D, McCarthy D J, Smyth G K. edgeR: a Bioconductor package for differential expression analysis of digital gene expression data [J]. Bioinformatics, 2010, 26 (1): 139-140.

[191] Robl I, Grassl R, Tanner W, et al. Construction of phosphatidylethanolamine-less strain of *Saccharomyces cerevisiae*. Effect on amino acid transport [J]. Yeast (Chichester, England), 2010, 18 (3): 251-260.

[192] Schroeckh V, Scherlach K, Nützmann H W, et al. Intimate bacterial-fungal interaction triggers biosynthesis of archetypal polyketides in Aspergillus nidulans [J]. Proceedings of the National Academy of Sciences of the United States of America, 2009, 106 (34): 14558-14563.

[193] Selvaraju S, Parthipan S, Somashekar L, et al. Occurrence and functional significance of the transcriptome in bovine (Bos taurus) spermatozoa [J]. Scientific Reports, 2017, 7: 42392.

[194] Sharma KK, Boddy CN. The thioesterase domain from the pimaricin and erythromycin biosynthetic pathways can catalyze hydrolysis of simple thioester substrates [J]. Bioorganic & Medicinal chemistry letters, 2007, 17 (11): 3034-3037.

[195] Shin J, Liu X, Chikthimmah N, et al. Polymer surface modification using UV treatment for attachment of natamycin and the potential applications for conventional food cling wrap (LDPE) [J]. Applied Surface Science, 2016, 386: 276-284.

[196] Snyder A B, Churey J J, Worobo R W . Characterization and control of Mucor circinelloides spoilage in yogurt. [J]. International Journal of Food Microbiology, 2016, 228: 14-21.

[197] Stirrett K, Denoya C, Westpheling J. Branched-chain amino acid catabolism provides precursors for the Type II polyketide antibiotic, actinorhodin, via pathways that are nutrient dependent [J]. J Ind Microbiol Biotechnol, 2009, 36 (1): 129-137.

[198] Sun X, Li X, Wang P, et al. Detection method optimization, content analysis and stability exploration of natamycin in wine [J]. Food Chemistry, 2016, 194 (6): 928-937.

[199] Takeda T, Chang F. Role of Fission yeast myosin I in organization of sterol-rich membrane domains [J]. Current Biology, 2005. 15 (14): 1331-1336.

[200] Tanaka Y，Hosaka T，Ochi K. Rare earth elements activate the secondary metabolite biosynthetic gene clusters in Streptomyces coelicolor A3（2）[J]. Journal of Antibiotics，2010，63（8）：477-481.

[201] Te Welscher YM，Jones L，van Leeuwen MR，et al. Natamycin inhibits vacuole fusion at the priming phase via a specific interaction with ergosterol [J]. Antimicrob Agents Chemother，2010，54（6）：2618-2625.

[202] Tsiraki MI，El-Obeid T，Yehia HM，et al. Effects of chitosan and natamycin on vacuum-packaged phyllo：a pastry product [J]. Journal of Food Protection，2018，81（12）：1982-1987.

[203] Voelker F，Altaba S. Nitrogen source governs the patterns of growth and pristinamycin production in *Streptomyces pristinaespiralis* [J]. Microbiology，2001，147（9）：2447-2459.

[204] Wachtler V，Balasubramanian MK. Yeast lipid rafts? --an emerging view [J]. Trends in cell biology，2006，16（1）：1-4.

[205] Wang D，Tao W. Nutrient regulation of bacterial growth and production of anti-tumor metabolites in Stigmatella WXNXJ-B fermentation [J]. World J Microbiol Biotechnol，2010，26：2157-2162.

[206] Wang D H，Wei L，Zhang Y，et al. Physicochemical and microbial responses of *Streptomyces natalensis* HW-2 to fungal elicitor [J]. Applied Microbiology and Biotechnology，2017，101（17）：6705-6712.

[207] Wang D H，Yuan J F，Gu S B，et al. Influence of fungal elicitors on biosynthesis of natamycin by *Streptomyces natalensis* HW-2 [J]. Applied Microbiololgy and Biotechnology，2013，97（12）：5527-5534.

[208] Wang H，He X，Sun C，et al. Enhanced natamycin production by co-expression of Vitreoscilla hemoglobin and antibiotic positive regulators in *Streptomyces gilvosporeus* [J]. Biotechnology and Biotechnological Equipment，2018：1-7.

[209] Wang Y，Tao Z，Zheng H，et al. Iteratively improving natamycin production in *Streptomyces gilvosporeus* by a large operon-reporter based strategy [J]. Metabolic Engineering，2016，38：418-426.

[210] Wang Z，Gerstein M，Snyder M. RNA-Seq：A revolutionary tool for transcriptomics [J]. Nat Rev Genet，2010，10（1）：57-63.

[211] Waters C M，Bassler B L. QUORUM SENSING：Cell-to-Cell Communication in Bacteria - Annual Review of Cell and Developmental Biology [J]. Autoinducer Quorum Quenching Regulon，21（1）：319-346.

[212] Welscher YMT，Napel HHT，Balague MM，et al. Natamycin blocks fungal growth by binding specifically to ergosterol without permeabilizing the membrane [J]. Journal of Biological Chemistry，2008，283（10）：6393-6401.

[213] Wenzel S C, Müller R. The biosynthetic potential of myxobacteria and their impact in drug discovery [J]. Curr Opin Drug Discov Devel, 2009, 12 (2): 220-230.

[214] Wickner W, Haas A. Yeast homotypic vacuole fusion: a window on organelle trafficking mechanisms [J]. Annual Review of Biochemistry, 2000, 69 (1): 247-275.

[215] Wu H, Liu W, Dong D, et al. SlnM gene overexpression with different promoters on natamycin production in *Streptomyces lydicus* A02. [J]. Journal of Industrial Microbiology & Biotechnology, 2013, 41 (1): 163.

[216] Yangilar F. Effects of natamycin edible films fortified with essential oils on the safety and quality parameters of Kashar cheese [J]. Journal of Food Safety, 2016, 37 (2): 1-10.

[217] Zhu H, Sandiford S K, Wezel G P. Triggers and cues that activate antibiotic production by actinomycetes [J]. J Ind Microbiol Biotechnol, 2014, 41 (2): 371-386.

[218] Zong G, Zhong C, Fu J, et al. Complete Genome Sequence of the High-Natamycin-Producing Strain *Streptomyces gilvosporeus* F607 [J]. Genome Announcements, 2018, 6 (1): e01402-e01417.

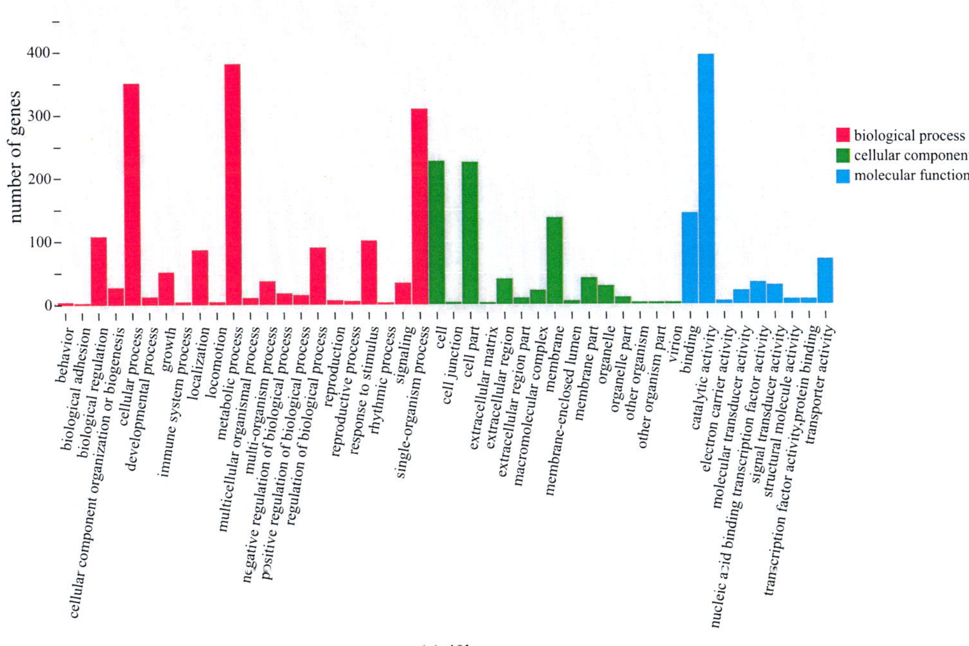

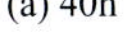
(a) 40h

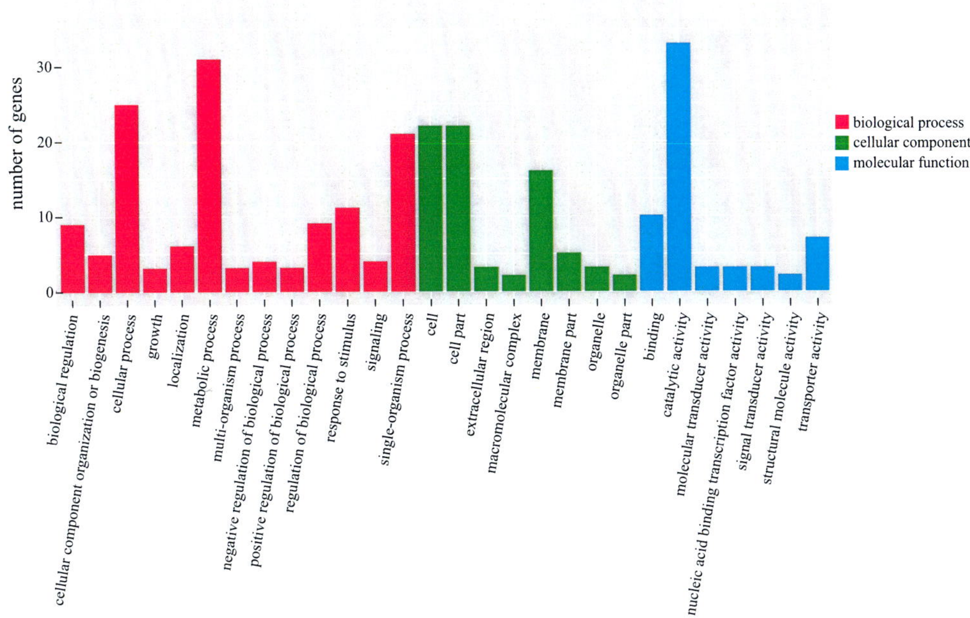

(b) 64h

图 3-15

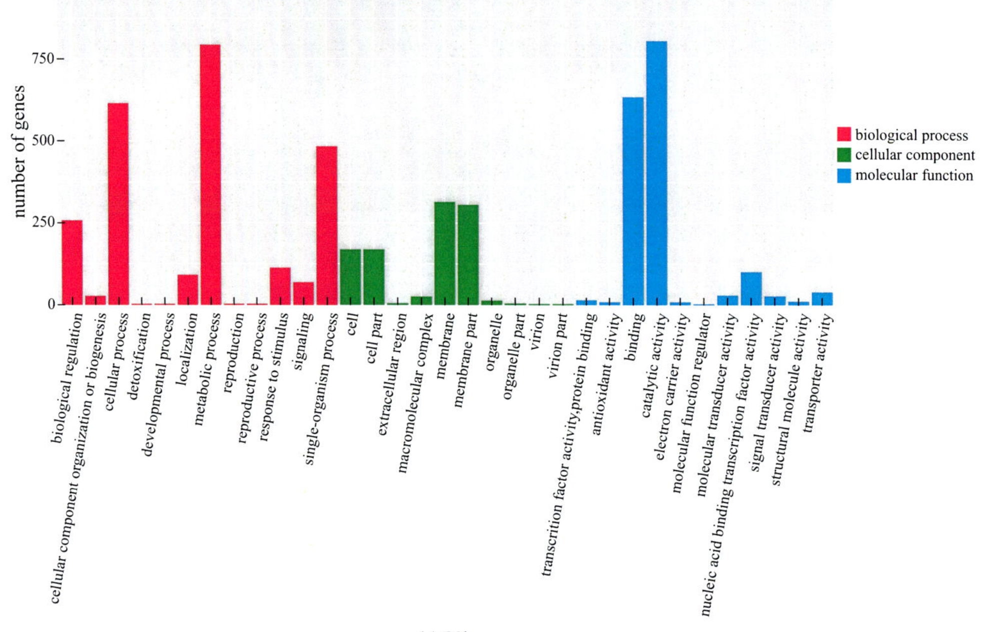

(c) 80h

图 3-15　GO 分析

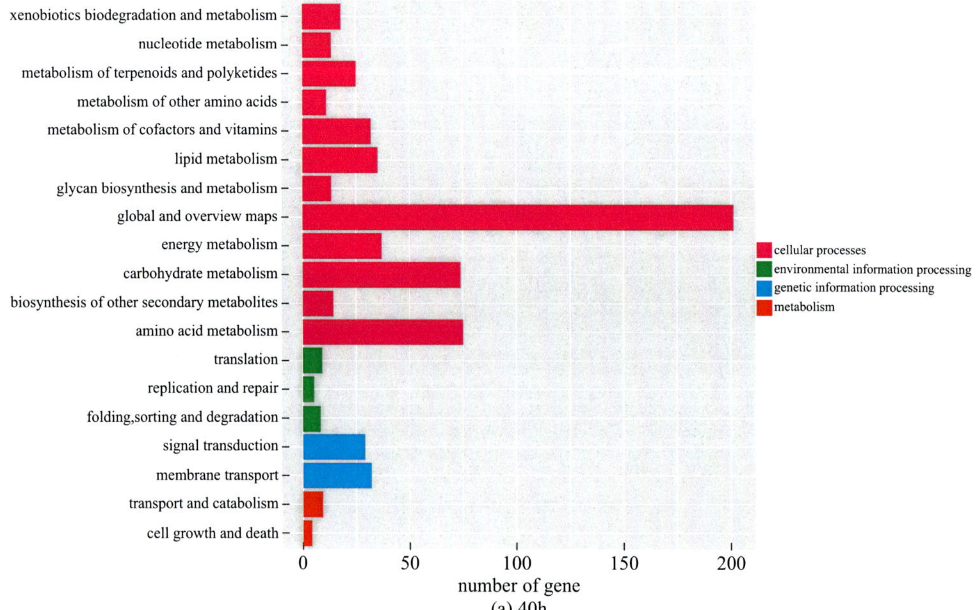

(a) 40h

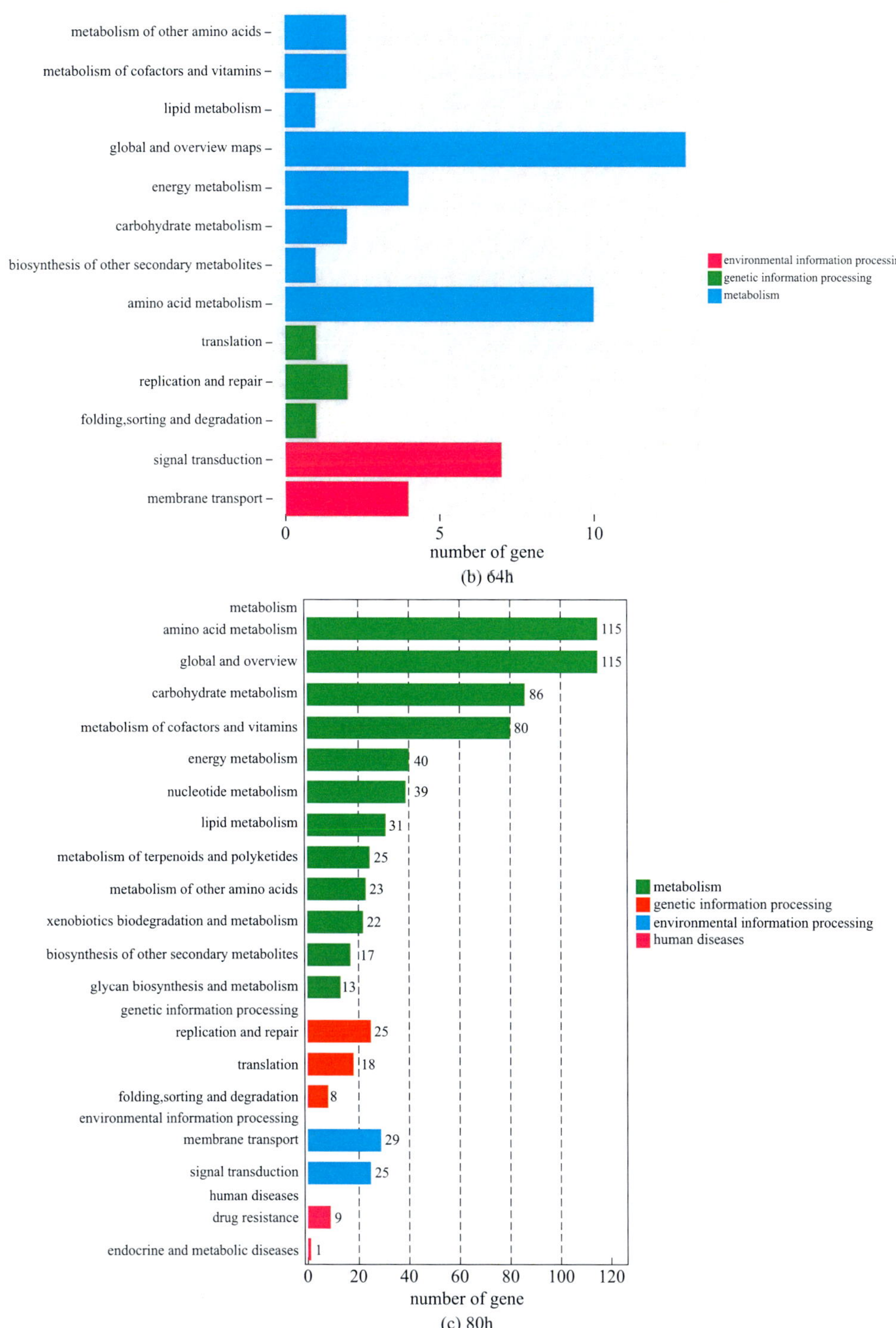

(b) 64h

(c) 80h

图 3-16　KEGG 分析

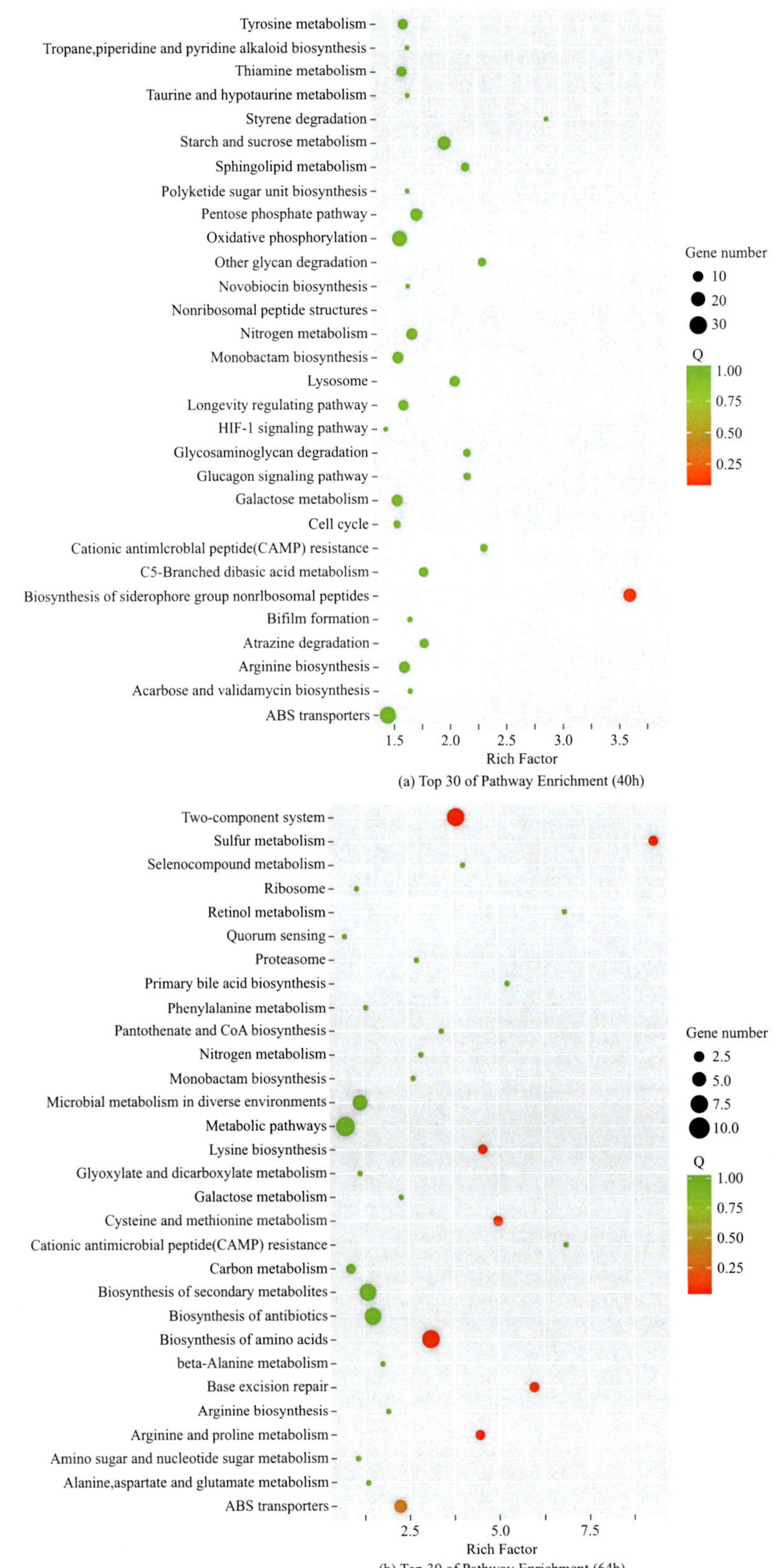

(a) Top 30 of Pathway Enrichment (40h)

(b) Top 30 of Pathway Enrichment (64h)

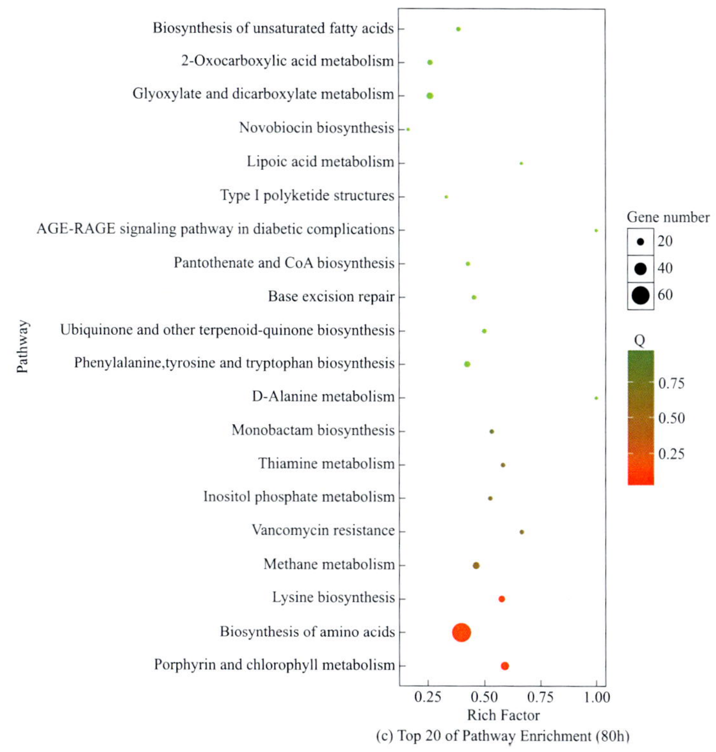

(c) Top 20 of Pathway Enrichment (80h)

图 3-17　Pathway 富集分析

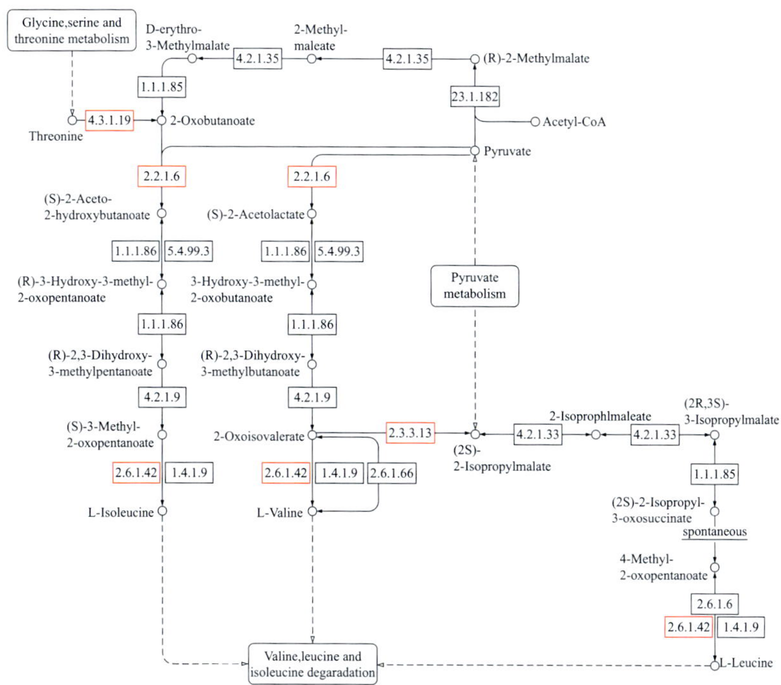

图 3-18　真菌诱导子对分支氨基酸合成相关基因转录水平影响的 KEGG 图
（红色表示上调差异基因，绿色表示下调差异基因）

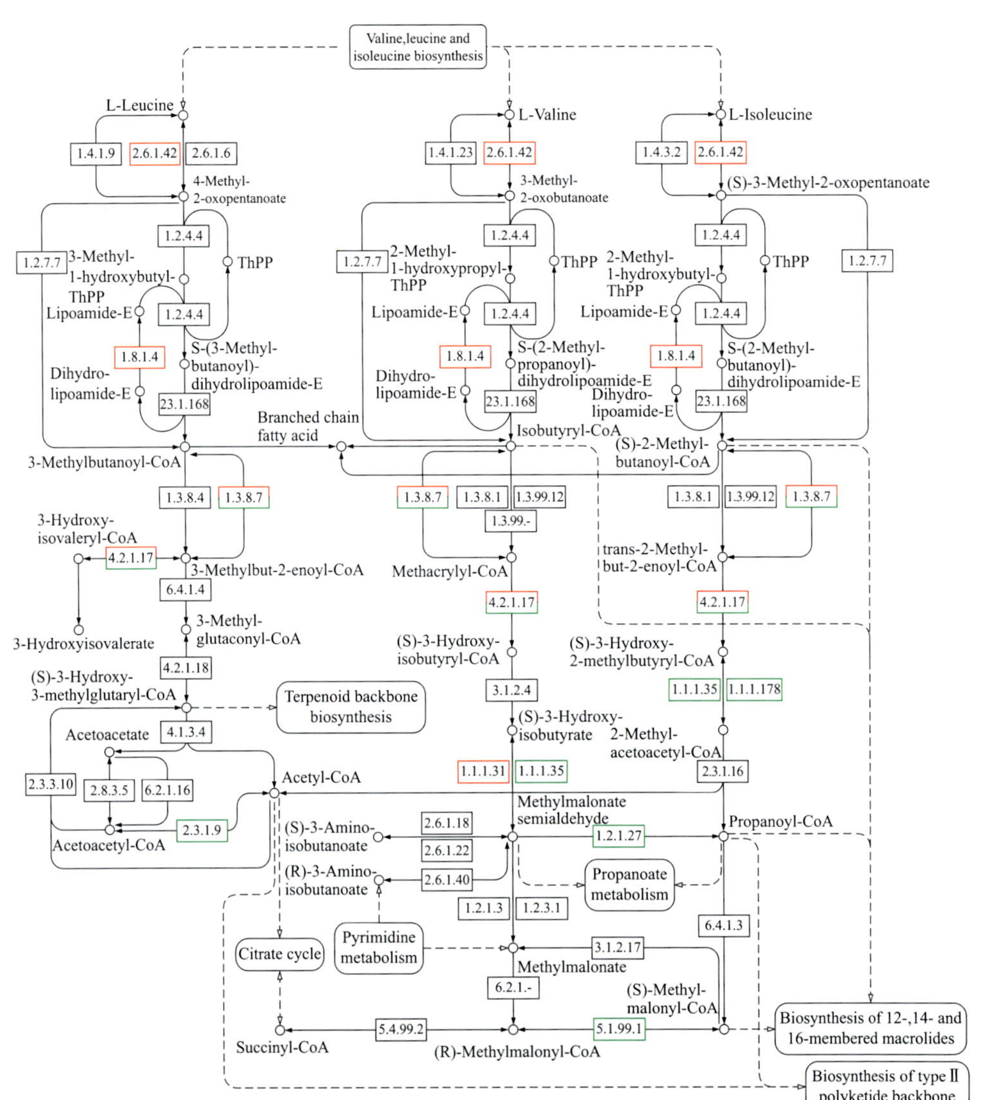

图 3-19　真菌诱导子对分支氨基酸代谢相关基因转录水平影响的 KEGG 图

（红色表示上调差异基因，绿色表示下调差异基因）

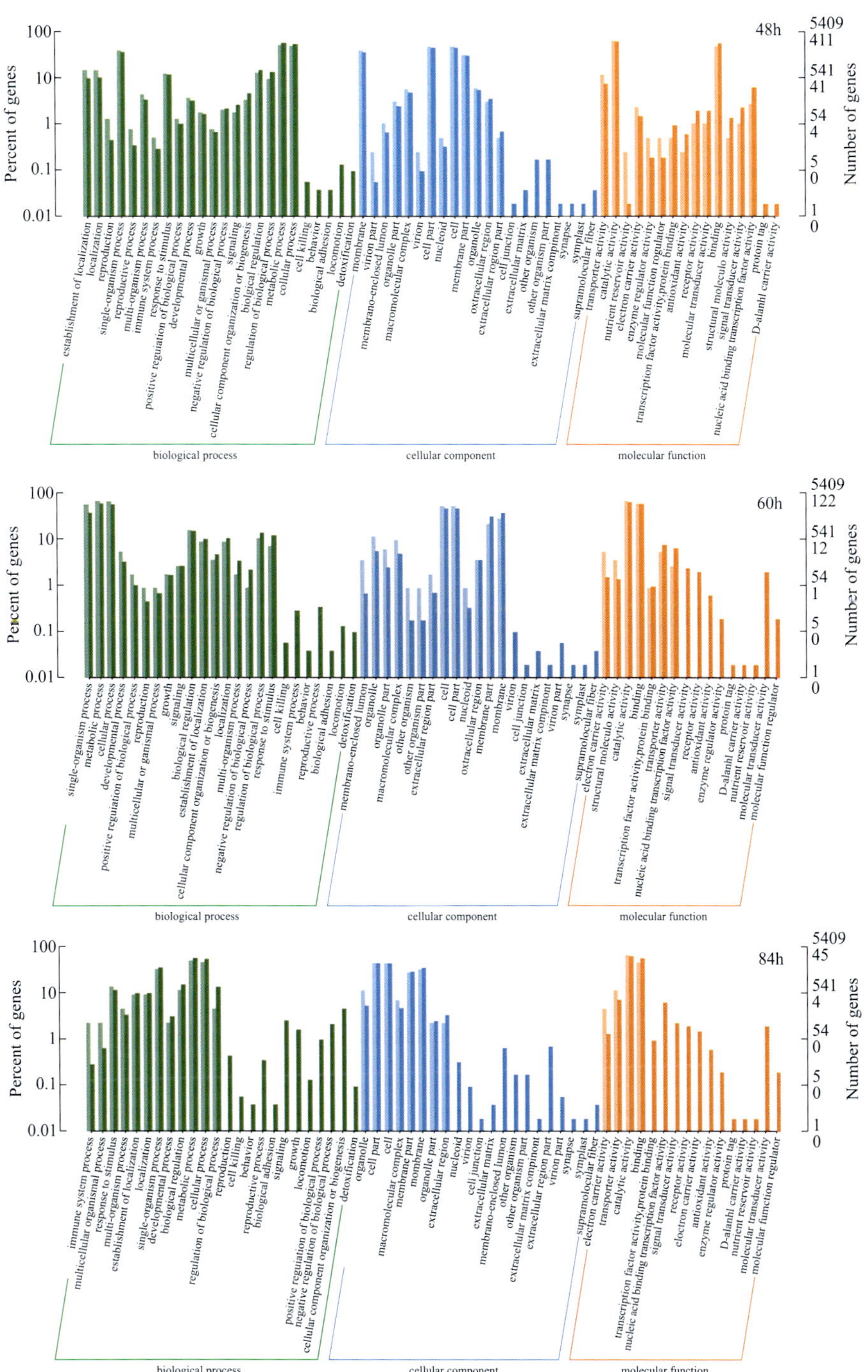

图 4-11 差异基因 GO 注释结果

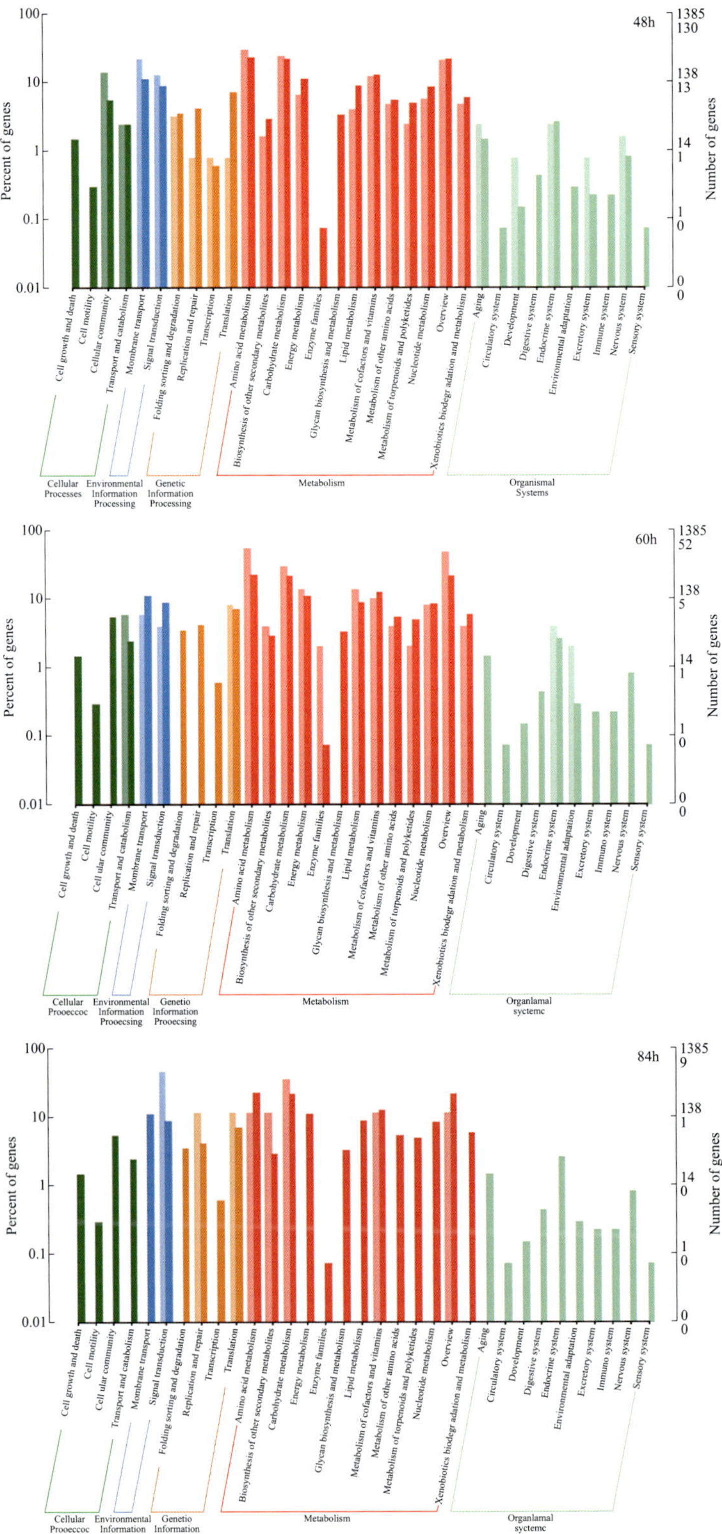

图 4-12　KEGG 通路注释

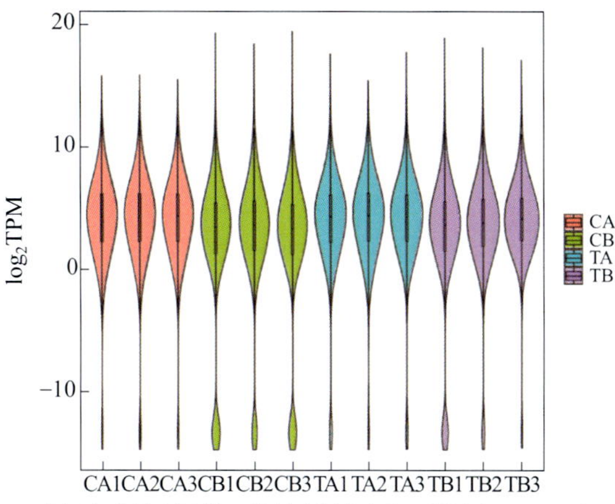

(a) 基因表达量小提琴图(横轴为样本名称，纵轴为$\log_2$TPM值，每个图形的宽度反映处于该表达水平下的点的数目)

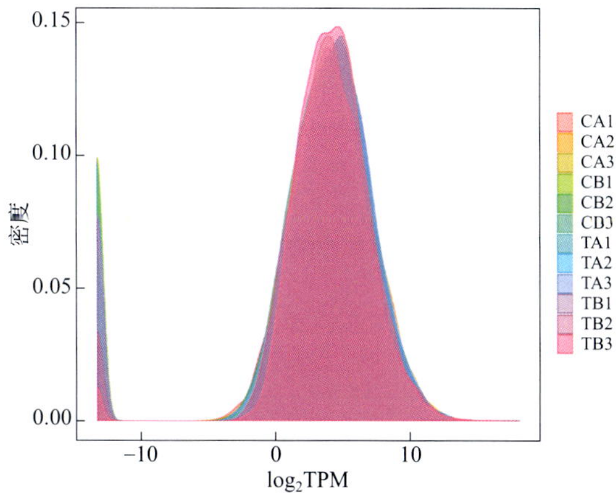

(b) 基因表达量密度曲线图(横轴为$\log_2$TPM值，该数值越高，表示基因表达量越高；纵轴为对应相对密度值，即为横轴表达量的基因数/表达基因的总数。图中每个颜色代表一个样本，每个区域的面积均为1，密度曲线的峰值表示整个样本基因表达量最集中的区域)

图 6-13　基因表达水平分布图

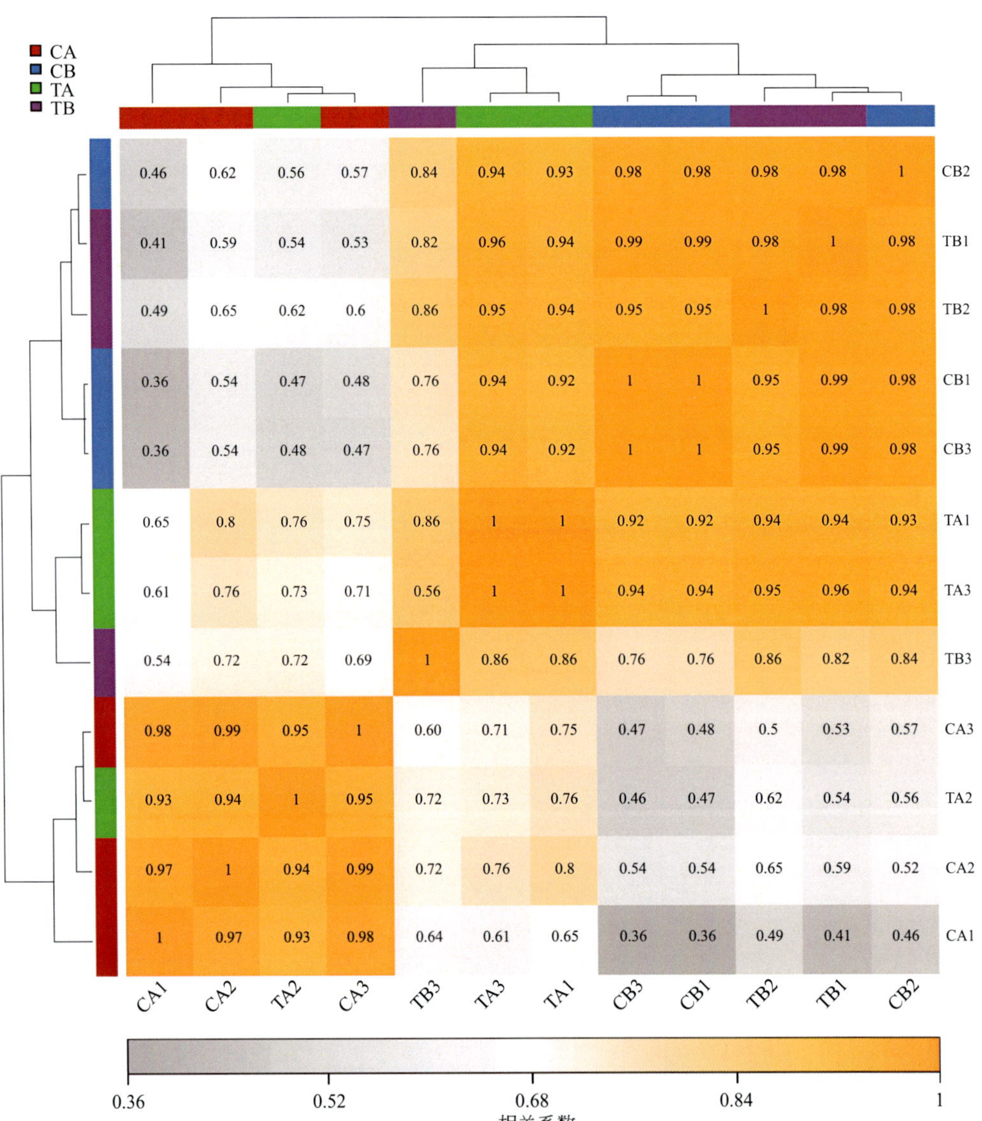

图 6-14　样本间相关性分析热图（颜色块代表相关性指数值，颜色越灰表示样本间相关性指数越低，颜色越黄则相关性指数越高）

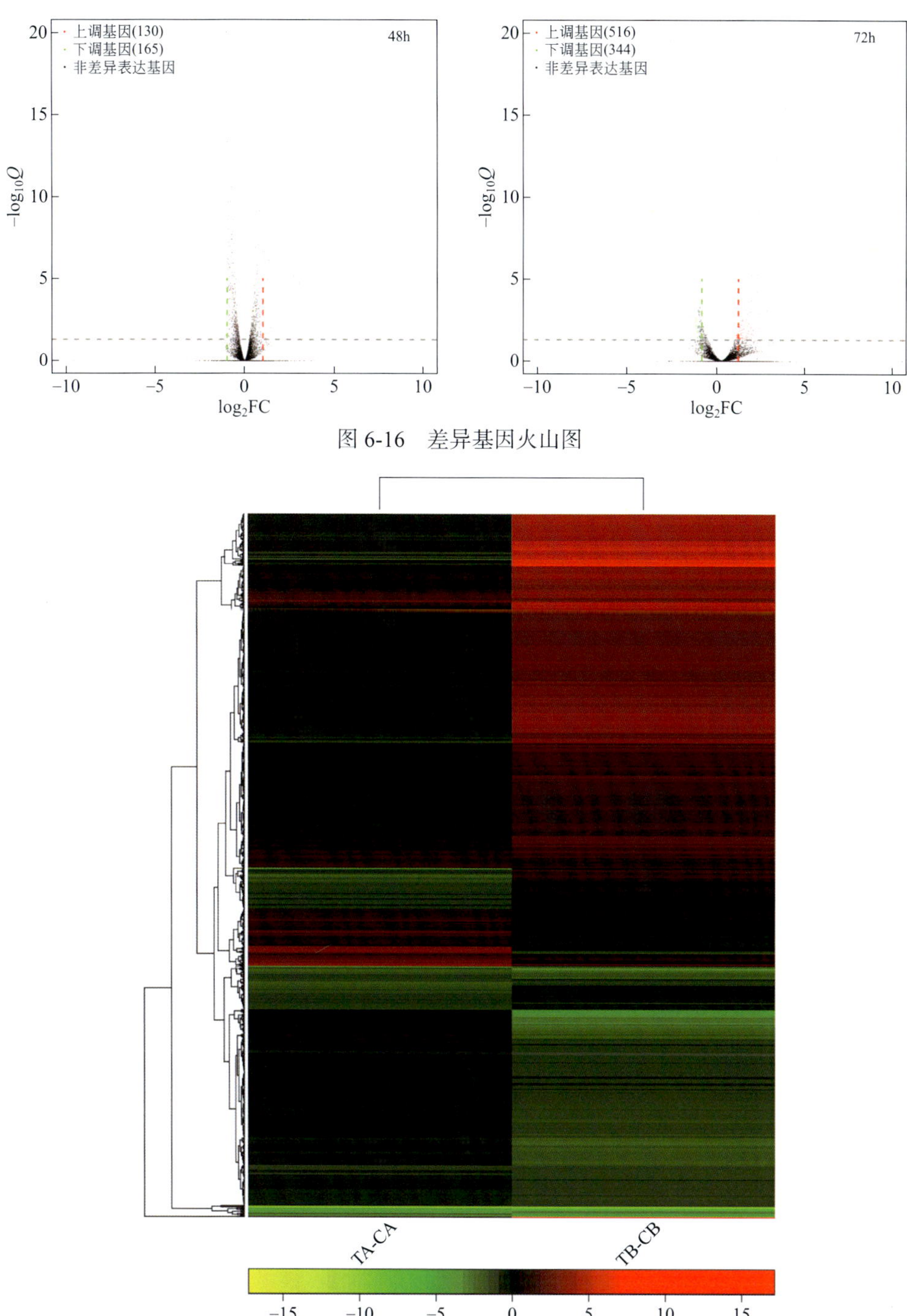

图 6-16　差异基因火山图

图 6-18　基于 $\log_2FC$ 绘制的差异基因热图（图中每行代表一个基因，每列代表一个比较组，红色表示上调表达，绿色表示下调表达，颜色越红表示上调倍数越高，颜色越绿表示下调倍数越高）

48h
Percent of genes
Number of genes
100
10
1
0.1
0.01
5409
196
541
20
54
5
0
1
0
biological process
cellular component
molecular function
72h
668
67
7
1

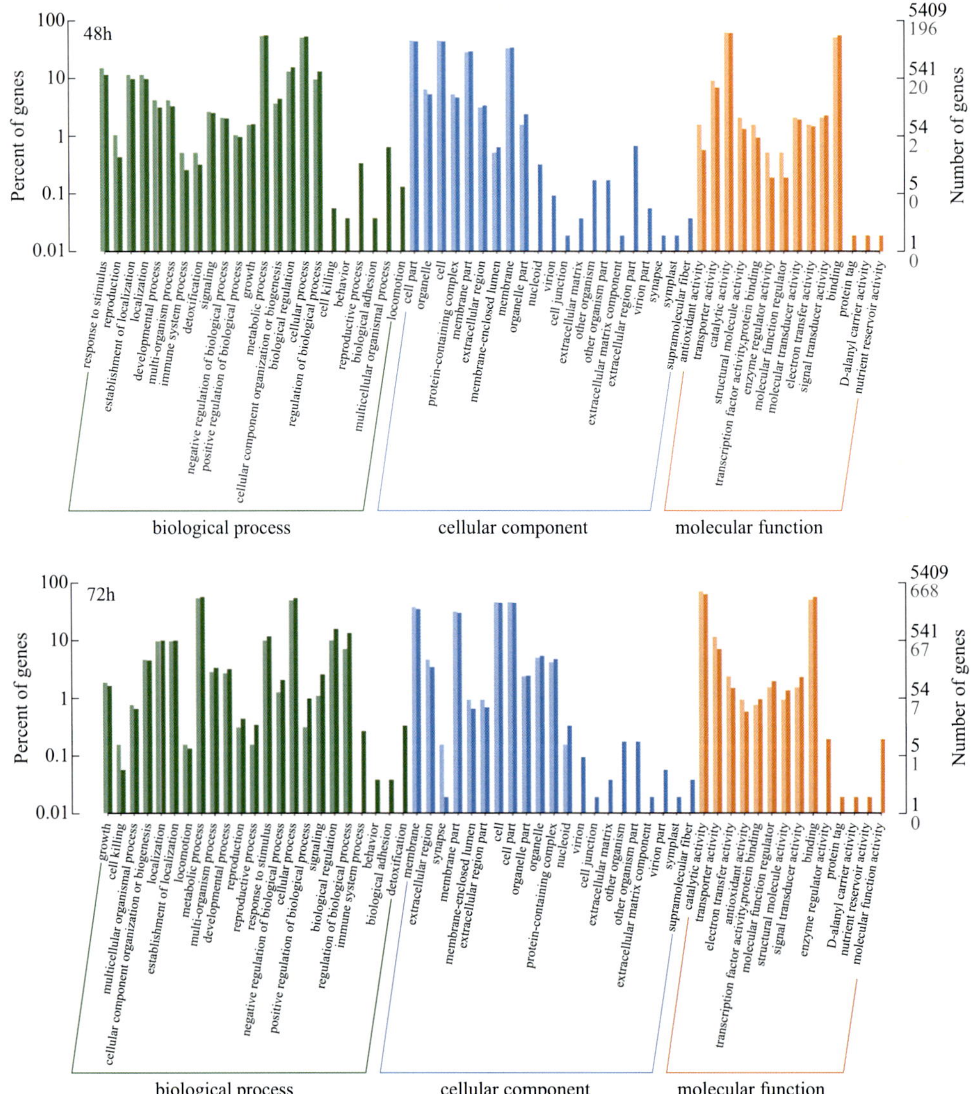

图 6-19　GO 注释结果

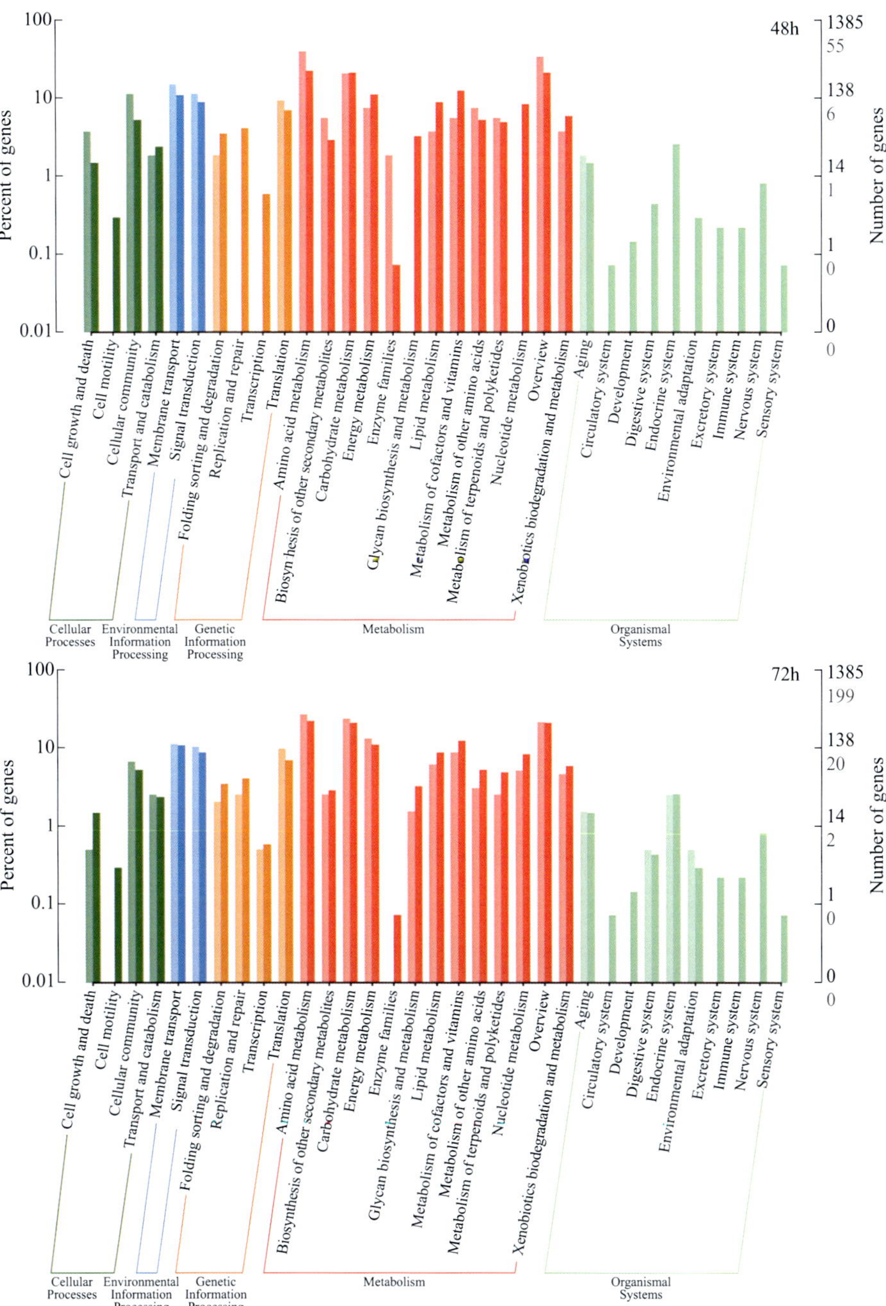

图 6-20　KEGG 注释结果

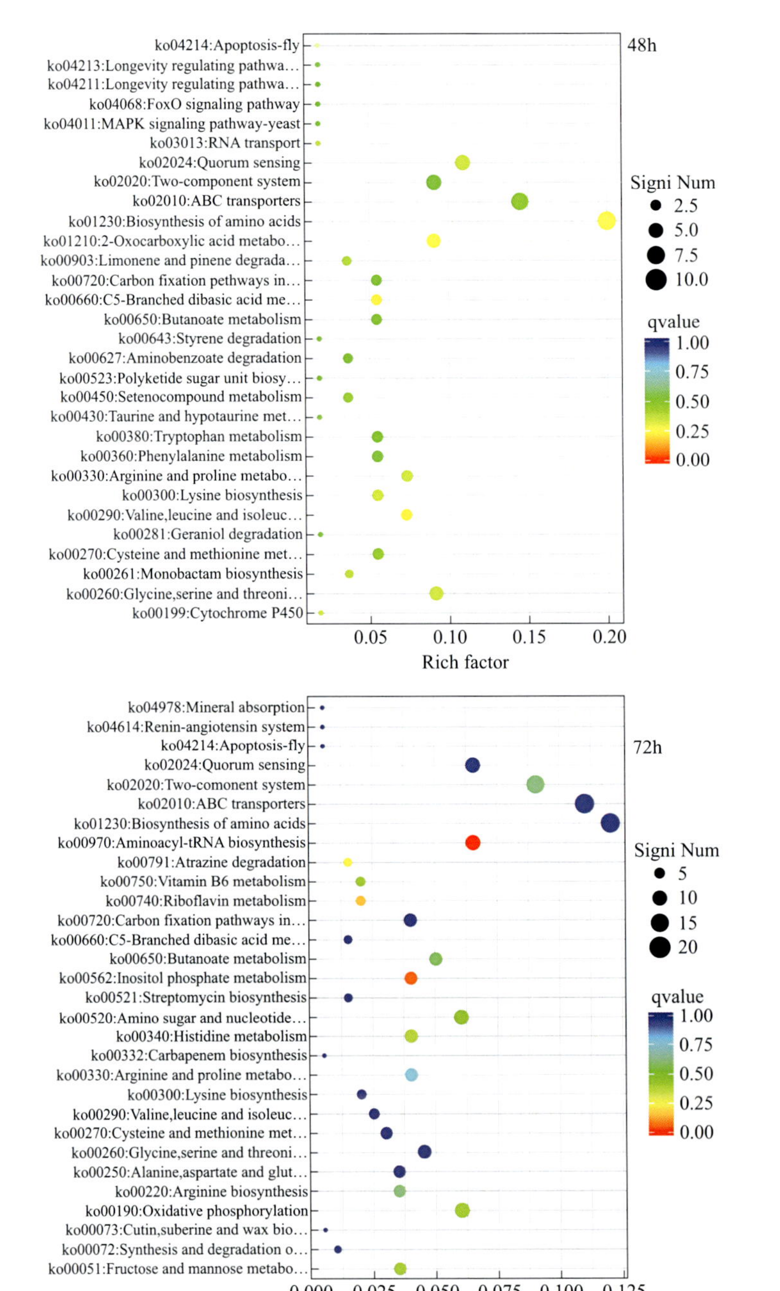

图 6-21　KEGG 富集分析

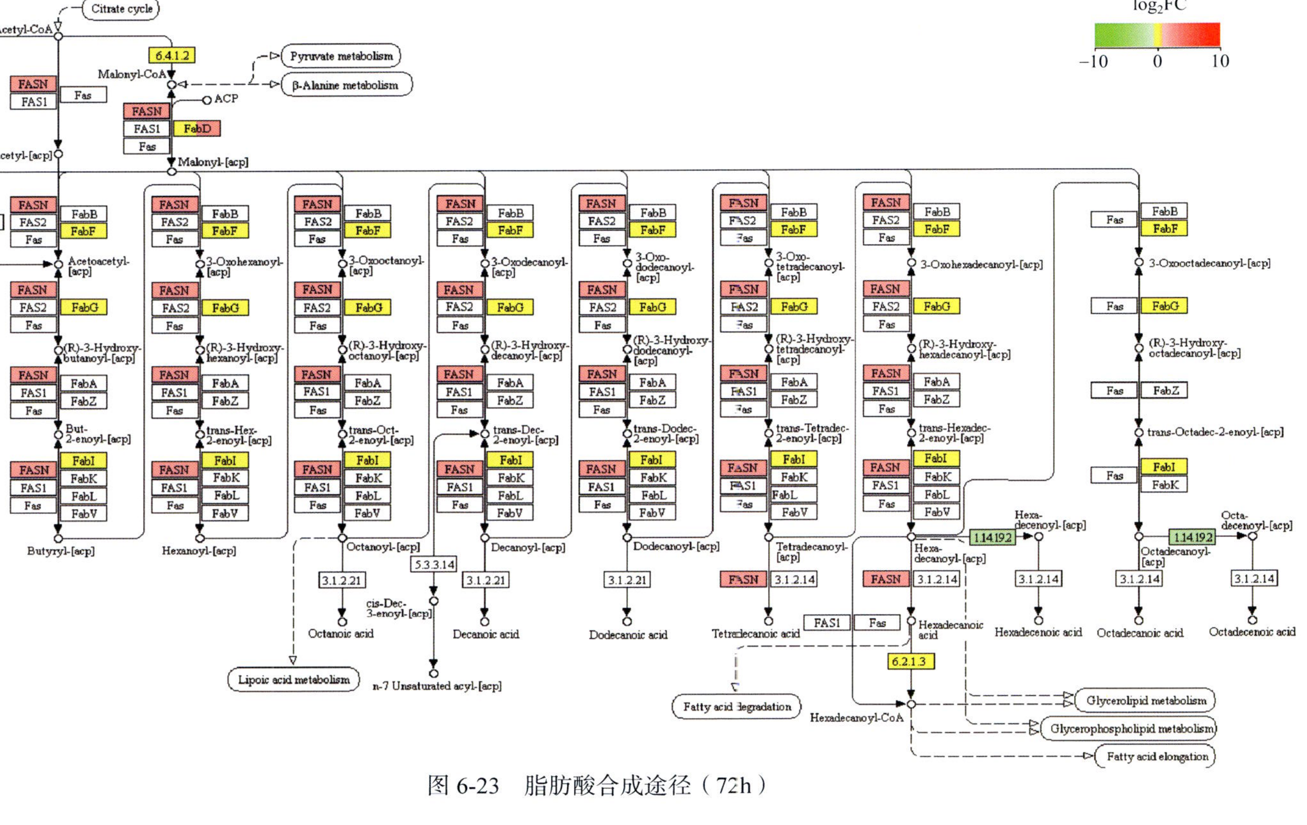

图 6-23　脂肪酸合成途径（72h）

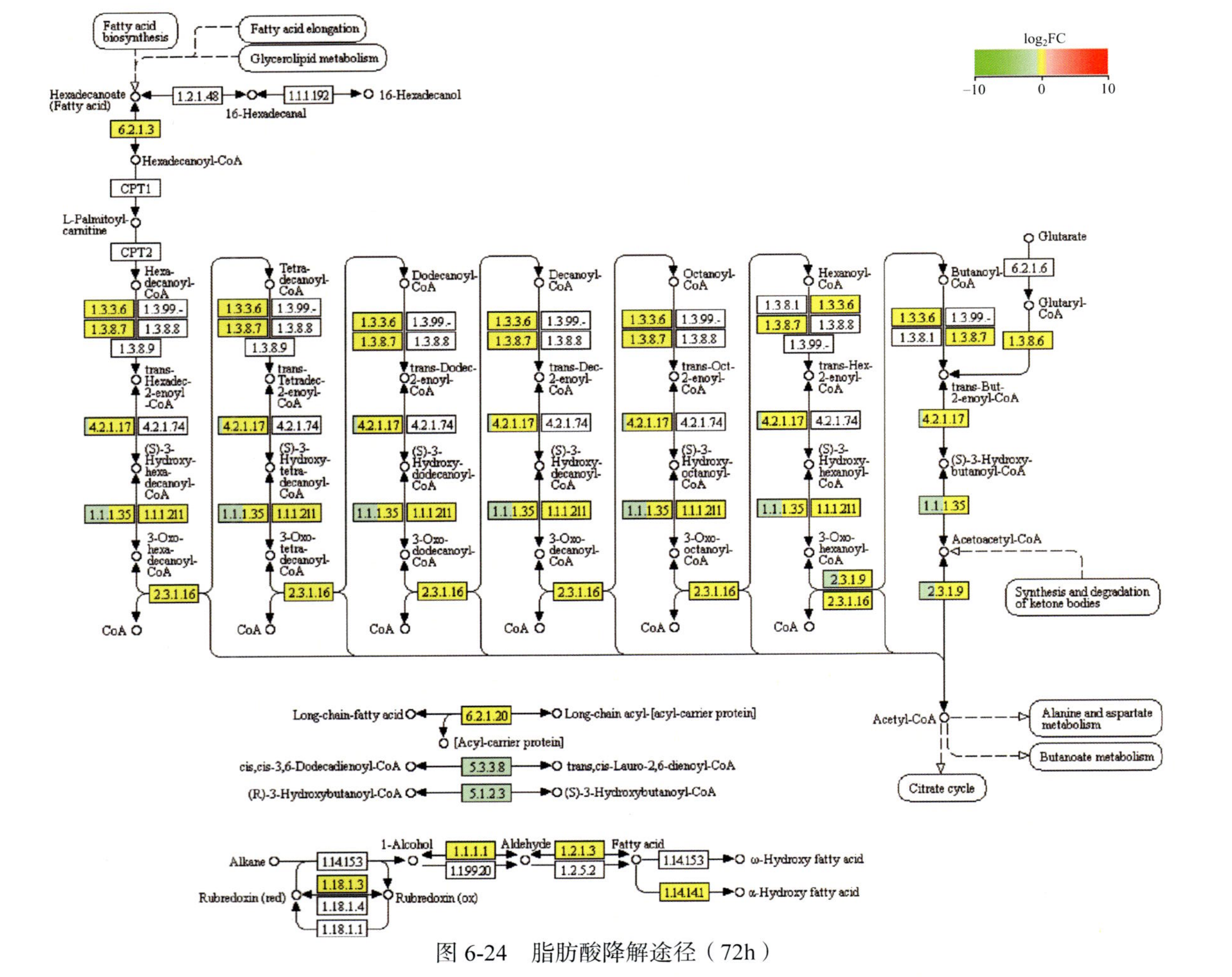

图 6-24　脂肪酸降解途径（72h）